Bernadett Gera

Guolin Qigong

Die ergänzende Heilmethode bei Krebs und chronischen Krankheiten

IRISIANA

Inhalt

Mehr Energie, mehr Gesundheit 4
Zum Geleit 6

Gesund durch die Kraft des Qi 8

Qigong und Guolin Qigong 10
Mit der Lebensenergie arbeiten........ 11
Guolin Qigong 13
Was ist das Besondere an Guolin Qigong? 14
Therapie bei tieferen Erkrankungen 15
Medizinische Wirkungsbereiche und Möglichkeiten des Guolin Qigong...... 17

Die Energie im Körper...... 26

Innere Energien.................... 28
Verschiedene Arten des Qi............ 28
Die drei inneren Energien............. 30

Meridiane........................ 32
Die zwölf Hauptmeridiane 34
Acht weitere wichtige Leitbahnen 46

Wichtige Energiezentren im Guolin Qigong.................. 50
Oberes Dantian 51
Mittleres Dantian (Element Wasser) 52
Unteres Dantian (Element Erde) 53

Wichtige Energiepunkte 54
Baihui............................ 54
Danzhong 55
Jadekissen 55
Gallenblase 30 56
Mingmen.......................... 56
Shenshu 57
Laogong 57
Yamen 58
Yongquan 58
Tianchi 59

Grundlagen des Übens 60

Die Atmung 62
Natürliche Atmung 63
Qi-Atmung 65
Windatmung 68

Handhaltungen im Guolin Qigong 70

Öffnen-Schließen 72

Öffnen-Schließen (Übersicht) 76
Wichtige Hinweise zu den Handhaltungen.......................... 82

Hinweise zur Übungspraxis 84
Übungsablauf 84
Übungsdauer 85
Tageszeit 85
Umgebung 87

Ausrichtung 89
Körperlicher Zustand 90
Merkregel »Rund, weich, weit« 91
Geschwindigkeit 92
Gewichtsverlagerung 93
Beginnender Fuß 93
Zehen fest tippen 94
Kopf 94
Augen 94
Kreuz 95
Zähne 95
Atmung 95
Speichel 96
Gedanken 97
Ablenkung 98
Kleidung und Schuhe 99
Schmuck 99

Die Übungen 100

Vorbereitungsübung 102
Die Gelenke dehnen 103
Vorbereitungsübung im Stehen 103
Vorbereitungsübung im Sitzen 108

Vorübung – Das Qi wecken 110

Nachübung 120

Das natürliche Gehen mit mittlerer Windatmung 122
Die Wirkung 123
So atmen Sie 124
Schritt für Schritt zur Perfektion 131
Alles Wichtige auf einen Blick 132

Heben-Senken-Öffnen-Schließen 134
Die Wirkung 135
So atmen Sie 136
Die Grundübung 137

Heben-Senken-Öffnen-Schließen (Übersicht) 150
Alles Wichtige auf einen Blick 165

Meridianmassage 166
Handhaltungen 166
Den Meridianen folgen 168

Hand-Stab-Übung 172
Die Wirkung 173
Alles Wichtige auf einen Blick: Alle Formen 193

Anhang 194
Häufige Fragen zur Guolin-Qigong-Praxis 194
Nachwort 202
Danksagung 203
Register 205
Quellen und Empfehlungen 207
Impressum 208

Mehr Energie, mehr Gesundheit

Bewegungskünste wie Qigong oder Taiji wurden in den letzten Jahren neben anderen Energiearbeiten im Westen immer populärer. Mit Freude sehe ich, wie das Interesse an altem Heilwissen und dem ganzheitlichen Ansatz der Betrachtung des menschlichen Körpers wächst und die Schulmedizin ergänzt. Denn je tiefer ich mich mit traditionellen Heilmethoden, sei es nun aus chinesischer, tibetischer, arabischer, europäischer oder südamerikanischer Medizin auseinandersetzte, desto bewusster wurde mir, welche Magie und welch fundiertes Wissen über den Menschen und unsere gesamte Welt in ihnen enthalten ist. Mehr und mehr Menschen machen die Erfahrung, dass psychische und sogenannte feinstoffliche Faktoren sich auf grobstofflicher, körperlicher Ebene auswirken und Störungen in einem Körperbereich durch Behandlung eines völlig anderen behoben werden können. Es ist wundervoll, tiefer und tiefer in die Zusammenhänge unseres Körpers und der Welt einzutauchen und damit unser Leben viel umfassender begreifen zu können. Das naturkundliche Wissen, das in unserer westlichen Welt verdrängt wurde, kommt so langsam wieder zurück.

Die Berichte über die Wirksamkeit von Bewegungsabläufen wie Qigong und anderer Künste, die sich mit der Aktivierung und Stärkung der Lebensenergie Qi auseinandersetzen, werden immer mehr –

»In allen Kulturen und Medizintraditionen vor unserer Zeit wurde durch Bewegen von Energie geheilt.«

SZÁLL ENDRE

auch bei schweren beziehungsweise unheilbaren Krankheiten wie Multipler Sklerose, Krebs, Diabetes, Asthma oder Epilepsie. Zusätzlich stellt die Wissenschaft vermehrt messbare und nachweisbare Verbindungen zwischen wichtigen Energiefeldern, traditionellen Lehren und allgemein anerkannten naturwissenschaftlichen Erkenntnissen her.
Da ich mit TCM aufgewachsen bin und von klein auf erfahren habe, dass jegliche Beschwerden leicht und ohne Nebenwirkungen mit einfachen Mitteln wie Kräutern oder Akupunktur (beziehungsweise Akupressur) gelindert werden können, freut es mich umso mehr zu sehen, dass immer mehr Menschen zu natürlichen Mitteln greifen, anstatt ihrem Körper chemische Substanzen zuzuführen. Diese mögen zwar im ersten Moment den Anschein erwecken, als würden sie die Symptome lindern. Bei genauerer Betrachtung jedoch wird der Körper durch viele zuerst noch unscheinbare Nebenwirkungen belastet, während die tatsächliche Krankheitsursache nicht behandelt und meist auch nicht behoben wird. Ich hoffe deshalb, dass die Neugierde an energetischen Zusammenhängen und der Erforschung grundlegender Ursachen und dadurch erfolgender langfristiger Heilung weiter wächst.
Mit diesem Buch möchte ich gerne mein Wissen über eine ganz bestimmte Qigong-Art weitergeben: Guolin Qigong. Es erhält immer mehr Aufmerksamkeit, weil es bei chronischen Krankheiten und Krebs unglaubliche Wirkungen aufweist und sich zudem positive Berichte auch bei anderen Krankheiten häufen. Guolin Qigong eignet sich hervorragend zur Prophylaxe, kann aber genauso bei Beschwerden ergänzend in den aktuellen Therapieplan eingebaut werden. Die einzige Voraussetzung dafür ist der Wille, selbst an der Wiederherstellung und Aufrechterhaltung seiner Gesundheit mitzuarbeiten.
Ich hoffe, dass die hier zusammengetragenen Informationen einen Einblick in die Praxis des Guolin Qigong sowie ein besseres Verständnis für die Wirkungsweise der gezeigten Übungen vermitteln und möglichst viele Leserinnen und Leser unterstützen, ihre Gesundheit wiederzuerlangen oder zu erhalten. Ich würde mich freuen, möglichst viele von Ihnen dazu anzuregen, Theorien lebendig werden zu lassen und die Wirkung an sich selbst zu erforschen.
Für jegliche Anregung, Kritik oder Lob bin ich sehr dankbar. Sollten Sie bei der Durchführung der in diesem Buch empfohlenen Übungen eine Verbesserung Ihres Wohlbefindens und Gesundheitszustandes bemerken, würde ich mich freuen, wenn Sie mir davon berichten.

Mit herzlichen Grüßen
Bernadett Gera

Zum Geleit

Noch bevor Bernadett Gera laufen lernte, krabbelte sie auf Judomatten, ehe sie schließlich mit fünf Jahren selbst mit den Kampfsportkünsten Judo und Karate begann. Dass sie irgendwann Interesse für die traditionelle Medizin, Qigong und andere Energiearbeiten entwickeln würde, war unvermeidlich und im Grunde absehbar. Sie interessierte sich unentwegt für die Zusammenhänge des Lebens und Körper und Geist, stellte alles infrage und versuchte, hinter die Dinge zu blicken. Nichts zu glauben und alles selbst erforschen zu wollen, mit der Bereitschaft, an körperliche und geistige Grenzen zu gehen war hierfür eine perfekte Kombination. Obwohl wir oft ihre Neigung zu Extremen belächelten und uns teilweise sorgten, führte doch gerade dies dazu, dass sie auf mehreren Interessensgebieten in die Tiefe ging und Erfahrungen sammelte. Sie hatte von klein auf einen leichten Zugang zu feinen Energien und ihre Dickköpfigkeit verhinderte, aus den Fehlern anderer zu lernen und stattdessen alles selbst auszuprobieren. Ich war sehr froh zu hören, dass sie sich auf die Suche nach Lehrern machte und diese vor einigen Jahren auch fand. Es gab nur wenige Menschen, von denen sie lernen wollte, man musste stets in Vorleistung gehen und sie vorab davon überzeugen, dass man ihr etwas mit Substanz vermitteln konnte. Das machte sie zu einer sehr schwierigen Schülerin, jedoch wählte sie wohl dadurch mit Bedacht die wenigen Personen aus, zu denen sie aufschaute und sich unterrichten ließ. Ihre eigenen Erfahrungen und erworbenes Wissen machen sie nun zu einer authentischen Lehrerin, die sich nicht nur mit ganzem Herzen für das Wohlbefinden ihrer Schüler einsetzt, sondern auch Zusammenhänge anschaulich vermittelt. Selten werden innere Aspekte von energetischen Übungen weitergegeben, noch seltener Zusammenhänge zwischen den einzelnen Energien. Meistens ist es nur die äußere Form. Bernadett Geras zusätzlich naturwissenschaftliche Ausbildung und eigene Forschung ist sicherlich besonders für westliche Schüler vorteilhaft, da sie stets traditionelle Lehren mit aktuellen wissenschaftlichen Erkenntnissen verbindet und eine leicht verständliche Brücke zwischen Ost und West schafft.

Ich hoffe, dass dieses Buch möglichst viele Menschen inspiriert, sich mit Energiearbeit auseinanderzusetzen und das in uns allen steckende Potenzial zu ergründen.

Sensei Harunobu Matsuba
6. Dan Judo, 5. Dan Karate

Die Autorin

Bernadett Gera hatte über ihren Vater bereits in frühem Kindesalter Kontakt zu östlicher Medizin. Er praktizierte die asiatische Kampfsportart Judo auf olympischem Niveau, lehrte es nach seinem Rückzug aus dem internationalen Wettkampfbetrieb und führte seine Tochter in die Kunst der Akupressur, die Kampfkünste und die Grundlagen der Traditionellen Chinesischen und Tibetischen Medizin ein. Dieses Wissen behielt Bernadett Gera jedoch vorerst nur im Hintergrund, studierte Ingenieurwesen und begann eine Arbeit bei dem größten Luft- und Raumfahrtkonzern Europas EADS. Als bei ihrer Mutter eine schwere und fortgeschrittene Krebserkrankung diagnostiziert wurde, setzte sie sich intensiv mit unterschiedlichen Behandlungsmöglichkeiten und Ursachen von Krebs und chronischen Krankheiten auseinander. Infolge dieser Auseinandersetzung mit östlichen und westlichen Therapien stieß sie unter anderem auf Guolin Qigong, machte direkte Schüler der Begründerin Frau Guo Lin ausfindig und absolvierte bei diesen jeweils eine Guolin-Qigong-Ausbildung. Zusätzlich zog sie sich mehrere Jahre zurück und vertiefte das von ihrem Vater erworbene Grundwissen zu traditionellen Heilmethoden unterschiedlicher Kulturen. Sie zog sich gänzlich aus der Ingenieurtätigkeit zurück und arbeitet heute als Qigong-Lehrerin und Therapeutin. Um das Wissen zu Guolin Qigong zu verbreiten, organisiert sie seit 2010 Guolin-Qigong-Intensivseminare im süddeutschen Raum und weitete diese 2013 auf das europäische Ausland aus. Gegenwärtig arbeitet sie an der Erforschung von Qi-Flüssen in Mensch, Tier und Pflanzen, Krankheitsursachen und Heilungsmöglichkeiten. Dabei greift sie sowohl auf Überlieferungen aus traditionellen Lehren unterschiedlichen Hintergrunds als auch aktuelle naturwissenschaftliche Untersuchungen zurück.

Gesund durch die Kraft des Qi

Guolin Qigong, eine spezielle Form des Qigong, vermag in besonderem Maße die Gesundheit zu fördern und Beschwerden entgegenzuwirken. Selbst bei tiefen Erkrankungen wie Krebs kann es eine positive Wirkung entfalten.

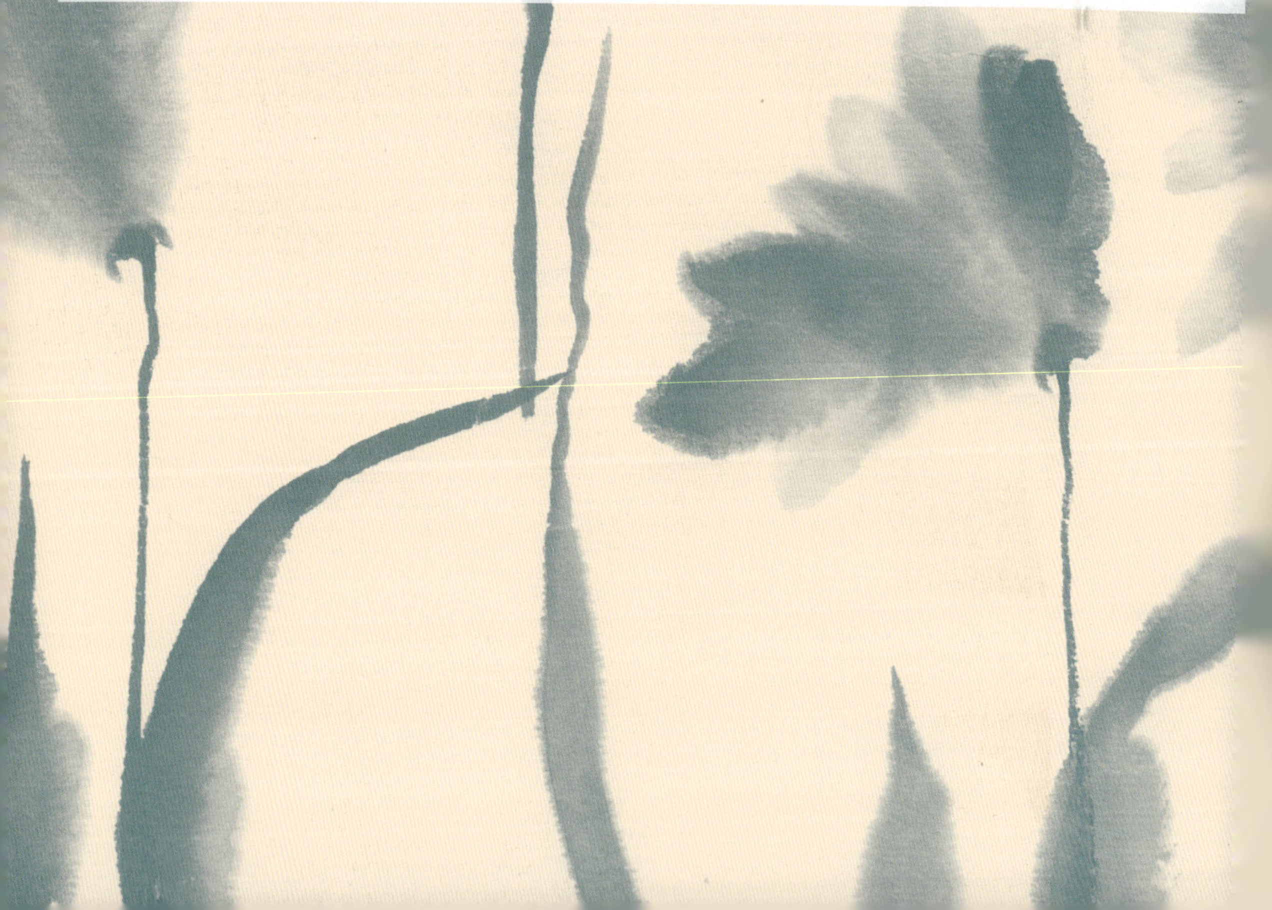

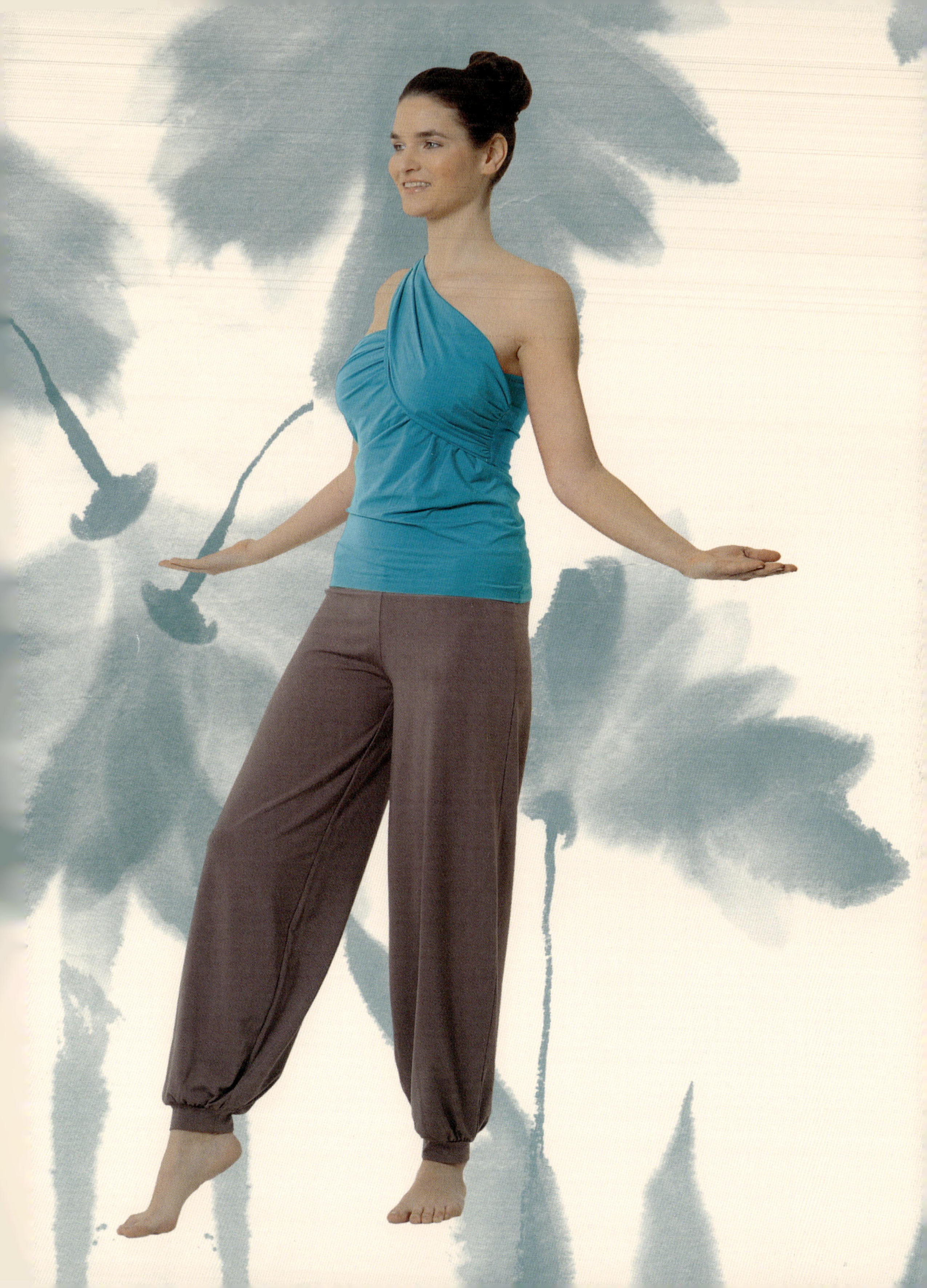

Qigong und Guolin Qigong

Qigong (das früher auch als Xing Qi, Yang Xing oder Dao Yin bezeichnet wurde) hat eine jahrtausendealte Tradition. Bereits im 6. Jahrhundert v. Chr. wurde eine Beschreibung für bestimmte Qigong-Übungen niedergeschrieben. Die älteste schriftliche Aufzeichnung, in der Qigong im heutigen Verständnis erwähnt wird, ist allerdings ein paar Jahrhunderte jünger. Es handelt sich dabei um das Werk »Huangdi Neijing Suwen« (der deutsche Titel lautet: Der innere Klassiker des gelben Kaisers) aus dem 2./3. Jahrhundert v. Chr. Im therapeutischen und medizinischen Sinn tauchte der Begriff Qigong angeblich sogar erst vor rund 80 Jahren auf, als ein gewisser Dong Hao 1936 ein Buch mit dem Titel »Spezialtherapie für Tuberkulose: Qigong« veröffentlichte.

Im »Gelben Kaiser« liest man bezüglich der Anfänge des Qigong, dass der mittlere Teil Chinas aufgrund ertragreicher Böden einst über eine Fülle an Nahrungsmitteln verfügte. Da die Bewohner aufgrund des überwältigenden Angebots viel zu viel aßen, sich gleichzeitig aber zu wenig bewegten, litten sie alsbald unter etlichen gesundheitlichen Beschwerden. Diese Krankheiten brachten die Menschen dazu, bestimmte Bewegungsformen zu üben, die die Lebensenergie Qi in ihren Körpern aktivieren und die Gesundheit zurückbringen sollten. So entstand Qigong.

»Entscheidung für Qigong bedeutet, selbst die Verantwortung für sein Schicksal zu übernehmen.«

NANDOR GERA

Qigong wurde seitdem unter strikter Geheimhaltung hauptsächlich in taoistischen und buddhistischen Klöstern im alten China weitergegeben. Qigong offenbart ein umfangreiches und detailliertes Wissen über die Kernkraft allen Lebens, über seine Aktivierung, Stärkung und ausgeglichene Verteilung in unserem physischen Körper. Es ist eine Energiearbeit, die Zugang zu feinstofflichen Energien bietet und bei regelmäßiger Übung ein physisches, emotionales und mentales Wohlergehen herzustellen vermag. Es fördert und stärkt den freien Energiefluss im Körper. Es bringt die Yin- und Yang-Kräfte in ein dynamisches Gleichgewicht. Es ermöglicht den Zugang zu einem Zustand, der in schamanischen Techniken und ursprünglichen Lehren aller Kulturen enthalten ist. Die Fähigkeit zur Selbstheilung wird dadurch unerschöpflich.

Mit der Lebensenergie arbeiten

Qigong besteht im Grunde aus drei Teilen:

- der Bewegung, wozu auch stille, ruhende »Bewegungen« zu zählen sind,
- der Atmung und
- der Visualisierung.

Jeder dieser drei Aspekte dient dem Ziel, das Qi im Organismus zu aktivieren, zu vermehren, Blockaden im Körper aufzulösen und für einen durchgängigen Energiefluss zu sorgen. Hierauf weisen auch die Schriftzeichen hin, aus denen der Begriff Qigong besteht. »Qi« bedeutet Lebenskraft, »Gong« weist auf Arbeit und regelmäßiges Üben hin. Qigong bedeutet somit frei übersetzt: die Fähigkeit, mit der Lebensenergie zu arbeiten.

Wenn man beginnt, ein sensibles Empfinden für feine Energien zu entwickeln, ist es möglich, verschiedenen Krankheiten und Beschwerden bereits im subklinischen Stadium entgegenzuwirken, also lang bevor irgendwelche messbaren Symptome festgestellt werden können. Veränderungen im Energiegleichgewicht des entsprechenden Kreislaufs oder Organs treten bereits vor dem materiell nachweisbaren Erscheinen auf, was darin begründet ist, dass jeder physische Körper eine Erweiterung von feinstofflichen Energien ist. Ein Zusammenhang zwischen erkrankten Organen und den jeweiligen Leitbahnen (siehe ab Seite 32) wurde unter anderem in den interessanten Forschungen des Arztes Dr. Ioan Dumitrescu nachgewiesen.

Unterschiedliche Richtungen

Im Laufe der Jahrhunderte entstanden mehr als 4000 Qigong-Schulen, von denen jedoch viele wieder in der Versenkung verschwanden. Heutzutage werden nur noch knapp über hundert verschiedene Qigong-Arten praktiziert, die man unter anderem in »stilles« oder »äußeres, bewegtes«, »weiches« und »hartes«, »medizinisches« (Yijia Gong) und »kampfkünstliches« (Wu Gong) unterteilt. Unter den verschiedenen Einteilungen sind weitere Differenzierungen möglich. So werden beispielsweise bei stillem Qigong je nach Schule unterschiedliche Aspekte betont – sei es die innere Stille, die Energie- und Willenssteuerung oder die bewusste Atemführung.

Die vier Schulen

Ganz grob unterscheidet man heutzutage zwischen vier Qigong-Schulen: der taoistischen, der buddhistischen, der konfuzianischen und der medizinischen. Allerdings existieren zwischen diesen Ausrichtungen Verbindungen und auch der Aspekt von Qigong als Kampfkunst sollte miteinbezogen werden.

Während der politischen Unruhen des letzten Jahrtausends geriet Qigong und das Wissen um die großartige Wirkung dieser Lehre in China jedoch immer weiter in den Hintergrund. Stattdessen gewann die westliche Medizin bis Mitte des 20. Jahrhunderts immer mehr an Bedeutung. Sie erfuhr ihren Höhepunkt in der Guo-Ming-Dan-Regierung, die die traditionelle chinesische Medizin und damit auch Qigong als Aberglauben abtat und verbot. In der etwa zehnjährigen Kulturrevolution bis 1976 wurden viele Wissensträger in Arbeitslager gebracht oder getötet. Erst nach einem Aufruf Mao Zedongs, der 1950 auf der nationalen Gesundheitskonferenz die Meinung vertrat, man könne dem chinesischen Volk besser dienen, wenn sich westliche und chinesische Medizin verbänden, lockerte sich die Situation ein wenig. Ab 1978 schließlich begann sich Qigong wieder zu verbreiten.

Guolin Qigong (Guo Lin Kang Ai Qi Gong)

Im April 1909 wurde in County of Zhongshan in der Guangdong Provinz die spätere Malerin Guo Lin geboren, auch bekannt unter den Namen Lin Guanming und Meishu. Bereits im Kindesalter wurde sie von ihrem Großvater, einem Daoisten, in die Qigong-Praxis eingeführt. Doch erst als die Ärzte um das Jahr 1941 herum eine unheilbare metastasierte Krebserkrankung bei Guo Lin diagnostizierten und sie nach etlichen Behandlungen als hoffnungslosen Fall nach Hause schickten, besann sie sich auf das alte Wissen. Sie suchte mehrere Großmeister auf, beobachtete die Wirkungsweisen von unterschiedlichen Qigong-Übungen, wandelte sie ab, damit man sie gegen Krebs einsetzen konnte, und entwickelte so eine neue Qigong-Form, die sie als »Neues Qigong« bezeichnete. Auch die Bewegungen der fünf Tiere (Tiger, Hirsch, Bär, Affe und Kranich), die von Hua Tuo, einem vor mehr als 2000 Jahren lebenden Arzt entwickelt wurden, nahm sie in ihr Programm auf. Zusätzlich setzte sie sich intensiv mit der chinesischen und der westlichen Medizin auseinander.

»Bewusstes Handeln schafft wirkliches Verstehen.«

WOLFGANG MÖHRING

Frau Guo Lin wurde gesund und begann daraufhin im Herbst 1971 in den Parks von Peking, die von ihr entwickelte Qigong-Art zu lehren. Etwa zehn Jahre darauf nahm im Juli 1982 das erste Krankenhaus in Xia Huliang in Zhuoxian County in der Hebei-Provinz ihre Übungen ins Programm auf. Seit nunmehr über 30 Jahren werden sie in China, Taiwan, Korea, Kanada, USA, Japan, Singapur, Australien und Malaysia im Kampf gegen Krebs und chronische Krankheiten eingesetzt, begleitend zur Schulmedizin.

Frau Guo Lin verstarb am 14. Dezember 1984 im Alter von 75 Jahren an einem Schlaganfall, ohne dass der Krebs je zurückkehrte. Sie hinterließ eine der medizinisch wirksamsten Qigong-Formen, die inzwischen nach ihr benannt ist: das Guolin Qigong.

Was ist das Besondere an Guolin Qigong?

Bei Guolin Qigong handelt es sich um leicht zu erlernende stehende, sitzende und gehende Formen, wobei in der Grundstufe das Hauptaugenmerk auf gehende Übungen gerichtet ist. Sie werden mit einer bestimmten Atemtechnik kombiniert und durch verschiedene Punkt- und Stimmansatz-Übungen ergänzt. Es finden sich drei Stufen:

- Die Grundstufe, aus der Sie einige ausgewählte Übungen im vorliegenden Buch finden, besteht aus zehn Haupt- sowie einigen ergänzenden Übungen. Der Fokus liegt hier im Heilen und im Ableiten von negativem Qi. Dadurch soll der gesundheitliche Zustand verbessert und stabilisiert werden.
- Die Übungen der Mittelstufe zielen darauf ab, Qi zu sammeln und die positive Wirkung, die in der Grundstufe erzielt wurde, zu festigen. Dazu werden vermehrt Visualisierungsübungen eingesetzt und die gehenden Übungen werden mit Tonübungen ergänzt. Tonübungen sind besonders für Übende mit tieferen Erkrankungen empfehlenswert. Man unterscheidet zwischen Organtönen, deren Schwingungen eine heilende Resonanz in dem jeweiligen Organ erzeugen, und Tönen, die gezielt auf Krebszellen einwirken. Ableitende Übungen sind zwar in dieser Stufe noch vorhanden, allerdings liegt nicht mehr der Hauptschwerpunkt auf ihnen. Auch die Windatmung aus der Grundstufe wird mehr und mehr durch die natürliche Atmung ersetzt.
- Die Oberstufe gleicht dem stillen Qigong und dient der Verlängerung des Lebens. Die Windatmung findet nun keine Verwendung mehr und bis auf Ausnahmen wie dem »Spiel der fünf Tiere« werden die Übungen hauptsächlich sitzend oder liegend ausgeführt.

Stufe für Stufe

Bevor Sie aufbauende Übungen erlernen, sollten Sie die grundlegenden Übungen durch und durch beherrschen, da sonst die Gefahr von Nebenwirkungen sehr hoch ist. Dies gilt nicht nur für Übungen unterschiedlicher Stufen, sondern auch für die Übungen innerhalb einer Stufe. Ein altes daoistisches Sprichwort besagt, es macht keinen Sinn, das Dao zu kultivieren, bevor man nicht den Körper kultiviert hat. So legen die meisten Qigong-Schulen vorerst das Augenmerk auf bewegte Übungen und gehen erst dann langsam zu stillen Übungen über.

Die Übungen aller drei Stufen sind unabhängig von Alter oder Gesundheitszustand leicht zu erlernen. Sie verlangen weder Körperkraft noch außerordentliche Geschicklichkeit. Dennoch sollten sie nicht unterschätzt werden, weder in der Wirkung noch in der Ausführung selbst. So einfach einige Übungen auch erscheinen mögen: ihre Wirkung auf den Körper kann immens sein. Wie und vor allem in welcher Intensität sie erfahren wird, hängt meist von der Sensibilität des Übenden für den eigenen Körper und die feinstofflichen Energien um ihn herum ab. Wichtig ist immer, bei der Ausführung auf die korrekte Durchführung der einzelnen Details zu achten. Jedes davon wirkt sich auf unterschiedliche Bereiche in Körper und Geist aus. Werden alle Details gleichzeitig mit derselben Wichtigkeit und Aufrichtigkeit ausgeführt, harmonisieren sie zusammen den ganzen Körper und balancieren Energieungleichgewichte zuverlässig aus.

Individuelle Behandlungswege

Im Unterschied zu anderen Qigong-Arten, bei denen jeder Übende unabhängig von seinem Beschwerdebild dieselben Bewegungsabläufe ausführt, werden im Guolin Qigong für jeden Gesundheitszustand individuelle Handhaltungen und gezielte Übungen eingesetzt. Dies bietet Ihnen die Möglichkeit, aktuellen Beschwerden ganz gezielt entgegenwirken zu können.

Therapie bei tieferen Erkrankungen

Krankheit wird oft als das Gegenteil von Gesundheit definiert. Ich verwende den Begriff »Erkrankungen« als Synonym für ein sich auf körperlicher Ebene manifestierendes Ungleichgewicht. Mit »tieferen Erkrankungen« ist gemeint, dass die Störung beziehungsweise das Energieungleichgewicht, das sich bereits auf körperlicher Ebene manifestiert hat, in tiefere Körperschichten eingedrungen ist. Meinem Verständnis nach sorgt ein Ungleichgewicht, welches durch innere (etwa emotionale) oder äußere (wie Wetterverhältnisse, Umweltgifte) Faktoren hervorgerufen wird, zuerst für ein Unwohlsein und Symptome wie Kopfschmerzen, Völlegefühl oder Müdigkeit. Schenken wir diesen Zeichen keine Beachtung, kommt es zu einer akuten Beschwerde. Diese wiederum kann mit der Zeit chronisch werden, wenn die Symptome beispielsweise mit chemischen Mitteln unterdrückt werden, anstatt die Ursache zu behandeln. Je länger die Einwirkung dabei andauert, desto stärker manifestiert sich das Beschwerdebild; es dringt in immer tiefere Körperschichten ein. So kann eine chronische Nebenhöhlenentzündung zu Rheuma oder eine Nierenentzündung zu Knieproblemen führen. Beschwerdebilder, die wir als »schwere Krankheiten« bezeichnen, entstehen selten innerhalb kürzester Zeit, sondern sind eine zwangsläufige Folge davon, dass der Körper bezüglich Zeit und/oder Einflussstärke intensiv einem Zustand ausgesetzt wurde, dem er irgendwann nicht mehr standhalten kann. Dies gilt besonders dann, wenn er durch falsche Ernährung »vergiftet« anstatt genährt wird und damit seine Widerstandsfähigkeit einbüßt. Einfachheitshalber fasse ich in den später folgenden Übungsbeschreibungen einige Beschwerdebilder unter dem Begriff »tiefere Erkrankungen« zusammen. Dazu zählen zum Beispiel Krebs, Multiple Sklerose, Parkinson, Rheuma und Arthrose. Unter chronische Erkrankungen fallen dagegen beispielsweise Diabetes, Asthma und chronische Entzündungen, wobei sich diese oftmals bereits an der Schwelle zu tieferen Erkrankungen befinden.

Wie Krebs entsteht

Um die Wirkungsweise von Guolin Qigong in seiner Gesamtheit zu verstehen, ist es notwendig, sich mit den Ursachen auseinanderzusetzen, die zu einer tieferen Erkrankung wie zum Beispiel Krebs führen – auch wenn man dabei in einem Grundlagenbuch wie diesem nicht bis ins letzte Detail vordringen kann.

Als mögliche Ursache für Krebs in der Traditionellen Chinesischen Medizin (TCM) gelten unter anderem:

- eine geschwächte Nierenfunktion (Diese kann entweder konstitutionell sein, da in den Nieren das ererbte, vorgeburtliche Qi gespeichert ist. Auch kann sie durch eine ungesunde Lebensweise oder anhaltende emotionale und seelische Belastung begünstigt werden.)
- Kapillarkreislaufschwäche
- Sauerstoffmangel
- Seelische und emotionale Belastung
- Gifte, wie zum Beispiel Umweltgifte

Der Sauerstoffmangel ist im Zusammenhang mit dem immer größer werdenden Interesse am Säure-Basen-Haushalt des Körpers interessant. Ich rate jedem Leser, der sich für Gesundwerdung oder Gesundheitserhalt interessiert, sich ausgiebig mit Ernährung und Entgiftung auseinanderzusetzen.

Leider oft unbeachtet bleibt neben der Nahrung, die zweifellos einen enormen Einfluss auf das Energiegleichgewicht des Körpers ausübt, die seelische und emotionale Belastung, die sich bei längerem Andauern im »grobstofflichen« physischen Körper manifestiert. So schädigt anhaltende Angst die Nieren, überschwängliche hysterische Freude das Herz, Trauer die Lungen. Sorgen schaden dem Magen, Zorn und Ärger der Leber. Weiter wird unser Knochensystem durch zu langes Stehen geschwächt, der Blutfluss durch zu langes Sitzen, die Durchlässigkeit der Meridiane durch zu viel Schlaf, das Herz durch übermäßiges Essen und die Milz durch zu viel geistige Beschäftigung. Einen weiteren, ebenso intensiven Aspekt sehe ich in der zumeist oberflächlichen Brustatmung. Viele von uns haben verlernt, richtig zu atmen.

Wirken solche negativen Einflüsse auf unseren Körper ein, können sich Energiepunkte und die Haut verschließen. Qi kann sich dann nicht mehr mit der Umgebung austauschen. Dadurch wird sowohl das Eintreten von positivem Qi als auch das Ableiten von negativem Qi behindert und der Körper buchstäblich vergiftet. Guolin Qigong wirkt dem entgegen, sorgt dafür, dass Qi ungehindert fließen kann, stimuliert Akupunkturpunkte und erhöht die Durchlässigkeit der Meridiane, um den Qi-Fluss zu unterstützen.

Medizinische Wirkungsbereiche und Möglichkeiten des Guolin Qigong

Seit Guolin Qigong 1984 vom chinesischen Gesundheitsministerium anerkannt wurde, haben zahlreiche Forschungsarbeiten seine Heilwirkung untersucht. 1998 veröffentlichte Chung Siu Wong beim 4. Weltkongress für den wissenschaftlichen Austausch zu Medizinischem Qigong eine über 26 Jahre andauernde Studie, die zeigt, dass sich der Gesundheitszustand bei Krebspatienten bereits nach drei bis sechs Monaten regelmäßiger Guolin-Qigong-Praxis signifikant verbessert – bis hin zur Verkleinerung und vollständigen Rückbildung von Tumoren (selbst bei fortgeschrittener und/oder metastasierter Krebserkrankung). Inzwischen hat sich ein viel größeres Wirkspektrum bestätigt. So unterstützt Guolin Qigong nicht nur die Gesundung bei Krebs, sondern wirkt sich auch bei verschiedenen Allergien, Herz-, Kreislauf- und Lungenerkrankungen, Diabetes, Rheuma, Parkinson, Migräne, Schlafstörungen, Blutdruckbeschwerden und vielen chronischen Krankheiten positiv aus.

Verbesserung des Immunsystems, Steigerung der Anzahl von NK- und T-Zellen

Das komplexe Immunsystem ist ein wichtiges Fundament für unsere Gesundheit. Arbeitet es einwandfrei, kann es fremde Zellen wie Bakterien oder Viren von körpereigenen unterscheiden, angreifen und zerstören. Wichtig sind hierbei unter anderem die weißen Blutkörperchen (Leukozyten), zu denen unter anderem T-Zellen und NK-Zellen zählen, sowie die roten Blutkörperchen (Erythrozyten), die für den Sauerstofftransport zuständig sind. NK-Zellen sind natürliche Killerzellen, die bei entsprechender Anzahl und Aktivität Tumorzellen abtöten, die sich infolge von Mutationen bei der Zellteilung in jedem Körper finden. T-Zellen werden weiter unterkategorisiert, haben jedoch zusammengefasst ebenfalls die Aufgabe, körperfremde Zellen zu erkennen, für eventuellen zukünftigen Kontakt abzuspeichern, Abwehrzellen zu aktivieren und so »Eindringlinge« zu zerstören. Bei einer Krebserkrankung sind NK-Zellen in geringer Menge vorhanden und/oder weniger aktiv.

Bereits nach einem 40-minütigen Üben des Guolin Qigong lässt sich eine Erhöhung von T- und NK- Zellen feststellen, wie 1997 eine wissenschaftliche Fachzeitschrift berichtete. Zudem belegt eine Studie am Guang-An-Men-Hospital in Beijing, dass Guolin Qigong zu einer 35-prozentigen Erhöhung von Makrophagen (weißen Blutkörperchen) führt.

Eine weitere Studie, die bei Patienten mit unterschiedlichen Krebserkrankungen durchgeführt und auf der 3. Weltkonferenz vorgestellt wurde, zeigt nicht nur eine Steigerung von roten und weißen Blutkörperchen infolge von Guolin-Qigong-Übungen, sondern auch eine Verkleinerung von Tumoren. Andere Untersuchungen bestätigen die Ergebnisse und zeigen gehäuft den Rückgang sogenannter Tumormarker – biologische Substanzen zum Beispiel im Blut, deren erhöhte Konzentration auf einen Tumor hinweisen kann. Weiter kann von einem Einfluss auf den Blutdruck berichtet werden, der sich selbst bei solchen Patienten regulierte, die knapp zehn Jahre medikamentös behandelt wurden.

Ärztliche Kontrollen

Lassen Sie sich in regelmäßigen Abständen ärztlich untersuchen, wenn Sie Guolin Qigong betreiben. Müssen Sie aufgrund einer Krankheit regelmäßig Medikamente einnehmen, kann es nämlich durchaus sein, dass die Dosis bei regelmäßiger Übungspraxis verändert werden muss. Holen Sie in solchen Fällen unbedingt den Rat Ihres Arztes oder Heilpraktikers ein und setzen Sie niemals eigenmächtig Medikamente ab.

Wie der Körper reagiert

Wenn der Heilungsprozess des Körpers beginnt, kann es vorkommen, dass Beschwerdebilder kurzzeitig stärker werden. Zu vergleichen ist dies mit Körperreaktionen nach einer intensiven Akupunktursitzung oder mit Entgiftungsreaktionen bei Fastenkuren. Grund für Besorgnis bieten sie in der Regel nicht. Dennoch möchte ich Sie darum bitten, bei längerem Üben stets auf Ihr Wohlbefinden zu achten und bei Veränderungen eines Beschwerdebildes den Rat Ihres Arztes oder Heilpraktikers einzuholen.

Schlaf und Appetit verbessern sich

Auf dem 8. Internationalen Qigong-Symposium in Beijing, China, präsentierten Cai und einige seiner Kollegen des Shanghai Fangyi Hospitals 2001 eine Studie, die zeigt, dass sich nach einer nur zweimonatigen Guolin-Qigong-Praxis nicht nur die Blutwerte verbessern, sondern fast 41 Prozent der insgesamt 1883 Studienteilnehmer zudem über besseren Schlaf und knapp 37 Prozent über gesteigerten Appetit berichteten.
Zugleich zeigte auch diese Studie eine deutliche Zunahme der Immunabwehr, besonders von NK-Zellen und Interleukin-2.

Förderung des Kapillarkreislaufs und des Lymphsystems

Untersuchungen haben gezeigt, dass Guolin-Qigong-Übungen den Kapillarkreislauf sowie das Lymphsystem und dadurch die Entgiftung des Körpers fördern. Giftstoffe können besser abtransportiert werden, da die Zunahme der Durchblutung mitunter die kleinsten Gefäße betrifft. Zeitgleich werden Zellen und Gewebe verstärkt mit frischem Blut, Sauerstoff und Nährstoffen versorgt. Auf diese Weise wird Symptomen, die durch eine verminderte Durchblutung des Kapillarkreislaufs entstehen, entgegengesteuert, wie zum Beispiel Müdigkeit, Lustlosigkeit, Kopfschmerzen, Krämpfen und kalten Füßen. Die Übungen zeigen unter anderem auch eine positive Wirkung beim Raynaud-Syndrom (Störung der Blutversorgung von Händen und Füßen).

Erhöhung der körpereigenen Fähigkeit zur Reparatur der DNA

1992 präsentierten Ye, Wang, Mao und Zhang vom Shanghai Qigong Institute eine Studie an 65 Patienten mit einer Krebserkrankung. 32 Teilnehmer wurden mit Chemotherapie, 33 mit Guolin Qigong behandelt. Das Ergebnis in Bezug auf die Fähigkeit der DNA-Reparatur nach drei Monaten: Zwar war diese Fähigkeit bei allen Krebspatienten deutlich niedriger als bei einer Kontrollgruppe ohne Krebs. Allerdings war sie bei der Guolin-Qigong-Gruppe im Vergleich zur ausschließlich schulmedizinischen Behandlung höher.

Erzeugen und Verstärken von Aktionsströmen

Durch regelmäßige Guolin-Qigong-Praxis werden Umwandlungsprozesse innerhalb der Zellen beschleunigt, wodurch Krebszellen gestört und sogar vernichtet werden können. Die elektromagnetischen Felder, die durch die erzeugten Aktionsströme verstärkt werden, hemmen nicht nur Krankheitsherde. Sie stärken auch das gesunde Gewebe und machen es somit widerstandfähiger.

DNA Reparaturfähigkeit (in Prozent)

Gruppe	n	Alter	vorher	nach 3 Monaten
Kontrollgruppe (keine Krebserkrankung)	34	36.3 ± 10.6	76.9 ± 14.1	76.6 ± 14.6
Kontrollgruppe mit Krebspatienten (Behandlung mit Chemotherapie)	32	48.5 ± 12.0	27.5 ± 17.4	27.1 ± 17.7
Gruppe mit Krebspatienten (Behandlung mit Guolin Qigong)	33	48.2 ± 9.4	27.5 ± 15.6	42.1 ± 18.5

Legende: n = Anzahl der Teilnehmer, Alter = Durchschnittsalter,
± Zahl schwankt in diesem Bereich

Stärkung des Nierenkreislaufs

Der Nierenkreislauf wird in der Traditionellen Chinesischen Medizin als entscheidend für den Zustand des Immunsystems, der Blut- und Hormonbildung sowie des Knochen- und Rückenmarks angesehen. Man sagt, in den Nieren sei das vorgeburtliche Qi gespeichert, welches die Lebensdauer und die Widerstandsfähigkeit beeinflusst. Daher ist es besonders bedeutsam, dass dieser Kreislauf durch die Übungen gestärkt wird.

Erhöhung der Körpertemperatur und Steigerung der Durchblutung

Oftmals erhöht sich während der Übungsdurchführung beim Guolin Qigong die Körpertemperatur leicht, was auf eine Aktivierung des Qi-Flusses zurückzuführen ist. Die inneren Organe und die Haut werden bis zu 18-mal stärker durchblutet, sodass jede einzelne Zelle mit viel mehr Blut versorgt wird – und somit auch mit allen darin enthaltenen Mineralstoffen. Zeitgleich kann der Stoffwechsel bei einer höheren Körpertemperatur besser arbeiten. Eine Erhöhung der Körpertemperatur kann den Organismus weiter darin unterstützen, Krankheitserreger zu bekämpfen. Das Wissen um diese Wirkungsweise findet sich in verstärkter Form bei Hyperthermiebehandlungen wieder.

Steigerung der Sauerstoffzufuhr

Forschungen haben ergeben, dass durch die sogenannte Windatmung, eine spezielle Atemtechnik, die von Frau Guo Lin weiterentwickelt wurde und ausschließlich in dieser Qigong-Form zu finden ist, dem Körper vermehrt Sauerstoff zugeführt wird. Dies ist besonders bei Krebserkrankungen wichtig, da Krebszellen ihre Energieversorgung auf anaerob (ohne Sauerstoff) umgestellt haben. Je weniger die Körperzellen mit Sauerstoff versorgt werden, desto aggressiver und schneller entstehen Krebszellen.

Erhöhung der Lungenkapazität

1996 veröffentlichte eine chinesische Zeitschrift eine Studie, die den Einfluss von Guolin Qigong auf die Lungenfunktion bei unterschiedlichen Krebserkrankungen untersucht hatte. Man hatte nachgewiesen, dass durch Guolin-Qigong-Übungen die Lungenkapazität um durchschnittlich 128,1 Prozent erhöht wurde und sich zugleich die Mikrozirkulation (Blutkreislauf im Bereich des Kapillarsystems) deutlich verbesserte. Auch eine tiefere Atmung ließ sich feststellen.

Massage der Organe

Die tiefere Atmung hat nachweislich viele positive Auswirkungen auf den Körper. Eine davon ist die Massage der inneren Organe durch die Zwerchfellbewegung; sie ist bei einer flachen Brustatmung nicht vorhanden. Die Organe werden dadurch unter anderem besser durchblutet und gestärkt.

Bessere Verträglichkeit von Krebsbehandlungen wie Strahlen- und Chemotherapie

1988 präsentierten Sun und Zhao auf dem 1. Weltkongress für Medizinisches Qigong eine Studie mit 123 Teilnehmern, die unterschiedliche Krebserkrankungen aufwiesen. Im Vergleich zu einer Versuchsgruppe, die ausschließlich schulmedizinische Behandlungen erhalten hatte, erhöhte sich bei 82 Prozent der Teilnehmer, die zusätzlich regelmäßig Qigong praktizierten, die Kraft, bei 62 Prozent der Appetit, und 33 Prozent wiesen weder Durchfall noch andere Verdauungsstörungen auf. Die Ergebnisse der Versuchsgruppe ohne Qigong-Praxis lagen bei 10, 10 und 6 Prozent. Weiter legten 50,5 Prozent der Qigong-Übenden an Gewicht zu. Lediglich 5,4 Prozent verloren drei oder mehr Kilo Körpergewicht. Bei ausschließlich schulmedizinischer Behandlung lag diese Ziffer bei 30 Prozent. Dies ist äußerst positiv zu bewerten, da die Kachexie eine sehr häufige Todesursache bei Krebserkrankungen ist: Etwa ein Drittel der Patienten sterben an Auszehrung.

Untermauert wurde dies durch eine weitere Studie mit 345 Studienteilnehmern, die an Brust-, Lungen- oder Dickdarmkrebs oder an Krebs im Bereich des Nasen-Rachenraums erkrankt waren. Es zeigte sich eine deutliche gesundheitliche Verbesserung bei 83,6 Prozent der Patienten mit Brustkrebs, 75,1 Prozent mit Lungenkrebs, 68,2 Prozent mit Dickdarmkrebs und 64,4 Prozent mit Krebs im Bereich des Nasen-Rachenraums. Der Großteil der Studienteilnehmer berichtete über geringere Nebenwirkungen (Übelkeit, Erbrechen, Erschöpfung) bis hin zum Verschwinden von anderen gesundheitlichen Beschwerden.

Muskeln, Gelenke, Sehnen werden beweglicher

Das Dehnen und Stimulieren der Meridiane wirkt sich positiv auf die Funktionsfähigkeit des Nervensystems aus, welches sich unter anderem der Muskelzellen bedient. Dadurch wird das Reaktions- und Konzentrationsvermögen gesteigert. Weiter werden durch die runden und langsamen Bewegungen Muskeln, Gelenke und Sehnen sanft gedehnt und gestärkt sowie die Regeneration von Knorpel und Gelenkflüssigkeit begünstigt. Entspannte Muskeln und Sehnen wirken sich wiederum positiv auf den Energiefluss im Lebermeridian und dadurch auch auf das Funktionieren des Organs Leber aus, welchem sie gemäß der Traditionellen Chinesischen Medizin zugeordnet sind.

Füße und Beine werden gestärkt

Durch die stetigen Gewichtsverlagerungen beim Guolin Qigong werden Füße und Beine gestärkt, die nach der traditionellen fernöstlichen Lehre bei Schwäche den Alterungsprozess einleiten. Weiter begünstigt ein stabiler Stand eine entspannte aufrechte Haltung der Wirbelsäule und somit ein stabileres Gleichgewicht und einen freien Energiefluss im Körper.

Emotionale Blockaden lösen sich

So wie Emotionen auf den Körper einwirken können (beispielsweise spannt sich die Muskulatur an und verändert sich der Atemrhythmus und die Atemtiefe, wenn wir wütend und zornig sind), kann sich umgekehrt auch der Körper auf den feinstofflichen Wesensbereich des Menschen auswirken. Wie die Psychoneuroimmunologie inzwischen bestätigt hat, löst

Die Selbstheilungskräfte aktivieren

In einem entspannten Zustand verändern sich die Gehirnwellen von schnellen Beta-Wellen, die sich beispielsweise während des Lösens einer Mathematikaufgabe messen lassen, zu langsameren Theta-Wellen, die man oftmals nur bei Babys, im Tiefschlaf oder Meditationszustand erfährt. Diese Theta-Wellen ermöglichen einen relativ freien Zugang zum Unterbewusstsein. Lösen sich hierdurch Beschwerden beziehungsweise kommen sie an die Oberfläche, kann der Eindruck entstehen, sie hätten sich verstärkt. Seien Sie aber nicht beunruhigt, selbst wenn Sie kurzzeitig ein Weinen überkommt. Versuchen Sie stattdessen, bewusst zu spüren, wie sich Ihr Körper von gestautem Ballast befreit, und unterstützen Sie ihn durch anhaltende Übungspraxis darin, damit die Emotionen nicht erneut verdrängt werden und den freien Energiefluss blockieren. Im Übrigen bestätigen immer mehr Wissenschaftler, dass die Selbstheilungskräfte des Körpers während einer Gehirnfrequenz im Theta-Bereich besonders aktiv sind und »Spontanheilungen« oftmals in diesem körperlichen Zustand entstehen.

ein Energiemangel in einem Organ die mit dem entsprechenden Organkreislauf zusammenhängenden Emotionen und psychischen Zustände aus. Weiter wirken sich alle Arten von körperlichen Beschwerden merklich oder unmerklich auf unseren Gemütszustand aus. Indem beim Guolin Qigong eine immer stärkere bewusste Entspannung des Körpers erreicht wird, lösen sich durch die enge Verbindung zeitgleich auch Verspannungen auf geistiger und seelischer Ebene.

Verbesserung des Allgemeinbefindens, antidepressive Wirkung

Die Steigerung des Immunsystems und Verringerung emotionaler und körperlicher Blockaden wirkt sich natürlich auf das Gesamtbefinden des Übenden aus. Die Förderung der Verbindung mit dem Selbst, der Achtsamkeit und Bewusstwerdung kann zudem eine stark antidepressive Wirkung haben. Dr. Weimo Zhu von der University of Illinois at Urbana-Campaign (UIUC) bestätigte die positive Wirkung auf das körperliche und seelische Gesamtbefinden, wobei er unter anderem die geringere Rückfallrate, die antidepressive Wirkung und die Minderung von Schmerzen hervorhob (im Vergleich zur Kontrollgruppe, die kein Guolin Qigong praktizierte).

Verringerung von körperlichen Schmerzen

Dass sich Schmerzen bei regelmäßiger Praxis merklich verringern, wurde bereits mehrfach von Guolin-Qigong-Übenden berichtet. Man sagt, ein Grund hierfür sei eine verstärkte Endorphinausschüttung. Endorphine, oft auch »Glückshormone« genannt, sorgen nachweislich für ein verringertes Schmerzempfinden und haben zudem eine antidepressive Wirkung.

Verfeinerung von Körper und Geist

Die vorgestellten Übungen bewirken eine ruhigere Atmung, die, sobald sie auch außerhalb der Übungspraxis anhält, für ein psychisches Wohlbefinden sorgt. Zudem wird der Körper durch die Übungen durchlässiger für den Qi-Fluss und weist feinere Schwingungen auf, was unweigerlich auch einen Einfluss auf geistiger Ebene mit sich zieht. Äußerst empfehlenswert ist daher eine Kombination von Meditations- und Qigong-Praxis beziehungsweise von stillem und bewegtem Qigong.

Weiter hat das konzentrierte Ausführen der Bewegungs- und Atemübungen eine beruhigende Wirkung auf den Geist, falls dieser ununterbrochen abschweift. Es wird immer leichter fallen, in die Stille einzutauchen. Die Pharmakologin Dr. Candance Pert, die den Nachweis erbrachte, dass Neuropeptide überall im Körper aufzufinden sind, zeigte zudem, dass sich unter anderem eine hohe Anzahl davon im Hirnstamm befindet, jenem Teil des Gehirns, dem die Atmungskontrolle zugeschrieben wird. Dies liefert eine Erklärung, weshalb sich das emotionale Befinden direkt auf die Atmung auswirkt. Analog wirkt dies auch in die andere Richtung, sodass eine ruhige Atmung, die durch die vorgestellten Übungen gefördert wird, positive und harmonische Emotionen erzeugt.

Die Lebenserwartung steigt

Bezüglich der Wirkung von Guolin Qigong wurde im Baijing Miyun Capital Tumor Hospital über einen Zeitraum von acht Jahren eine Studie mit 1648 Patienten mit fortgeschrittener Krebserkrankung durchgeführt. Das Ergebnis: Bei 32,4 Prozent der Patienten ließ sich eine deutliche Verbesserung des Gesundheitszustands feststellen und bei 59,2 Prozent eine positive Auswirkung. Lediglich bei 8,4 Prozent zeigte das Üben keine Wirkung. Im direkten Vergleich mit anderen Krebskliniken, die Guolin Qigong nicht therapiebegleitend einsetzen, war die Lebensdauer der Studienteilnehmer im Durchschnitt höher.

1997 erschien eine weitere Studie, die ebenfalls bei Patienten mit fortgeschrittener Krebserkrankung durchgeführt worden war. Sie zeigt, dass bei therapiebegleitender Guolin-Qigong-Praxis die durchschnittliche Lebenserwartung von 17 Monaten auf zwei bis drei Jahre gesteigert werden kann.

Vielfältige Wirkung

Weitere positive Wirkungen von Guolin Qigong sind unter anderem:

- Regulation des Blutdrucks
- Steigerung der Gehirnleistung, der Konzentrations- und Koordinationsfähigkeit sowie der Libido
- Harmonisierung des Hormonhaushalts
- Verbesserung von Beweglichkeit und Körperkraft sowie von Seh- und Gehörfähigkeit
- Sensibilisierung des Tastsinns und der Intuition
- Normalisierung des Säure-Basen-Haushalts
- aktiver Stoffwechsel
- allgemein verjüngende Wirkung

Die Energie im Körper

Die Lebenskraft Qi ist überall. Sie durchströmt unseren Körper auf Energiebahnen, den sogenannten Meridianen, und bündelt sich in verschiedenen Energiezentren. Über Qi sind wir mit dem Kosmos um uns verbunden, aus ihm können wir Lebenskraft schöpfen.

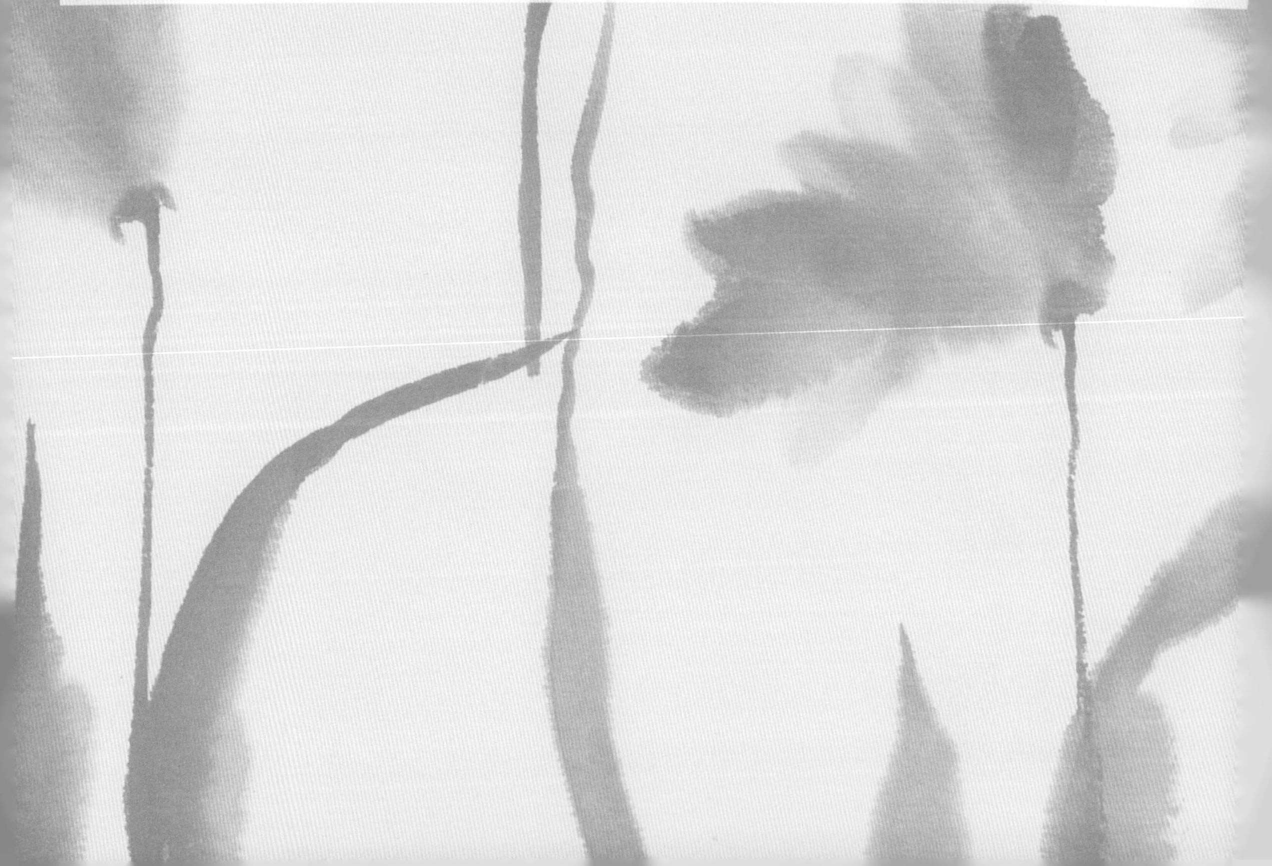

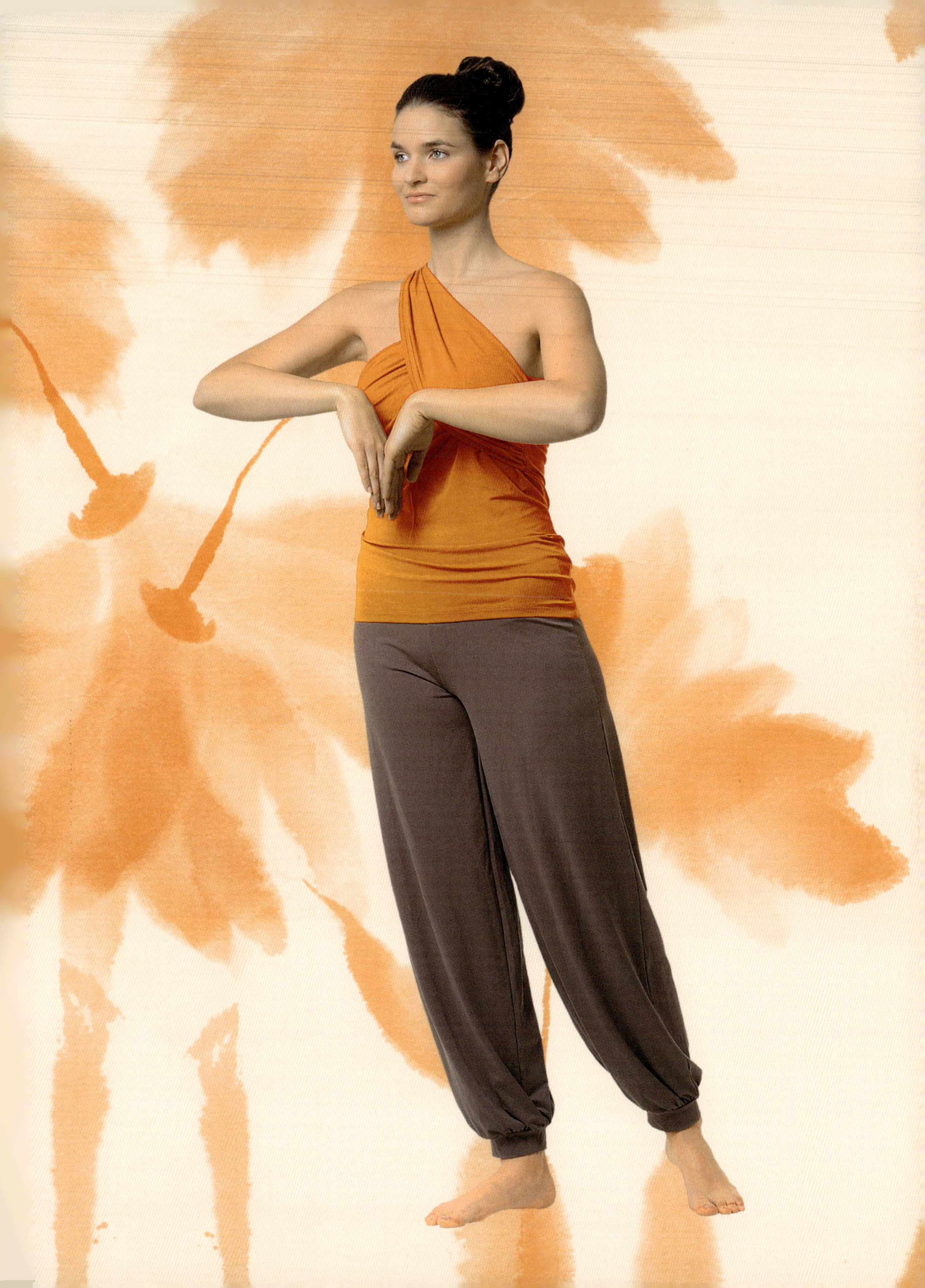

Innere Energien

Konzepte und Beschreibungen für eine alles durchdringende Lebenskraft finden sich in allen Kulturen der Welt wieder. Die Chinesen bezeichnen sie als Qi, die Inder als Prana, die Tibeter als Lung, die Ägypter als Ka, die Hawaiianer als Mana und die Griechen als Pneuma oder Apeiron. Weitere Bezeichnungen sind Cheim in der jüdischen, Akasha in der hinduistischen und Ruh in der islamischen Literatur. Die Existenz dieser Lebenskraft gehört zum Grundwissen aller traditionellen Kulturen – und sie wird nun auch durch aktuelle Erkenntnisse der Naturwissenschaften, besonders der Quantenphysik, Physik, Biochemie und Neurologie bestätigt. Frühere Versuche, Qi zu untersuchen, wurden in unseren Breiten beispielsweise von Franz Anton Mesmer, Wilhelm Reich, Semjon Davidowitsch Kirlian und Julius Krmessky unternommen – lange nachdem bereits Aristoteles, Hippokrates, Demokrit und Paracelsus an seine Existenz glaubten.

Verschiedene Arten des Qi

Sie können sich Qi als die grundlegende Energie vorstellen, die allgegenwärtig auf fein- und grobstofflicher Ebene wirkt, in unterschiedlichen Frequenzen schwingt und daher auch in unterschiedliche Qi-Arten unterteilt wird. Grob unterscheidet man dabei zwischen vor- und nachgeburtlichem Qi: Das vorgeburtliche Qi (Yuan Qi), dessen Kraft im Augenblick der Vereinigung von Samen und Eizelle festgelegt wird, wird nach fernöstlicher Lehre in den Nieren gespeichert und kann nicht wieder aufgeladen werden. Die Nieren sind hier nicht im anatomischen Sinn zu verstehen, sondern umfassen auch das System der Lunge und der Milz. Genau genommen ist das vorgeburtliche Qi im Mingmen (siehe Seite 56) wiederzufinden und zirkuliert von diesem Punkt aus über den Dreifach-Erwärmer- und den Chong-Mai-Meridian im gesamten Körper.

Im Gegensatz zum vorgeburtlichen Qi wird das nachgeburtliche, erworbene Qi durch unsere Lebensweise beeinflusst. Es kann also angereichert werden, sodass möglichst wenig vorgeburtliches Qi verbraucht wird. Stellen Sie sich zwei Gläser Wasser vor: Aus dem einen (vorgeburtliches Qi) wird erst dann getrunken, wenn das andere (nachgeburtliches Qi) leer ist.

Weiter kann man Qi nach seiner Wirkungsweise unterteilen:

- Das Abwehr-Qi (Wei Qi) hat eine ähnliche Funktion wie der Sympathikus. Es entsteht im mittleren Dreifach-Erwärmer.
- Das innere Qi (Nei Qi), das im Körper fließt.
- Das äußere Qi (Wai Qi), das unter anderem als Aurafeld wirkt.
- Das positive Qi (Zheng Qi), welches sich aus Yuan Qi, Zong Qi, Ying Qi, Wei Qi und dem Qi der einzelnen Organe zusammensetzt und eine stärkende Wirkung auf Körper und Geist ausübt. Es begünstigt beispielsweise ein gut funktionierendes Immunsystem und vereint, allgemein gesagt, alle Energien, die sich gesundheitsfördernd auf den Organismus auswirken.
- Das negative, schädigende Qi (Xie Qi), das Körper und Geist schwächt und für Energieungleichgewichte sorgt. Es entsteht entweder im Körper (etwa durch negative Emotionen) oder wird dem Körper von außen zugeführt (beispielsweise durch Umweltgifte).

Das Qi aufladen

Grundsätzlich kann das nachgeburtliche Qi auf verschiedene Weise in den Körper aufgenommen werden:

- über Bewegungsformen wie das hier vorgestellte Guolin Qigong
- über die Atmung (Qing Qi beziehungsweise Zong Qi, das Qi des Himmels, welches im oberen Dreifach-Erwärmer über die Atmung entsteht)
- über die Nahrung (Ying Qi, das Qi der Erde, welches im Bereich des mittleren Dreifach-Erwärmers vor allem mithilfe des Milzkreislaufs gewonnen wird)

Weiter sorgt auch eine maßvolle Lebensweise für den Erhalt des Qi. Geht man oft an seine Grenzen, braucht man viel von seiner wertvollen Energie auf.

Die drei inneren Energien

Die drei »Schätze« oder inneren Energien Jing, Qi und Shen sind im Grunde ebenfalls unterschiedliche Arten ein und derselben Kraft. Man übersetzt Jing als Lebensessenzenergie, Qi als Lebensenergie und Shen als geistig psychische Energie. Genau genommen liegt hier Energie in unterschiedlichen Aggregatzuständen vor, ähnlich wie bei Wasser, Dampf und Eis. Das Prinzip von Yin und Yang kommt in den drei Energien sehr schön zum Ausdruck. Die feine, nach oben strebende Yang-Kraft entspricht dem Shen und hat seinen Sitz im oberen Dantian. Materie entspricht dem speichernden, nährenden Erdelement. So findet sich das oft als »materialisiertes Qi« bezeichnete Jing im unteren Körperbereich wieder und ist tendenziell nach unten gerichtet. Daher besitzt es auch eine starke Yin-Eigenschaft. Das Qi in der Mitte des Körpers wirkt ausgleichend zwischen Himmel und Erde und vereint beide Kräfte. Durch die sogenannten fünf Tore können die unterschiedlichen Energiequalitäten in den Körper gelangen: in Form von Nahrung über den Mund (Jing), mit der Atemluft über die Nase (Qi) und als Sinneseindrücke über Augen und Ohren (Shen). Jeder Mensch hat somit überall und jederzeit Zugang zu dieser Energie und kann relativ einfach erlernen, die Kraft zu lenken und zu kontrollieren. Wir (Mikrokosmos) befinden uns in einem kontinuierlichen Energieaustausch mit unserer Umgebung (Makrokosmos) und lassen die Energie in ständiger Bewegung über ein dichtes Netz von Energiebahnen durch den Körper fließen. Das Qi wirkt dadurch im Großen wie im Kleinen und kann aus dem Kosmos aufgenommen werden. Im Menschen erfüllt es verschiedene Aufgaben. Es hat eine Antriebsfunktion (etwa bei der Bluterzeugung), Erwärmungsfunktion (wie bei der Regulierung der Körpertemperatur), Abwehrfunktion (etwa gegen Krankheitskeime) und Ernährungsfunktion (Versorgung mit lebenswichtigen Substanzen). Es hält Organe, Flüssigkeiten und Strukturen zusammen und kontrolliert sie.

Shen

Zu der geistig psychischen Energie Shen zählt man die Fähigkeit, sinnliche Empfindungen und Gefühle wahrzunehmen, zu interpretieren und zu analysieren. Auch eine schnelle Auffassungsgabe und ein gesundes Nervensystem zeugen von einem starken Shen.
Shen kann durch den Willen und den Geist aktiviert und durch die Stille genährt werden, die man auch durch Meditationsübungen erreichen kann. Seine Aktivierung ist unabhängig von Qi, während das Qi auf Shen und Jing auf Qi und Shen angewiesen ist.

Ist Shen voll entwickelt, fließt es eigenständig durch die acht außerordentlichen Meridiane, sodass man stets wach und klar ist. Sicherlich haben Sie bereits von Menschen gehört, die selbst im tiefen Schlaf nicht angegriffen werden können. Ihr Shen ist voll entwickelt und bleibt selbst im Schlaf aufmerksam. Eine Schwächung erfährt das Shen durch Begierden und Anhaftungen, kurzum alles, wodurch man sich zu stark mit äußeren materiellen oder immateriellen Dingen beschäftigt und identifiziert.

Qi

Die Qi-Energie wird bei Bewegungs-, Atem- und stillen Übungen unter anderem im Bereich der Wirbelsäule aktiviert und stärkt dabei das Rückgrat. Sie manifestiert sich hauptsächlich im Atem und kann dadurch leicht durch Nase und Mund entweichen.

Jing

Das erdgebundene essenzielle Jing hat eine Yin-Qualität und wird im Nieren-Yin (beziehungsweise im Mingmen) gespeichert. Aus diesem Grund ist es unter anderem für die Bildung des Knochenmarks, welches mit der Nierenenergie in Verbindung steht, verantwortlich. Bedenkt man, dass das vorgeburtliche Yuan Qi seinen Sitz ebenfalls im Bereich der Nieren hat, verwundert es nicht, dass eine enge Verbindung zwischen ihnen besteht und man in alten Schriften auch gelegentlich den Begriff Yuan-Jing findet.

Jing konzentriert sich in den Hüften und Beinen und wird von dort durch die Sehnen und Sehnenansätze weitergeleitet. Daher ist es besonders wichtig, in diesem Bereich zu entspannen. Wird durch die Guolin-Qigong-Übungen Qi und somit Wärme erzeugt, fördert dies die Elastizität der Sehnen und Muskeln und wirkt sich positiv auf die Jing-Energie aus. Weitere Möglichkeiten, positiv auf das Jing einzuwirken, das zu einem Teil durch die Eltern vererbt wird, sind qualitativ hochwertige Nahrung und einige daoistische Sexualpraktiken.

Oftmals wird Jing auch als materialisiertes Qi bezeichnet, was darauf zurückzuführen ist, dass es sich in Flüssigkeiten, die mit neuem Leben in Verbindung stehen (etwa Menstruationsblut, Eizellen, Sperma, Speichel), manifestiert.

Ist das Jing schwach, kann sich dies in einem schlechten Gedächtnis, Haarausfall, Osteoporose, Impotenz, nächtlichem Samenflüssigkeitsverlust oder Ohnmachten bemerkbar machen. Eine Schwächung erfährt es besonders durch übermäßige sexuelle Aktivität, da das Jing den Körper tendenziell über die Genitalien verlässt.

Meridiane

Traditionelle Lehren unterschiedlicher Kulturen gehen von einer Vielzahl an Energiekörpern, -bahnen und -zentren im Menschen aus. Sie beinhalten das Wissen über Energiekanäle, sogenannte Meridiane, die jeweils den Namen des Organs tragen, zu dem sie führen, beziehungsweise mit dessen Qi sich das Qi in den Meridianen verbindet. Vielleicht stellen Sie sich die Organe als Städte und die Meridiane als Flüsse und Landstraßen vor, die diese Städte verbinden und das ganze Land, den Körper, in einer Endlosschleife durchfließen.

Auf den Meridianen liegen zwischen 25 und 150 Energiepunkte (Xue). Einige sind zur Orientierung auf den Illustrationen der folgenden Seiten markiert. Sie fungieren als »Eingänge« in die Meridiane, über die man mittels Akupunktur, Moxibustion oder Akupressur auf bestimmte Körperbereiche und -funktionen einwirken und Stauungen im Energiefluss lösen kann. Weiter löst eine Stimulierung unter anderem eine Produktion von Endorphinen und entzündungshemmendem Cortisol aus, was Körperpunkte, die nicht auf dem Meridiansystem liegen, nicht bewerkstelligen können. Die Meridiane verbinden die untere und obere, linke und rechte sowie die innere und äußere Ebene des Körpers miteinander und sind bei jedem Menschen in gleicher Weise vorhanden. Die Tiefe ist unter ande-

Alles ist im Fluss

Der kontinuierlich aktive Energiefluss intensiviert seine Aktivität im Zwei-Stunden- Rhythmus in jeweils einem anderen Meridian (siehe ab Seite 85) und kann unter anderem bei auftretenden Symptomen in der jeweiligen Tageszeit Hinweise auf ein Energieungleichgewicht in dem entsprechenden Organ geben.

rem eine Reaktion auf die umgebende Umwelt. So nähern sie sich bei warmem Wetter der Hautoberfläche an (nach außen strebende Yang-Kraft), während sie sich bei kaltem Wetter weiter in das Körperinnere zurückziehen (Yin-Kraft).

> *»Der freie Energiefluss in den Meridianen bestimmt über Leben und Tod und behandelt alle Krankheiten. Er darf daher niemals blockiert werden.«*
>
> HUANGDI NEIJING

Energetisch sind Meridiane eng miteinander verwoben und weltweit vertreten einige hochrangige Wissenschaftler die Meinung, dass sie die elektromagnetischen Prozesse des Körpers steuern. Dass eine Veränderung der elektrischen Eigenschaften des Körpers zu einer Verbesserung des Gesundheitszustands beitragen kann, findet sich unter anderem in den Arbeiten von Dr. Björn Nordenström.

Trotz jahrhundertealter Traditionen wurde die Existenz der Meridiane unter Wissenschaftlern lange Zeit nicht anerkannt. Der Grund: Im Gegensatz zu den Nervenbahnen kann man bei den Energiebahnen keine physische Struktur sehen, wenn man den menschlichen Körper aufschneidet. Ein weiteres Problem bestand darin, dass die Menschen ohnehin nur das sehen beziehungsweise wahrnehmen können, was ihrer Überzeugung nach existiert.

Doch die Zeiten ändern sich. Inzwischen wurden einige naturwissenschaftliche Forschungen veröffentlicht, die nachweisen, dass es Meridiane tatsächlich gibt. Schon 1937 beschrieb Sir Thomas Lewis in einer angesehenen Medizinzeitschrift ein unbekanntes Netz, das den menschlichen Körper durchzog und nicht aus Nervenfasern bestand, obwohl es mit dem autonomen Nervensystem verbunden war. 1972 wurde die mit dem Meridiansystem arbeitende Akupunkturbehandlung in der österreichischen Wiener Allgemeinen Poliklinik integriert. Von hier aus fand sie langsam Verbreitung in der westlichen Welt. Jean Claude Darras und Pierre De Vernejoul verfolgten 1985 die Leitbahnen mit radioaktiven Taststiften. Wissenschaftler wie Professor Kaznachejew oder Dr. A. Pankratov ergänzten die Untersuchungen mit dem Nachweis, dass das Meridiansystem in der Lage ist, Licht zu leiten. Arbeiten des angesehenen Radiologen Dr. Björn Nordenström weisen auf ein elektrisches System im Körper hin.

Die zwölf Hauptmeridiane

Man unterscheidet zwischen zwölf symmetrisch verlaufenden Hauptmeridianen mit kleineren Abzweigungen, die symmetrisch im Körper verlaufen und denen die zwölf wichtigsten Organe zugeordnet sind. Diese bilden ihrerseits sogenannte Organpaare, die in der traditionellen Medizin zusammen diagnostiziert und als Einheit behandelt werden. Yin und Yang benötigen einander, um sich auszugleichen. Die Yin-Organe (Zang), auch Speicherorgane genannt, sind Herz, Lunge, Leber, Niere, Milz und Perikard. Zu den Yang- Organen (Fu) zählen Dünndarm, Dickdarm, Gallenblase, Blase, Magen und Dreifach-Erwärmer. Yang-Organe wirken jeweils unterstützend auf die Yin-Organe. Die ihnen innewohnenden Kräfte sind deshalb interessant, weil der Mensch bei Entnahme beziehungsweise Verlust eines Yang-Organs überleben kann. Bei einem Yin-Organ ist dies nicht möglich.
Auf den folgenden Seiten finden Sie den Verlauf der jeweiligen Meridiane im Körper (der tiefe Verlauf ist jeweils blau dargestellt), die Ihnen bei der Meridianmassage (siehe Seite 166) oder auch bei einer selbstständigen Zuordnung Ihrer Beschwerden behilflich sein kann. Bitte beachten Sie jedoch, dass der Hinweis zu Beschwerden lediglich eine allgemeine Richtlinie ist. So unterscheidet man beispielsweise bei Kopfschmerzen zwischen einem Energieungleichgewicht im Leber-, Perikard-, Gallenblasen-, Dreifach-Erwärmer-, Blasen-, Dünndarm-, Magen- oder Dickdarmmeridian. Ein und dasselbe Krankheitszeichen kann somit seinen Ursprung in unterschiedlichen Meridianen haben. Dies gilt auch für andere Symptome wie beispielsweise Durchfall, Schulterverspannungen oder Knieschmerzen. Weiter kann man Symptome auch detaillierter in ein zeitgleiches Energieungleichgewicht mehrerer Meridiane klassifizieren, worauf hier aufgrund des Umfangs verzichtet wurde. Dennoch bieten die im Folgenden aufgeführten Hinweise eine gute Orientierung, auf welchen Körperbereich und Organkreislauf Sie bei den Übungen den Fokus richten sollten.

Lungenmeridian (Yin-Energie des Metall-Elements, großes Yin/Taiying)

Man sagt, dass der Lungenmeridian unter anderem über das Qi herrsche, die Körperseele (Po) beherberge und für den Strukturaufbau und organischen Rhythmus im Körper zuständig sei. Alles, was von außen in den Körper eindringt, wird durch die Lungenenergie gereinigt und auf körperlicher, seelischer und geistiger Ebene an der wirkungsvollsten Stelle platziert. Diese weiterleitende Aufgabe erklärt, weshalb der Energiefluss seinen Anfang im Lungenmeridian hat, auf den sein Organpaar Dickdarm folgt. Zusammen sind sie verantwortlich für den Energieaustausch und die Ausscheidung von negativem Qi. Der Sitz des Abwehr-Qi (Wei Qi) befindet sich in der Lunge, die damit eine entscheidende Schutzfunktion für den Körper einnimmt. Ein Mensch mit ausgeglichener Metallenergie steht dem Leben zwar offen gegenüber, besitzt jedoch auch die Fähigkeit, sich bei Bedrohungen abzugrenzen. Äußere Schwingungen werden über das Resonanzorgan der Lunge, die Haut, aufgenommen. Daher empfiehlt man im Volksmund sensiblen Menschen gern, sich eine »dickere« Haut zuzulegen.

Körperliche Symptome einer Lungen-Energieschwäche sind Atemwegserkrankungen (Husten, Asthma, Bronchitis), Hauterkrankungen (Akne, Neurodermitis, Schuppenflechte, trockene, helle, empfindliche und/oder spröde Haut, gestörte Wundheilung, Ekzeme), Schwellungen, wiederkehrende Entzündungen, Infektanfälligkeit, empfindliche Schleimhäute, Verstopfung, trockener harter Stuhl, ausgetrocknete Nasenschleimhäute, Stimmband- oder Nebenhöhlenprobleme, Heiserkeit, innere Unruhe, leise Stimme, häufiger Schluckauf und Krämpfe bei Kindern. Weiter geben die Wangen Aufschluss über den Zustand der Lungenenergie. Ziehen senkrechte Falten aus dem Wangenbereich nach unten oder sind die Wangen aufgedunsen oder eingefallen, blass, gerötet oder anderweitig verfärbt, weist dies ebenfalls auf einen Energiemangel hin. Auf psychischer Ebene zeigt es sich in Sich-Zurückziehen,

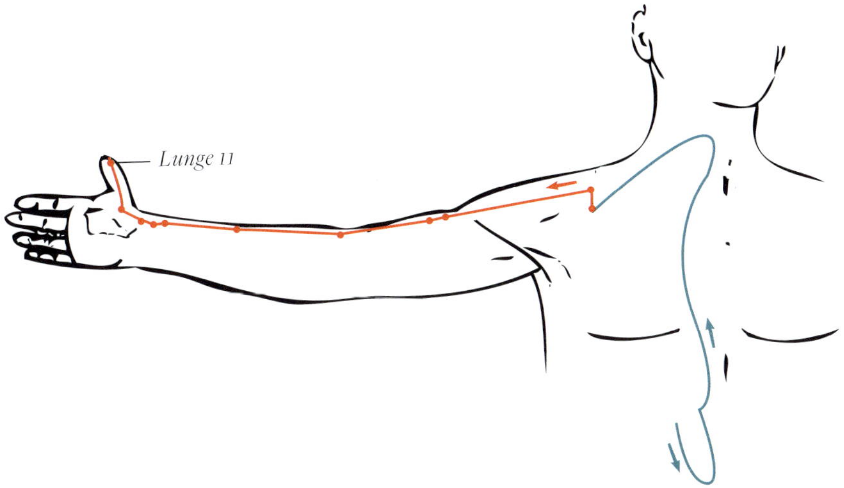

Schuldgefühlen, Melancholie und Traurigkeit und in der Körperhaltung in Form von kraftlosen, nach vorn fallenden Schultern und Oberarmen. Inwiefern Traurigkeit mit der Lunge zusammenhängt und sich auf andere Organkreisläufe auswirkt, zeigt sich an folgendem Beispiel. Bei Trauer und Weinen wird zuerst das Sprechen schwieriger. Man beginnt zu schluchzen, weil man nicht mehr richtig ein- und ausatmen kann, wodurch das Lungen-Qi geschwächt wird. Wird es geschädigt, wirkt sich das Metallelement (Lunge) wie eine Axt auf einen Baum auf die Holzenergie, die Leber, aus. Erfährt diese eine Schädigung, verkrampfen sich unter anderem Sehnen, die mit dem Leberkreislauf in Verbindung stehen. Dadurch entstehen bei Weinkrämpfen Zuckungen am ganzen Körper. Der immer stärkere Verlust der Sehfähigkeit schließlich hängt mit der Verbindung der Augen zum Leberkreislauf zusammen. Eine besonders starke Schwächung der Energie erfährt der Lungenmeridian während Mobbing-Situationen.

Dickdarmmeridian (Yang Energie des Metall-Elements, absolutes Yang/Yangming)

Wie die Lunge ist auch der Dickdarm für die Ausscheidung nicht verwertbarer Stoffe zuständig. Der hauptsächliche Unterschied besteht darin, dass die Lunge feinstoffliche Energie aufnimmt und abgibt, der Dickdarm dagegen für grobe Stoffe zuständig ist.

Störungen im Energiegleichgewicht des Dickdarms können sich in Hautkrankheiten, Juckreiz, beginnender Erkältung, verstopfter oder geschwollen wirkender Nase, Überempfindlichkeit der oberen Atemwege, verschlechtertem Geruchssinn, matter Haut mit einer Neigung zu Entzündungen, frontalen Kopfschmerzen, Schmerzen und Beschwerden bei

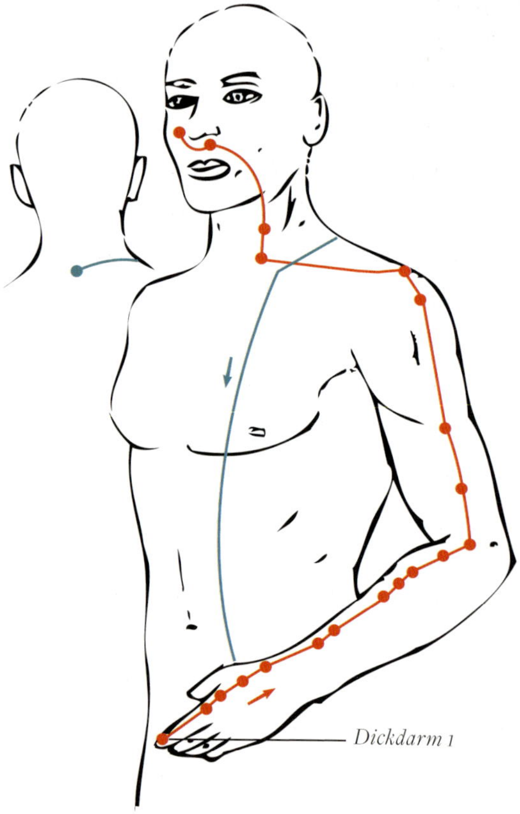

Daumenbewegungen, Blässe, Benommenheit, Hämorrhoiden widerspiegeln. Auf seelischer Ebene können sie sich in Antriebslosigkeit bemerkbar machen. Auf geistiger Ebene wird ein harmonisierter Dickdarmmeridian mit der Fähigkeit in Verbindung gebracht, negative Emotionen und Gedanken loszulassen.

Magenmeridian (Yang Energie des Erd- Elements, absolutes Yang/Yangming)

Weil das Element der Erde im Verhältnis zu den anderen Elementen der fünf Wandlungsphasen am meisten ausgeglichen und harmonisiert ist, liegen seine gegensätzlichen Yin- und Yang-Kräfte näher beieinander. Der Magen, das Yang-Element der Erde, verarbeitet physisch (Lebensmittel) und geistig (Erlebnisse) aufgenommene Nahrung und leitet die entstandene Energie zur Milz, dem Yin-Element, weiter. Diese Aufnahme und richtige Verdauung der Einflüsse ist derart wichtig, dass das Organpaar Magen-Milz im Energiekreislauf auf Lunge-Dickdarm folgt. Weiter wird dem Magenmeridian der Bereich des Verdauungstrakts von Mund bis Dünndarm zugeordnet.

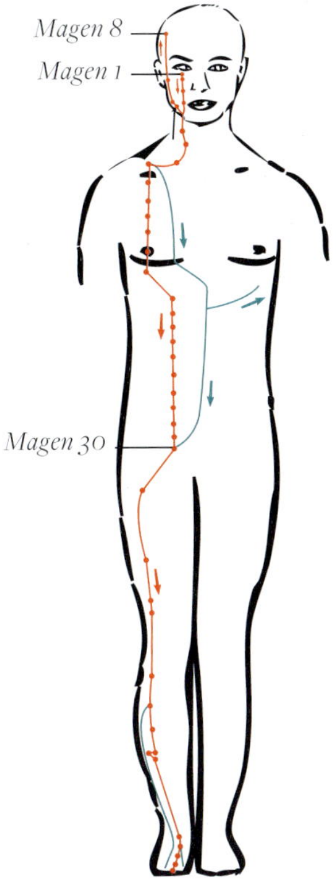

Bei einem Energieungleichgewicht können Beschwerden wie Magenverstimmung, Spannungen und Schmerzen im mittleren Rückenbereich, Neigung zu dicken Beinen, Appetitmangel, launischer Appetit, Oberbauchschmerzen, Aufstoßen, Sodbrennen, Erbrechen, Völlegefühl, frontale Kopfschmerzen, gerötete, wunde oder entzündete Mundwinkel, Zahnfleischbluten, angespannte, heiße oder trockene Oberlippen, gedämpfte Geschmackswahrnehmung, Mundgeruch, Halsschmerzen, häufiges Gähnen, Neigung zu Erkältungen mit entzündeter Nasenschleimhaut oder Husten, Blinddarmentzündung auftreten. Bei stillenden Fauen kann es zu Problemen beim Stillen kommen, wie Milchstau, ungenügende Milchbildung oder einer Brustentzündung. Auf psychischer Ebene zeigt sich ein Ungleichgewicht in der Neigung, sich ständig Sorgen zu machen, aber auch im gesteigerten Bedürfnis zu singen.

Milzmeridian (Yin Energie des Erd- Elements, großes Yin/Taiying)

Der Milzmeridian steht für die Mitte des Menschen und sorgt auf psychischer Ebene für Zentriertheit. So bezeichnet der Volksmund einen Menschen, dessen Gedanken ständig um ein Problem kreisen, ohne eine geeignete Lösung zu finden, als jemanden, der aus der Mitte geraten ist. Die Mitte steht weiter für den Ausgangspunkt des Lebens, genauso wie eine schwangere Mutter ihr Kind in ihrer Mitte über dessen Mitte (Nabelschnur) ernährt. Der Milzkreislauf ist für die Abwehrfunktionen des Körpers, Blutbildung und Zirkulation von Körperflüssigkeiten wichtig und ernährt alle Funktionskreise mit Qi. In klassischen Schriften wird dem Milzmeridian die Verantwortung für alle Organe übertragen, die für die Produktion von Verdauungsenzymen (Magen, Gallenblase, Dünndarm, Mund) zuständig sind, außerdem für Milchdrüse, Eierstöcke und Großhirnrinde. Er leitet aus der Nahrung gewonnenes Qi zu den Lungen, wo es sich mit dem aus der Atmung gewonnenem Qi verbindet. Ist der Körper auf geistiger Ebene überfordert oder leidet man an übertriebenem Mitleid, schwächt dies die Milzenergie. Auf ein Energieungleichgewicht können Symptome wie zum Beispiel Müdigkeit, Übergewicht, Herzschwäche, Gastritis, Magen-Darm-Störungen, Verdauungsschwäche, Neigung zu Durchfall und Blähungen, übertriebener oder mangelnder Appetit, Bauchspeichel-, Leber-, chronische Dickdarm- oder Zahnfleischentzündung, geringe Speichelbildung, extremes Durstgefühl, Menstruationsbeschwerden, Gemütsschwankungen, Völlegefühl, Wasserstauungen im unteren Körperbereich, Schultergelenksprobleme, Ödeme, Neigung zu blauen Flecken, Schleimansammlung in Nase und Lungen, vaginaler Ausfluss, kalte Gliedmaßen, Blässe, Organsenkung, Krampfadern und Zahnabdrücke auf den Zungenseiten oder eine Zuckerkrankheit hindeuten. Weiter können vermehrte Risse in der Ferse und eine Anfälligkeit für Krankheiten in einer Milz-Schwäche begründet sein. Auch aus schulmedizinischer Sicht besteht ein Zusammenhang zum Immunsystem, da die Milz für die Blutspei-

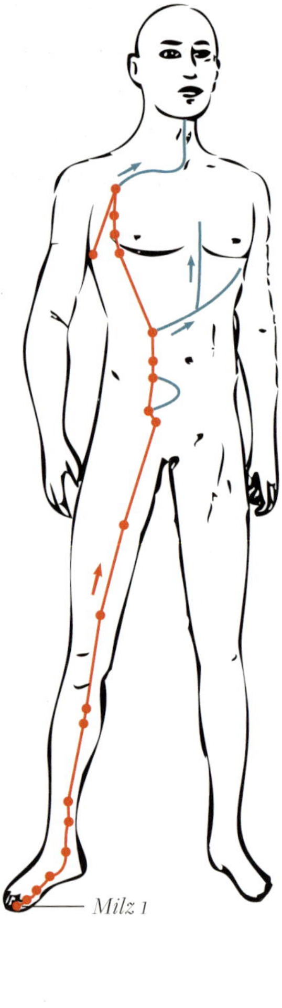

cherung und den Transport der roten und weißen Blutkörperchen zuständig ist. Auf geistiger Ebene zeigt sich eine Milzmeridianschwäche zum einen in der Tendenz, sich ständig zu sorgen und sich in Angelegenheiten anderer einzumischen, zum anderen aber auch in Detailbesessenheit und Obsession.

Herzmeridian
(Yin Energie des [großen] Feuer-Elements, kleines Yin/Shaoyin)

Der Herzmeridian ist für die Kontrolle des Kreislaufsystems und des Blutes zuständig. Er beherbergt die innere Energie Shen und sorgt als »leitender Beamter« für ein emotionales Gleichgewicht und die Fähigkeit, Gedanken klar zu formulieren und auszudrücken. Man sagt, dass das Herz den Menschen von der Mitte aus steuert und die Einflüsse, die über den Magen-Milz-Kreislauf aufgenommen und verdaut wurden, in körpereigene Stoffe umwandelt. Eine harmonisierte Herzenergie hilft dabei, Vorsätze zielgerichtet und erfolgreich in die Tat umzusetzen, wobei sie hierfür ihre Kraft aus der Leberenergie bezieht (Holzelement nährt Feuerelement). Werden Pläne nur geschmiedet und dann nicht in die Tat umgesetzt, schwächt dies die Energie des Herzens. Wissenschaftler der University College London und

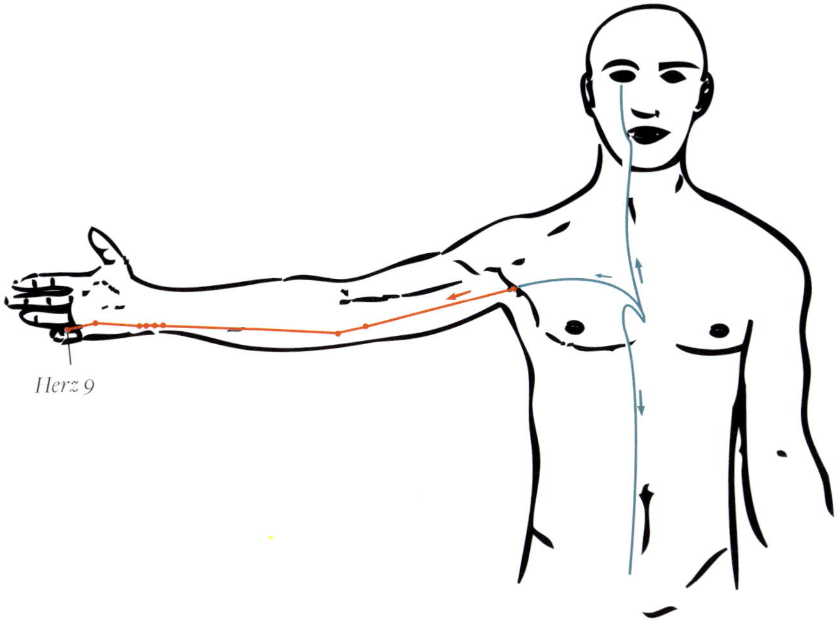

Uniklinik Düsseldorf haben bei einer Studie mit rund 200 000 Teilnehmern aus unterschiedlichen Ländern nachgewiesen, dass sich bei Beschäftigten, deren Arbeit wenig Gestaltungsspielräume zulässt, das Herzinfarktrisiko um 23 Prozent erhöht.
Symptome für ein Energieungleichgewicht im Herzmeridian sind Störungen im Geschmacksempfinden, Sprachstörungen (Stottern, langsame und unklare oder schnelle und sich verhaspelnde Sprache), Reizbarkeit, Herzbeschwerden, feuchte Handflächen, schnelle Ermüdung, Schlafstörungen, Durchschlafstörungen (besonders gegen 3 Uhr morgens), Blutdruckschwankungen, Schweiß, Kurzatmigkeit, Schwindelanfälle, Benommenheit, Psychosen, Suchtverhalten, Bewusstseinsstörungen, Epilepsie, Unruhe, Hysterie, innere Unsicherheit und gesteigerte Schreckhaftigkeit.

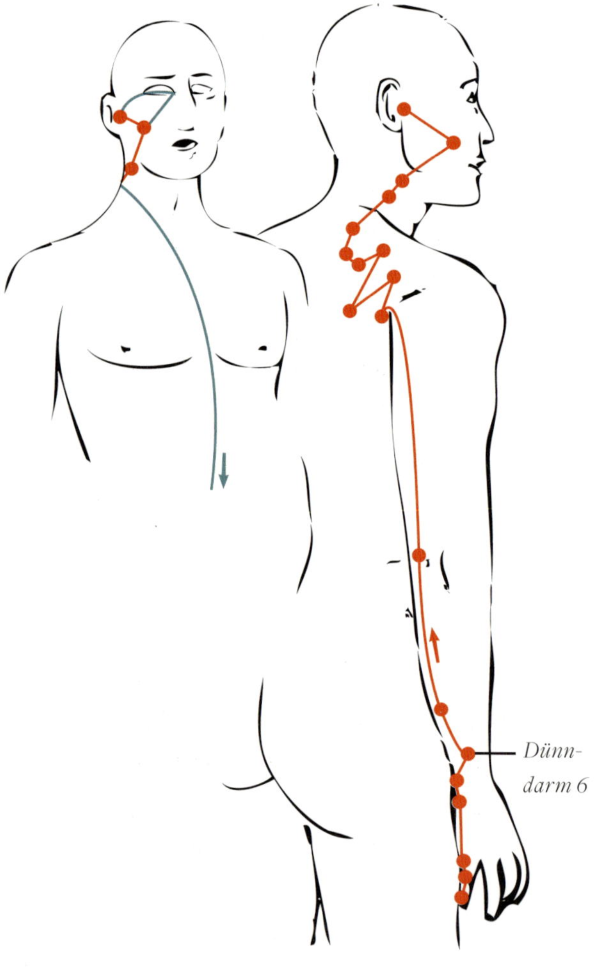

Dünndarmmeridian (Yang Energie des [großen] Feuer-Elements, großes Yang/Taiyang)

Der Dünndarmkreislauf unterstützt den Herzkreislauf in der Verarbeitung von inneren und äußeren Eindrücken und bei Schockzuständen. Auf physischer Ebene nimmt er Stoffe aus der Nahrung auf und stellt sie dem Blut und damit dem Herzen zur Verfügung. Es gibt Wissenschaftler, die meinen, im Dünndarm werde das Blut unseres Kreislaufsystems erzeugt.

Verdauungsbeschwerden, Reizdarmsyndrom, Kinnschwellungen, kalte Hände und Füße, Kopfschmerzen im hinteren Kopfbereich, Kreuzschmerzen, Menstruations- und gynäkologische Probleme, Krämpfe, Ohrgeräusche, Taubheit und Verständnisschwierigkeiten können auf ein Energieungleichgewicht hindeuten.

Blasenmeridian (Yang Energie des Wasser-Elements, großes Yang/Taiyang)

Der reinigende Blasenmeridian reagiert sehr sensibel auf seelischen Druck und wird daher durch seelische und körperliche Spannungen stark geschwächt. Ein entsprechender Energiemangel kann sich durch Nebenhöhlenentzündung, Blasenschwäche, Rheuma, Rückenverspannungen, Schmerzen zwischen den Schultern und/oder im Kreuzbeinbereich, Kopfschmerzen im hinteren Kopfbereich, hervortretende Augäpfel, fauligen Schweißgeruch, einen aufgeblähten Bauch, Beweglichkeitsverlust der Wirbelsäule und Wirbelsäulenerkrankungen wie Scheuermannsche Krankheit, Ischiasschmerzen, neurotische Tendenzen und ein starkes Gefühl von Ärger bei Kleinigkeiten bemerkbar machen.

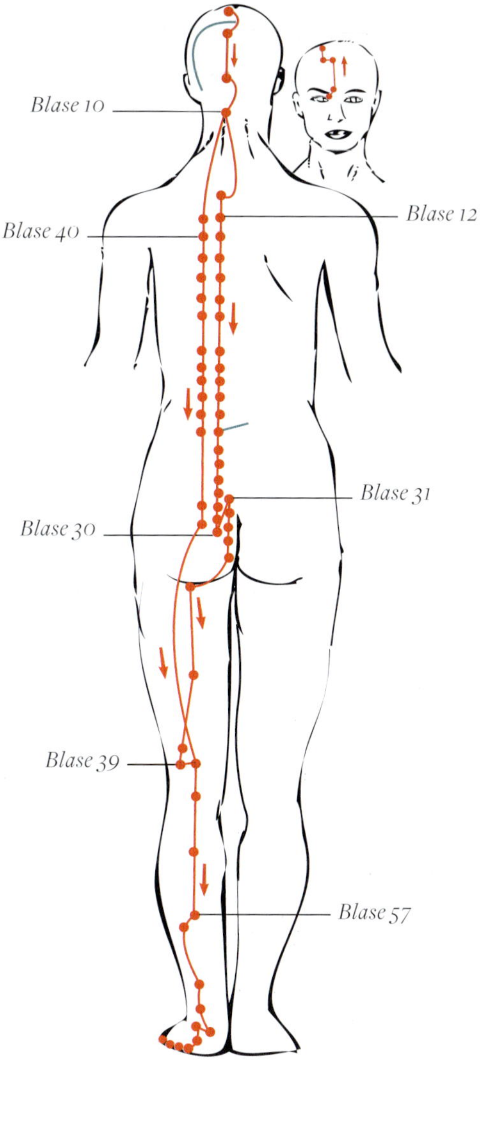

Nierenmeridian (Yin Energie des Wasser-Elements, kleines Yin/Shaoyin)

Der Nierenmeridian wird dem Element Wasser zugeordnet. Bedenkt man, dass auch das vorgeburtliche Qi, welches eng mit unserer Widerstandsfähigkeit und Vitalität in Verbindung steht, in den Nieren gespeichert ist und Wasser trotz seiner zeitgleichen Weichheit alles Harte überwindet, ergibt sich ein sehr schöner bildlicher Zusammenhang. Des Weiteren ist mit einer starken Nierenenergie Beständigkeit und Durchhaltevermögen gekoppelt.

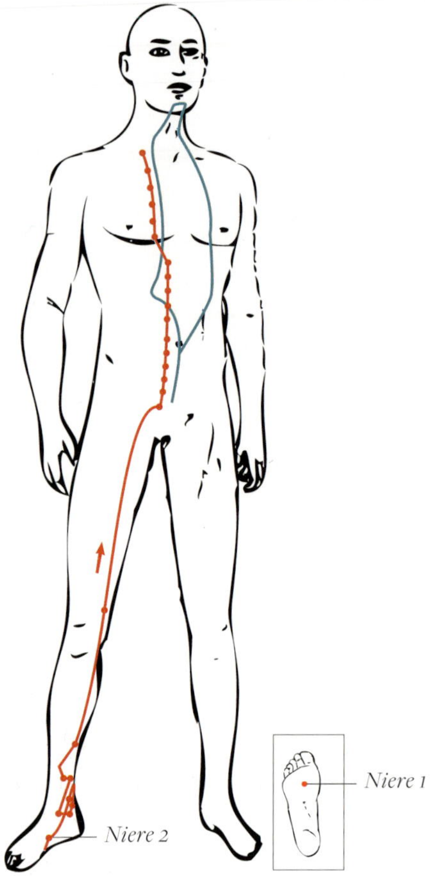

Stellen Sie sich einen Bach vor, in dem die Kraft des Wassers mit seinem Durchhaltevermögen selbst Steine auflösen kann – so wie einst der stete Fluss des Wassers den Grand Canyon formte.

Der Nierenmeridian sorgt für die Wachstumsfähigkeit (beispielsweise Zellbildung) und Temperaturregelung im Körper. Symptome wie Schatten, Verfärbungen und/oder Gewebequellungen unter den Augen, Ohrenleiden, verringerter Gehörsinn, Antriebs- und Kraftlosigkeit, fehlender Lebensmut, Ängstlichkeit, aufgedunsene Haut, Unfruchtbarkeit, Wachstumsstörungen, hoher Blutdruck, Kälteempfindlichkeit, Müdigkeit, Impotenz, Libidoverlust, Lendenschmerzen, Rheuma, Libidostörungen, Hormonstörungen, Ödeme, bitterer Geschmack im Mund, häufiges Nasenbluten, morgentliche Kraftlosigkeit in den Fingern, brüchige Knochen, schmerzhafte Fußsohlen, Druck in der Kniekehle, Knie- und Kreuzschmerzen, Karies, Zahnverlust, Haarausfall und Graufärbung der Haare deuten auf einen Energiemangel im Nierenmeridian hin. Auf psychischer Ebene zeigt sich dieser in der Tendenz zu zwanghaftem Arbeiten und Überreaktionen sowie der Neigung, sich durch Überarbeitung in einen starken Erschöpfungszustand zu bringen. Phobien, Schreckhaftigkeit, Willensschwäche sind ebenfalls typisch.

Der Nierenmeridian wird unter anderem durch dauerhaften Drogenkonsum, tiefere Erkrankungen, schwere Traumata, langfristig bestehende Angstzustände, Hungerzustände, übermäßigen Zuckerkonsum, Vitaminmangel und eine exzessive Lebensweise in Form von Dauerstress, Schlafmangel, Dauerlärm, ausschweifender Sexualität und einem unregelmäßigen Lebensstil geschwächt.

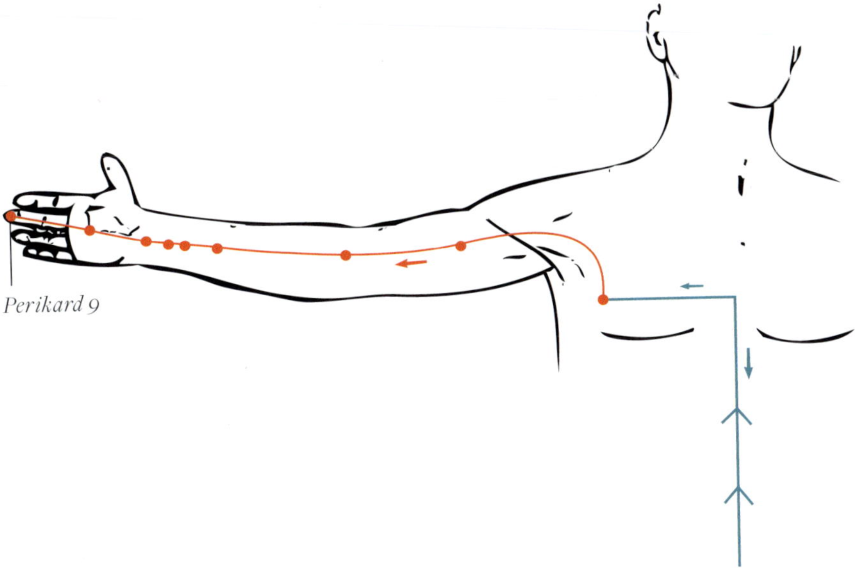

Perikard-/Herzbeutelmeridian (Yin Energie des [kleinen] Feuer-Elements, absolutes Yin/Jueyin)

Der Perikardmeridian hat hauptsächlich die Aufgabe, die Herzenergie vor negativen äußeren und inneren Einflüssen zu schützen und seine Absichten umzusetzen. Die Schutzfunktion tritt besonders bei Lampenfieber, Aufregung und Erregung auf. Ist die Energie des Perikardkreislaufs im Ungleichgewicht, können Kopfschmerzen im Scheitelbereich, Herzklopfen, Schwellungen in den Achselhöhlen, Rötungen im Hals-, Gesicht- und Schulterbereich, Schmerzen im Bereich des Herzens, emotionale oder sexuelle Gefühlskälte oder Überaktivität, Erschöpfungszustände, Kurzatmigkeit, Engegefühl im Brustbereich, Fehlfunktionen des Blutkreislaufs (etwa schwankender Blutdruck) und starke Beeinflussbarkeit auftreten.

Dreifach-Erwärmer-Meridian (Yang Energie des [kleinen] Feuer-Elements, kleines Yang/Shaoyang)

Der Dreifach-Erwärmer lässt sich anatomisch keinem Organ zuordnen. Die Chinesen bezeichnen ihn als ein Organ, das keine Form hat. Er schützt alle anderen Meridiane (beziehungsweise das Innere vor äußeren Einflüssen), wirkt sich auf alle Organe aus und reguliert das Nervensystem und den Flüssigkeitshaushalt. Gemäß traditioneller Überlieferung wird über ihn ein Teil des vorgeburtlichen Yuan Qi auf drei Körperebenen verteilt. Man unterteilt

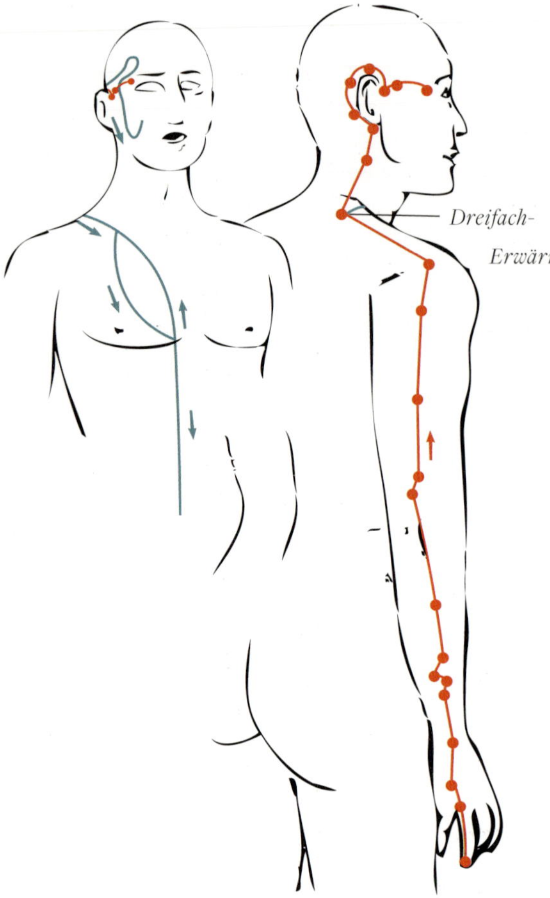

ihn in den oberen Erwärmer im Brustbereich (Herz, Perikard, Lunge), den mittleren Erwärmer im Bauchbereich unterhalb des Zwerchfells (Magen, Milz-Pankreas, Leber, Gallenblase) und den unteren Erwärmer in der Beckenregion (Dünn- und Dickdarm, Blase, Nieren, Sexualorgane, teilweise Leber). Der Dreifach-Erwärmer verbindet die drei Ebenen des Körpers sowie die lebensnotwendigen Funktionen von Atmung, Kreislauf, Verdauung, Ausscheidung und Sexualität und sorgt bei einem Energiegleichgewicht für ein ganzheitliches Gleichgewicht des Menschen und ein harmonisiertes Zusammenspiel seiner Organe.

Ein Energieungleichgewicht im Dreifach-Erwärmer-Meridian kann eine breite Vielfalt an Beschwerden wie seitliche Kopfschmerzen, Störungen im Wärme- oder Hormonhaushalt, Wassereinlagerungen, Krämpfe, Bauch- und Unterleibsbeschwerden, Neigung zu Allergien (vor allem im Hals- und Nasenbereich) und Schwellungen der Lymphknoten, verstärkte Empfindlichkeit von Nasen- und Halsschleimhäuten, Schmerzanfälligkeit, Neigung zu häufigen und langandauernden Erkältungen und Taubheitsgefühl im hinteren Bereich der Armseiten verursachen, im psychischen Bereich auch die Tendenz zu übermäßigem Misstrauen gegenüber Mitmenschen, Anpassungsschwierigkeiten und übertriebener Vorsicht. Hochgezogene und angespannte Schultern können auf einen Energiemangel im mittleren Erwärmer hindeuten. Mit dieser Körperhaltung wird in einem solchen Fall unbewusst versucht, die energetische Leere von Lunge und Herz zu stabilisieren oder eine emotionale und körperliche Schutzhaltung einzunehmen. Bei Frauen tritt ein Energieungleichgewicht in diesem Meridian häufig während der Wechseljahre auf.

Gallenblasenmeridian (Yang Energie des Holz-Elements, kleines Yang/Shaoyang)

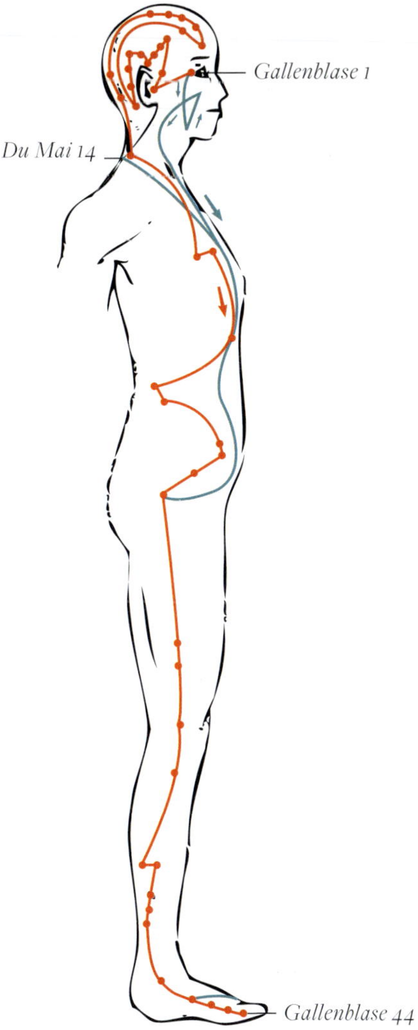

Der Gallenblasenmeridian steht in enger Verbindung zum Lebermeridian. Daher trifft im Allgemeinen alles, was bezüglich des Leberkreislaufs beschrieben wird, auch auf ihn zu. Sie können den Gallenblasenmeridian verstärkt in die Meridianmassage einbauen, wenn Sie körperlich oder geistig angespannt sind, unter Entscheidungsschwäche, Erschöpfungszuständen, unbegründeten Sorgen um Kleinigkeiten, häufigem Seufzen, bitterem Geschmack im Mund, Spannungs- oder seitlichen Kopfschmerzen, Schmerzen in den äußeren Augenwinkeln, Übersäuerung, Neigung zu schneller Gewichtszunahme, erhöhtem Augendruck, Allergien oder trockenen Augen leiden. Weiter ist die Stimulation im oberen Bereich bei einer Neigung zu Erkältungen sinnvoll.

Lebermeridian (Yin Energie des Holz-Elements, absolutes Yin/Jueyin)

Symptome für ein Energieungleichgewicht der Leber bei einem Yang-Überschuss können auf körperlicher Ebene Bluthochdruck, Schwindelgefühle, gerötete Augen, Kopfschmerzen im Scheitelbereich, unregelmäßige oder schmerzhafte Monatsblutungen sein, auf emotionaler Ebene Depression, Ungeduld, Gereiztheit, Ärger oder Zorn beziehungsweise explosionsartiges Freisetzen von Emotionen. Liegt ein Yin-Überschuss vor, können Symptome wie morgendliche Müdigkeit trotz ausreichendem Schlaf und ein niedriger Blutdruck auftreten.

Ist die Leberenergie ausgeglichen, können Pläne und Vorsätze besser getroffen werden. Die Fähigkeit, Verantwortung zu übernehmen, Gelassenheit, Entschlussfreudigkeit, Tatkraft und Kreativität hängen ebenfalls mit einem harmonisierten Lebermeridian zusammen. Letzteres kennen womöglich Künstler, die oftmals die besten Ideen und Inspirationen zwischen 1 und

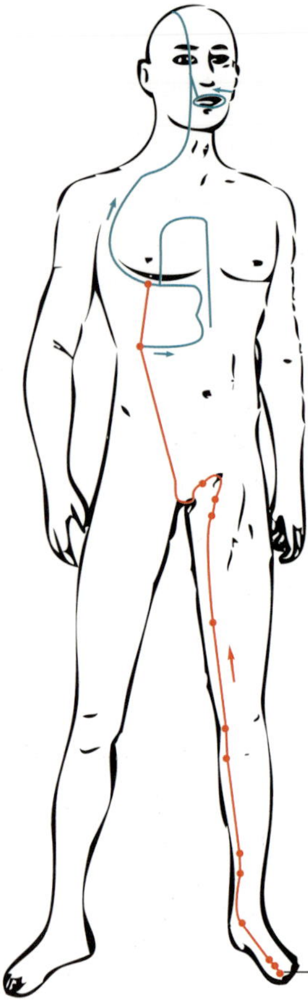

3 Uhr morgens haben, wenn das Qi verstärkt durch den Lebermeridian fließt. Weiter hängen der Zustand der Augen, Haare, Nägel, Sehnen und Muskeln und die Fähigkeit, sich zu entspannen, mit einem ausgeglichenen Lebermeridian zusammen. Bei häufigen Allergien, Augenkrankheiten (etwa geschwächte Sehfähigkeit, Augeninnendruck), Haarausfall, brüchigen Nägeln, Sehnenerkrankungen, schwachen Gelenken, verhärteten Muskeln, Muskelkrämpfen, Schluckbeschwerden, Antriebslosigkeit, Tinnitus, Zysten, Myomen, Reizdarm, Störungen des Gallenflusses, Geschwüren in Zwölffingerdarm, Verspannungen (vor allem Schultern und Körperseiten), steifen Arm- und Fußgelenken, wässrigem Stuhl mit unverdauten Speiseresten, Ruhelosigkeit, Geräuschempfindlichkeit, Gelbtönung der Haut, Glanzlosigkeit der Augen, emotionalem Stress, zu vielem Fernsehen oder Arbeiten vor Computerbildschirmen bietet es sich daher an, bei der Meridianmassage zusätzlich auch den Lebermeridian zu stimulieren. Weiter sollten Sie ihn unterstützen, wenn Sie unter einer anhaltenden Belastung stehen. In solchen Fällen büßt die Leber bis zu 30 Prozent ihrer Leistungsfähigkeit ein.

Acht weitere wichtige Leitbahnen

Neben den zwölf Hauptmeridianen durchziehen den Körper in einer tieferen Ebene unter anderem acht weitere Leitbahnen (Ba Mai), die im Folgenden dargestellt werden. Der Entstehungszeitpunkt der sogenannten acht außerordentlichen Meridiane liegt relativ nah am Empfängniszeitpunkt. Sie unterstützen die Entwicklung der zwölf Hauptmeridiane und andere Aspekte der physischen und energetischen Strukturen des Embryos und dienen nach der Geburt als lebenslange Energiespeicher, die die Hauptmeridiane bei Energiemangel unterstützen können. Dabei verfügen lediglich das Lenkergefäß (Du Mai, Gouverneurgefäß, Gefäß des Herrschers) und das Konzeptionsgefäß (Ren Mai, Dienergefäß, Gefäß des Empfangens) über eigene Energiepunkte. Sie gelten mitunter als die wichtigsten Meridiane, sodass man sie gelegentlich den vorangegangenen zwölf Leitbahnen hinzurechnet und dementsprechend von 14 Hauptmeridianen spricht. Die übrigen sechs Meridiane kreuzen andere Leitbahnen und fließen zu einem Teil auch in ihnen. Trotz der Verbindung zu den zwölf Hauptmeridianen werden die acht außerordentlichen Meridiane gemäß alter Überlieferung als ein eigenständiges System betrachtet, die den physischen Körper nach dem Prinzip der acht Trigramme in acht Richtungen unterteilen.

Ren-Mai-Meridian

Der Ren-Mai-Meridian verläuft über 24 Energiepunkte in der Mittellinie des vorderen Körpers vom Damm-Punkt bis zur Unterkiefermitte und wird vom Herzen beherrscht. In ihm zirkuliert die Yin-Energie für den gesamten Körper. Seine Offenheit geht mit der Offenheit des Menschen gegenüber äußeren Einflüssen einher. Eng gekoppelt ist er mit dem Du-Mai-Meridian, der über die meiste Yang-Energie im Körper verfügt. Sie sind über Verbindungsgefäße miteinander gekoppelt und gleichen die Yin- und Yang- Kräfte des Körpers aus. Ungleichgewichte können zu Leistenbrüchen und Unterleibsbeschwerden führen.

Du-Mai-Meridian

Der Du Mai verläuft an 28 Energiepunkten an der Mittellinie des Rückens vom Dammpunkt bis zur Mitte des Gaumens auf der Körpervorderseite. Man sagt, er wird von der Wirbelsäule beherrscht, die ihrerseits eng mit den Nieren verbunden ist. Er wirkt sich stark auf die psychische Energie des Menschen aus und zeigt sein Energieungleichgewicht oftmals in einem steifen Nacken- und Rückenbereich oder Skoliose.

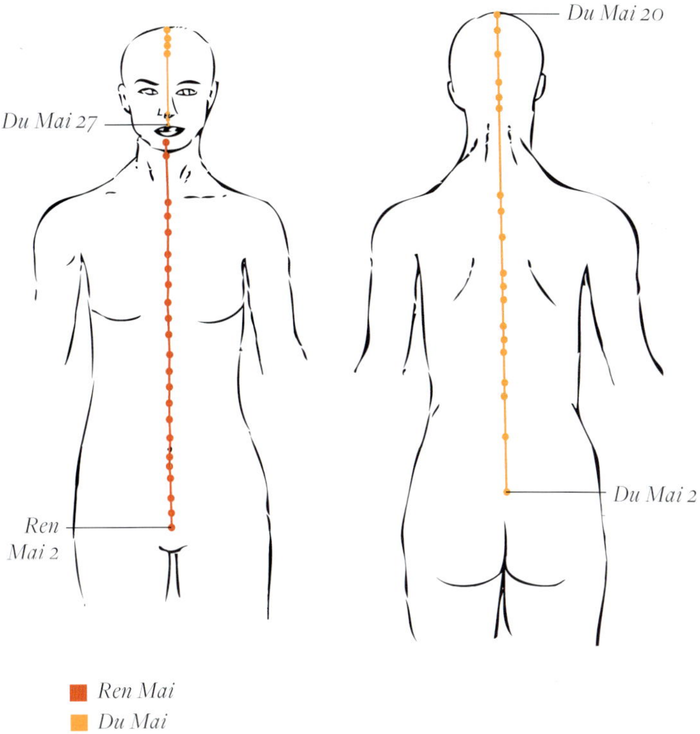

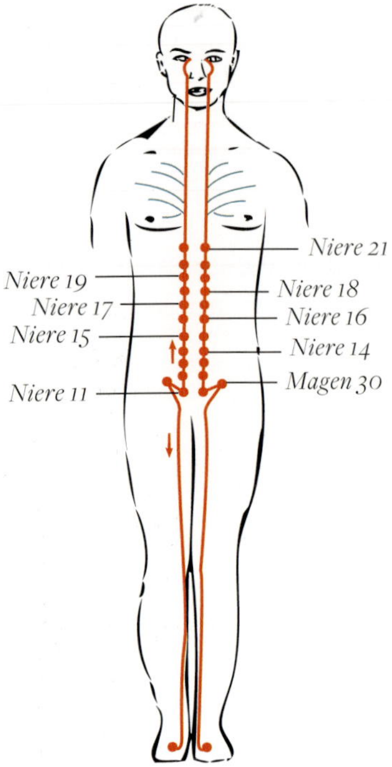

Durchdringungsgefäß

Das doppelt laufende Durchdringungsgefäß (Chong Mai, Weg des gelben Hofes) verläuft teilweise entlang des Nierenmeridians und unterstützt dadurch die Aktivierung, Speicherung und Zirkulation des vorgeburtlichen Yuan Qi. Es stellt eine wichtige Verbindungslinie zwischen dem Baihui- und Damm-Punkt her und ist mit Ren Mai und Du Mai die erste Leitbahn, die im Embryo gebildet wird. Alle weiteren außerordentlichen Gefäße dienen dazu, diese drei Leitbahnen in ihrer Funktion zu unterstützen, wobei der Dai Mai hiervon unabhängig betrachtet wird. Es ist der tiefste Meridian mit einem Ausgangspunkt in den Nieren und wird bei den Qigong-Übungen in der Regel als letzter stimuliert. Eine Wichtigkeit wird ihm im Bezug auf die Geschlechtshormone zugeschrieben.

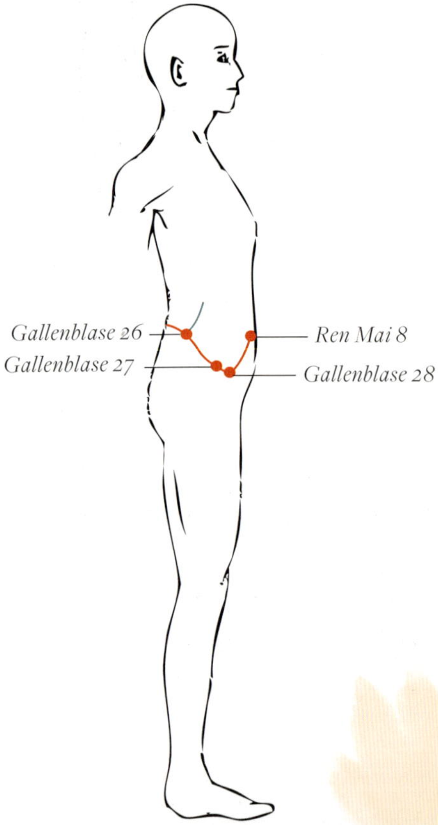

Gürtelgefäß

Die Bezeichnung Gürtelgefäß erhielt der Dai-Mai-Meridian, weil er wie ein Gürtel um die Hüften verläuft. Es ist der einzige Meridian, der waagerecht verläuft und somit eine den anderen Leitbahnen entgegengesetzte Fließrichtung hat. Acht senkrecht verlaufende Leitbahnen werden von ihm gekreuzt, wodurch deren Energieströme miteinander verbunden werden. In einigen Schriften wird darauf hingewiesen, dass mithilfe des Gürtelgefäßes das Qi der oberen und unteren Körperhälfte ausgeglichen werden kann. Die taoistische Lehre ergänzt seine Verbindung zur menschlichen Psyche. Besondere Wichtigkeit erfährt der Dai Mai bei den Grundübungen des natürlichen Gehens (ab Seite 122).

Yang-Qiao-Mai-Meridian

Der Yang Qiao Mai kreuzt, wie der Name schon sagt, einige Yang-Leitbahnen des Körpers und wandelt Yang- in Yin-Energien um. Wenn in über der Hälfte des Körpers eine Yang-Fülle und Yin-Mangel vorliegt, ist der freie Qi-Fluss in diesem Meridian in irgendeiner Weise behindert.

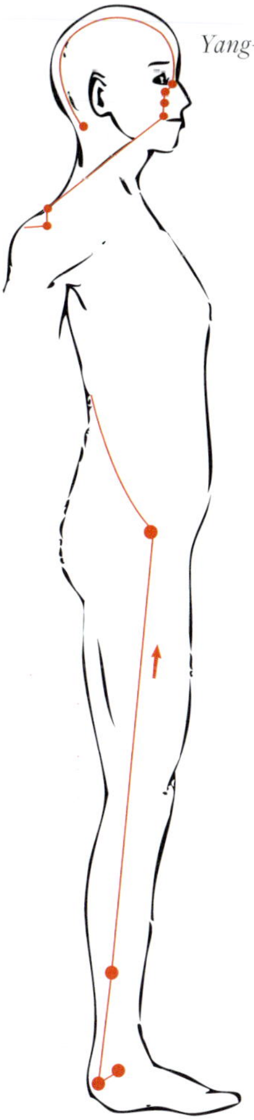

Yang-Qiao-Mai-Meridian

Yin-Qiao-Mai-Meridian

Der Yin Qiao Mai wandelt Yin- in Yang-Energien um und ist jeweils im Fuß- und Augenbereich mit dem Yang Qiao Mai verbunden. Zusammen mit dem Yang Qiao Mai sorgt dieser Meridian für einen harmonischen Schlaf- und Wachrhythmus.

Yang-Qiao-Mai und Yin-Qiao-Mai beeinflussen die Gehirntätigkeit enorm und führen bei einer Kräftigung zu einer gesteigerten Aufmerksamkeit, was für Übende interessant ist, die sich über den Gesundheitsaspekt hinaus für Guolin Qigong interessieren.

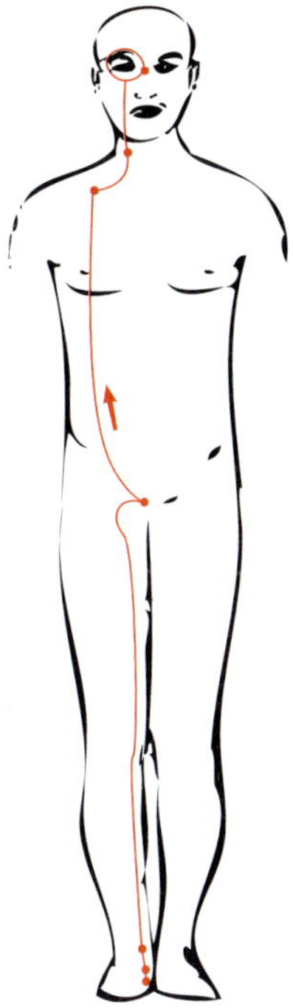

Yin-Qiao-Mai-Meridian

Yang Wei Mai und Yin Wei Mai

Yang Wei Mai (»Yang-Verbindungsgefäß«) sorgt dafür, dass die Yang-Energie des Körpers nicht verloren geht (etwa bei Magengeschwüren oder exzessiven Monatsblutungen). Yin Wei Mai (»Yin-Verbindungsgefäß«) ist für die Yin-Energie zuständig (etwa bei Mangelernährung). Ein Energiemangel kann sich in Schluckauf oder Schmerzen im Herzbereich äußern.

Die taoistische Lehre ergänzt zu den acht außerordentlichen Meridianen die Leitbahn Zhong Mai, die ich persönlich für ebenso wichtig erachte. Sie kann als senkrechte Verbindungsleitbahn zwischen den drei inneren Energien (siehe ab Seite 30) gesehen werden.

Wichtige Energiezentren im Guolin Qigong

Unser Körper verfügt über mehrere Energiezentren, Dantians genannt, deren Lage sich je nach Qigong-Art unterscheidet. In den meisten Qigong-Formen befindet sich der Sitz des mittleren Dantians in der Brustmitte und der des unteren Dantians im Unterbauch. Im Guolin Qigong liegt das obere Dantian zwischen den Augenbrauen, das mittlere im Unterbauch und das untere zwischen Genitalbereich und After.

Was bedeutet »Dantian«?

Der Begriff »Dantian« setzt sich aus zwei Teilen zusammen: Dan und Tian. »Dan« bedeutet übersetzt »Medizin in Pillen- oder Pulverform«. In der taoistischen Alchemie wird Dan auf Qigong bezogen oftmals auch als Pille der Unsterblichkeit oder Elixier bezeichnet. »Tian« bedeutet so viel wie »Feld« oder »Boden«. Ein Dantian ist somit ein energetisches Zentrum im Körper, an dem die Pillen der Unsterblichkeit und die eigene Medizin wachsen, transformiert und gesammelt werden.

Oberes Dantian

In das obere Dantian fließt die Kraft der Halle des Lichts (drittes Auge) und des Jadekissens (siehe Seite 55) ein. Als oberstes Energiezentrum steht es unter anderem für mentale Funktionen, die Steuerung der inneren Organe sowie Hormondrüsen und ist mit der Hirnanhangdrüse verbunden. Das Qi, das in verschiedenen Schwingungsfrequenzen im Körper vorhanden ist, zeigt sich in diesem Bereich in seiner feinsten Frequenz. Oftmals wird diese Stelle auch als Sitz des Shen, einem der »drei inneren Schätze« (siehe Seite 30 f.), hervorgehoben. Ist dieser Bereich aktiviert, können visuelle Wahrnehmungen gefördert und Energien wie beispielsweise Qi-Felder wahrgenommen werden. Darüber hinaus steigt die Konzentrationsfähigkeit und die Sensibilität der Sinne.

Andere Bezeichnungen für das obere Dantian sind: Shang Dantian, Yintang, Tian Mu, Ajna und Drittes Auge.

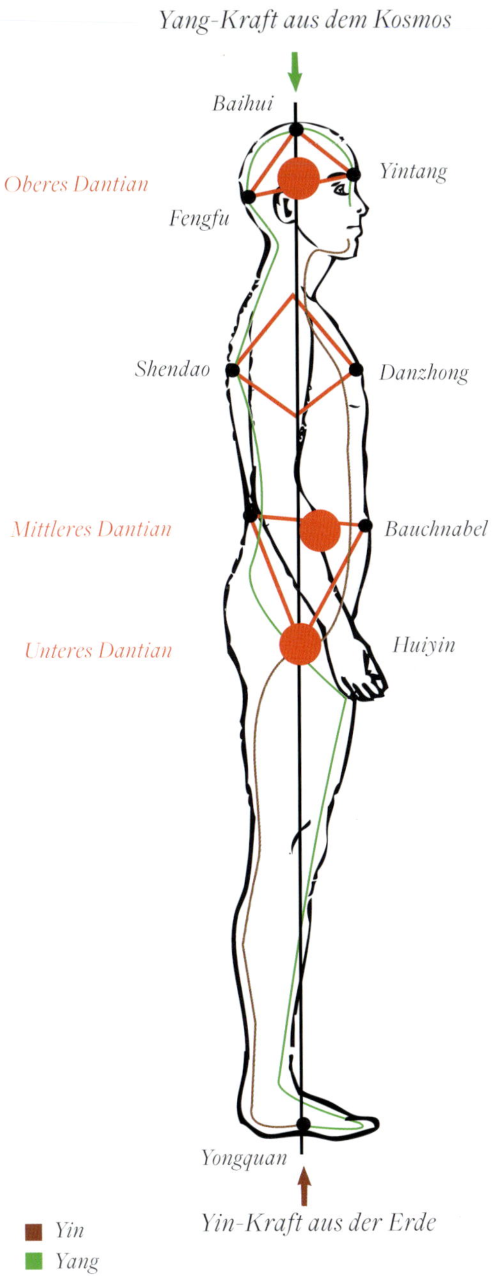

Mittleres Dantian (Element Wasser)

Das mittlere Dantian, das, wie man in China sagt, etwa die Größe einer Zwiebel hat, befindet sich zwei Cun (Cun ist eine Maßeinheit, die der eigenen Daumenbreite entspricht) unter dem Bauchnabel (Akupunkturpunkt Ren Mai 6) und etwa sechs Zentimeter im Körperinneren. Oft wird die Lage auch als drei Zehntel von der Körpervorderseite und sieben Zehntel vom Rücken aus beschrieben.
Sammelt man in diesem Bereich Energie an, kann sie von hier aus zu denjenigen Körperstellen fließen, denen es an Energie mangelt, und dem Körper zugleich dabei behilflich sein, negative Energie abzuwehren oder abzuleiten. Es heißt darüber hinaus, eine Vermehrung des Qi im mittleren Dantian führe zu einer Stärkung und besseren Biegsamkeit der Knochen. Denn der Nierenkreislauf, der mit den Knochen in Verbindung steht, wird positiv beeinflusst, sobald an dieser Stelle vermehrt Qi gespeichert wird.
Ziel sollte sein, im mittleren Dantian reichlich von den drei inneren Energien Jing, Qi und Shen zu sammeln, damit sie sich hier vermischen und verfeinern können. Dies ist der grundlegende alchemistische Prozess, der bei allen Energiearbeiten stattfindet.
Das mittlere Dantian ist der körperliche und energetische Schwerpunkt, an dem verbrauchtes, verunreinigtes oder aufgeschrecktes Qi neutralisiert werden kann. In diesem Bereich befinden sich die Wurzeln des individuellen Lebensbaums, weshalb man auf einen nährstoffreichen, gesunden Boden achten sollte. Die wörtliche Übersetzung »eigene Wohnstätte« des Sanskritwortes »Svadhishthana« drückt dies deutlich aus. Geschützt ist das Energiezentrum unter anderem durch die Hüftknochen. Das verdeutlicht, weshalb man stets auf das Entspannen der Hüften achten sollte. Die Hüften sind nicht nur Dreh- und Angelpunkt des Körpers, obwohl gerade aufgrund ihres Bezugs zum mittleren Dantian die Kraft für

Energie sammeln

Um möglichst viel Energie im mittleren Dantian zu sammeln, konzentrieren Sie sich bei der Nachübung (siehe ab Seite 120) stets auf dieses Energiezentrum. Lassen Sie Ihren Geist absinken und mobilisieren Sie dadurch Qi, wenn sich die Energien verbinden. Auch japanische Kampfsportarten (wie Judo, Karate und Aikido) entfalten ihre Dynamik und Wirkkraft durch die Konzentration und Entwicklung dieses Energiezentrums.

Bewegungen im Idealfall von diesem Bereich eingeleitet wird. Das Qi in dem Energiezentrum kann sich stärker und wesentlich leichter ausbreiten, wenn die Muskeln und Sehnen der Hüfte entspannt sind.
Weitere Bezeichnungen für das mittlere Dantian sind: Zhong Dantian, Qihai, Unteres Feld des Elixiers, Meer des Atems, Raum der wahren Lebenskraft, Raum des ewigen Lebens, Meer des Qi, Meer der Energie, Hara (japanisch) und Svadhishthana (indisch).

Unteres Dantian (Element Erde)

Das untere Dantian, das sich im Körperinneren auf Höhe der Dammmitte zwischen dem Geschlechtsorgan und dem After befindet, ist eine wichtige Verbindungsstelle der drei Meridiane Chong Mai, Ren Mai und Du Mai. Man sagt, dieses Energiezentrum sei entscheidend für die Bildung einer physischen und psychischen Grundlage im Leben und steuere grundlegende Bedürfnisse.
In Indien weist man diesem Energiezentrum das Element Erde zu, welches die niedrigste Schwingungsaktivität hat und dadurch am nächsten zum Grobstofflichen ist. Darauf deutet schon das Sanskritwort »Muladhara« hin, das wörtlich mit »Grundlage« übersetzt wird. Auch die Traditionelle Chinesische Medizin besagt, dass dieser Körperbereich eine starke Verbindung zum ursprünglichen Yin (Kun im I Ging), zur Erdenergie, habe.
Weitere Bezeichnungen für den unteren Dantian sind: Xia Dantian, Damm-Punkt, Huiyin, Yinvereinigung, Erdentor, Tor zu Leben und Tod, Wurzelchakra, Basischakra, Muladhara, Akupunkturpunkt Ren Mai 1.

Wichtige Energiepunkte

Neben den Meridianen und Energiezentren gibt es verschiedene einzelne Energiepunkte im Körper. Im Folgenden sind diese Energiepunkte in alphabetischer Reihenfolge aufgeführt.

Baihui

Dieser Energiepunkt steht in einem engen Zusammenhang mit der Wirbelsäule, der sogenannten Säule des Himmels. Er liegt an jener kleinen Vertiefung am obersten Punkt des Kopfes, wo die Haut weicher und nachgiebiger ist als an den übrigen Kopfstellen. Hier befindet sich die Schnittstelle zweier imaginärer Linien: Die eine verläuft quer über den Schädel und verbindet beide Ohren miteinander, die andere verläuft von vorn nach hinten mittig über den Schädel.

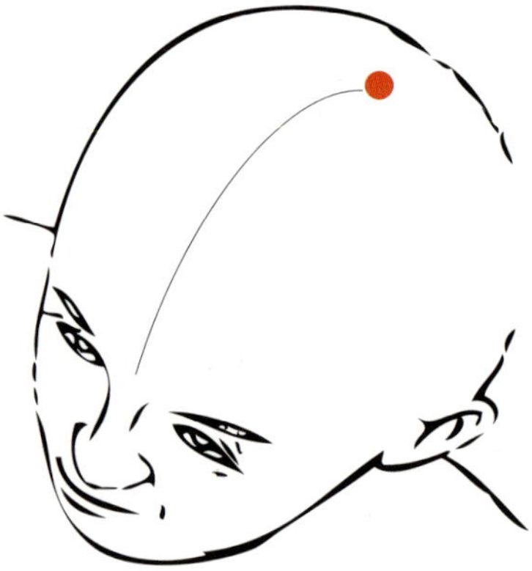

Der Baihui, an dem der Mensch laut alten Schriften zwischen Himmel und Erde aufgespannt ist, ist derjenige Energiepunkt des Körpers, der am stärksten Yang-Energie aufnehmen kann. Zu ihm wird in vielen Energiearbeiten das Qi gelenkt.

Weitere Bezeichnungen des Baihui sind: Niwan, Scheitelpunkt, Tor der hundert Yang-Energien, Tor der hundert Begegnungen, Zusammenkunft aller Leitbahnen, Sahasrara und Akupunkturpunkt Du Mai 20.

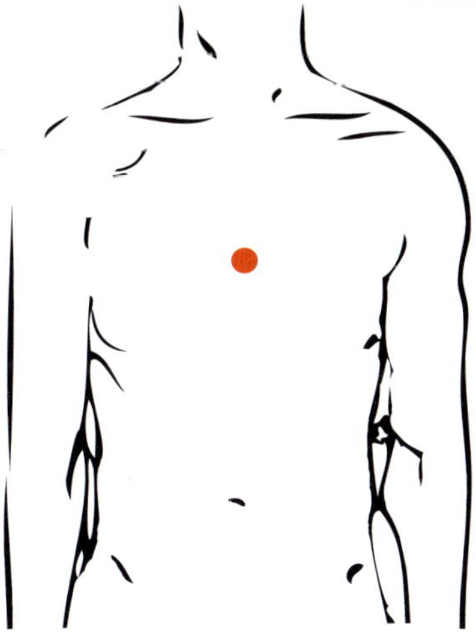

Danzhong

In vielen anderen Qigong-Arten und im Taiji wird dieser Energiepunkt als das mittlere Dantian bezeichnet und ist vielmehr ein Energiebereich als ein Energiepunkt. In ihn fließen die Herzenergie und die Energie des mittleren Tores (Wirbelsäule). Die taoistische Lehre besagt, dass sich hier die vom mittleren Dantian nach oben steigenden Energien zu reinem Qi verfeinern. Steigt Qi noch weiter zum oberen Dantian auf, verfeinert es sich in reinen Geist und wird damit in die große Leere (Tai Hsü) zurückgeführt. Man sagt, eine Vermehrung des Qi in diesem Bereich wirke sich zusätzlich auf die Muskeln und Sehnen aus. Es steht in einem engen Zusammenhang zur Bauchspeicheldrüse und dadurch wiederum zu dem Organpaar Magen/Milz. Weiter kontrolliert dieser Punkt die Aura, in der sich Körper- und Gefühlszustände zeigen. Er unterstützt das Finden des inneren Gleichgewichts und wird bei Störungen im oberen Dreifach-Erwärmer behandelt. Er findet häufig Verwendung, wenn rebellierendes Qi gesenkt oder das Leber-Qi aktiviert werden soll.

Weitere Bezeichnungen des Danzhong sind: Yuanjian, Shanzhong, Sonnenzentrum, mittleres Feld des Elixiers, der gelbe Kaiserhof, Mitte der Erde, wahre Mitte, Manipura, Brustmitte und Akupunkturpunkt Ren Mai 17.

Jadekissen

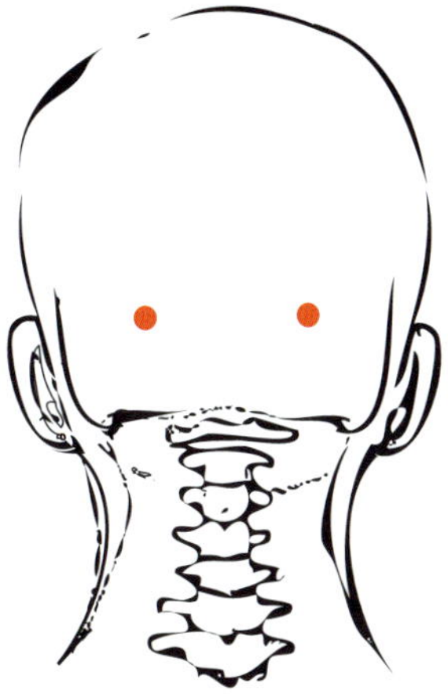

Das Jadekissen liegt gegenüber des dritten Auges am oberen Rand der Nackengrube und hat einen starken Einfluss auf die Atmung und den Herzschlag. In neueren Schriften wird der Punkt oftmals als »Palast des Windes« (Fengfu, Akupunkturpunkt Du 16) bezeichnet. Weitere Bezeichnungen sind: Yuzhen, Fengfu, Palast des Windes, Akupunkturpunkt Blase 9.

Gallenblase 30

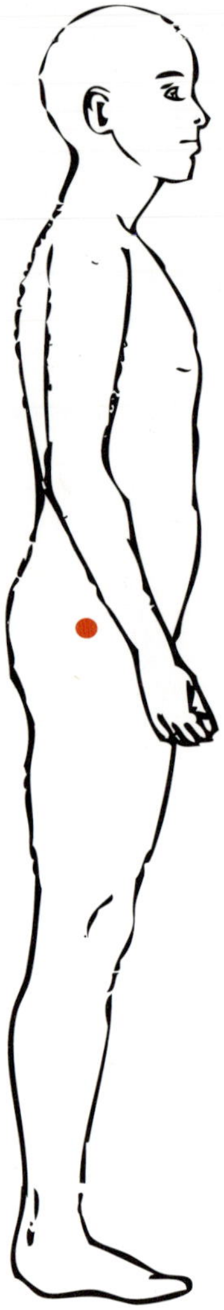

Dieser Punkt befindet sich auf einem Drittel der Strecke zwischen Steißbeinende und Trochanter, etwa dort, wo sich beim Durchstrecken der Beine ein Grübchen bildet. In der Akupunktur wird dieser Energiepunkt oftmals auch bei Lähmungen der Beine sowie bei Bein- und Kreuzschmerzen eingesetzt. Er kann sich regulierend auf die Lebensenergie auswirken und »Wind« und »Feuchtigkeit« im Körper klären.

Weitere Bezeichnungen für ihn sind: Huantiao und Springende Achse.

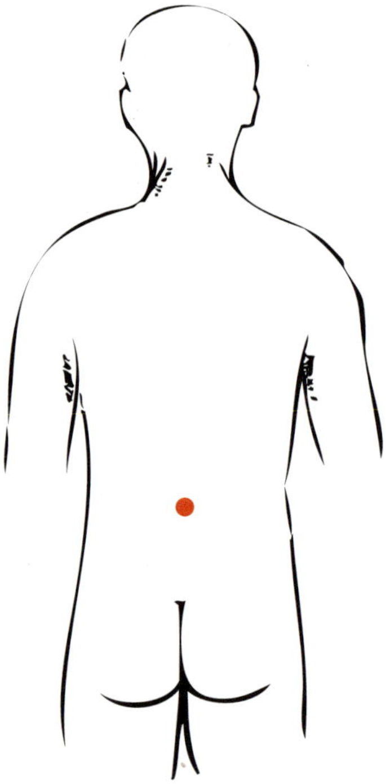

Mingmen

Jede Übung, die verstärkt mit diesem Energiepunkt arbeitet, trägt zur Kräftigung und Harmonisierung der Nieren bei und regt dadurch den Qi-Kreislauf im gesamten Körper an. Mingmen liegt in Taillenhöhe zwischen dem zweiten und dritten Lendenwirbel. Als Sitz des vorgeburtlichen Yuan Qi, welches von hier aus über den Dreifach-Erwärmer- und den Chong Mai-Meridian im Körper zirkuliert, und der inneren Energie Jing ist dieser Punkt für Energiearbeiten von großer Bedeutung. Er steht für die Yang-Energie der Nieren und man sagt ihm nach, dass er den Magen wärmt.

Weitere Bezeichnungen für den Mingmen sind: Shulei, Hou Dantian, Pforte des Lichts, Lebenspforte, hinteres Dantian, Tor des Lebens, Akupunkturpunkt Du Mai 4.

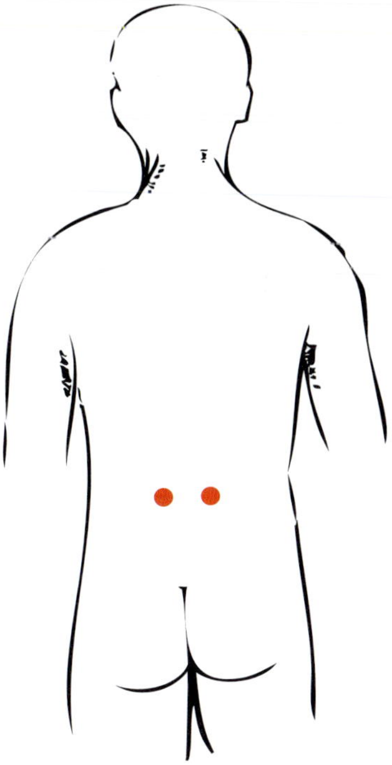

Shenshu

In der Akupunktur wird dieser Punkt oftmals bei Kreuzschmerzen, Potenz- oder Zyklusstörungen und einem Energiemangel des Nierenmeridians eingesetzt. Er befindet sich etwa zwei Cun (zwei Daumen breit) neben dem Mingmen auf dem Gürtelmeridian.
Weitere Bezeichnungen: Akupunkturpunkt Blase 23.

Laogong

Die Laogong-Punkte befinden sich in der Mitte der Handflächen und sind eine wichtige Verbindungsstelle, durch die Qi mitunter am leichtesten aufgenommen und ausgesendet werden kann (zu Heilzwecken oder zur Verteidigung). Sie zählen zusammen mit Baihui und den Yongquan-Punkten zu den fünf wichtigsten Energiepunkten des Körpers. Hier befindet sich der Austrittspunkt des Perikard-Meridians, von dem aus die Energie in den Dreifach-Erwärmer fließt.
Weitere Bezeichnungen für den Laogong sind: Palast der Arbeit, Menschenpforte und Akupunkturpunkt Perikard 8.

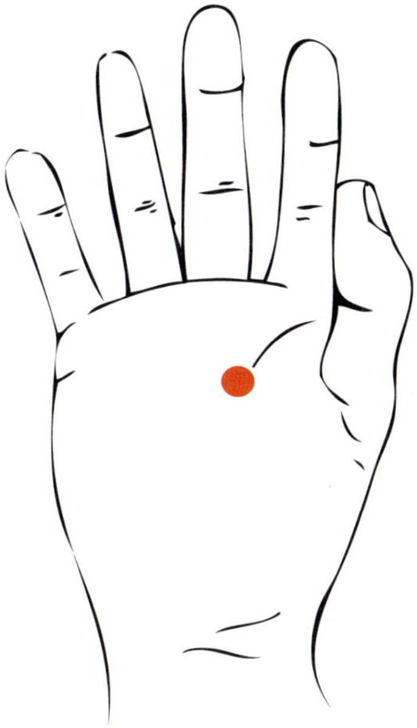

Yamen

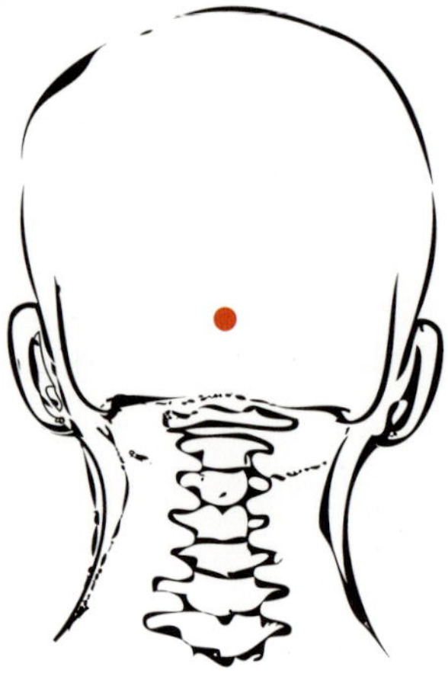

Dieser Punkt liegt auf einer gedachten Mittellinie im Nackenbereich in der Vertiefung zwischen erstem und zweitem Halswirbel. Er wird oftmals bei Kopfschmerzen und Heiserkeit behandelt. Weitere Bezeichnungen: Tor der Stummheit, Akupunkturpunkt Du Mai 15.

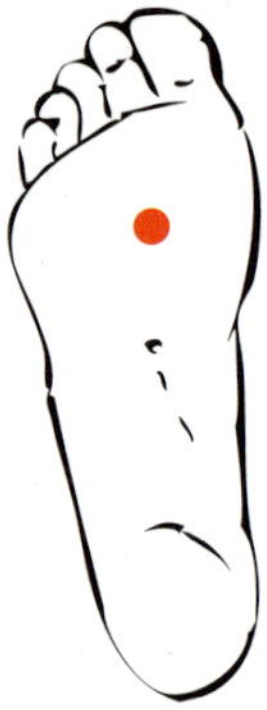

Yongquan

Die Yongquan-Punkte liegen jeweils auf der Mittellinie der Fußsohlen zwischen Großzeh- und Kleinzehballen. Sie spielen eine wichtige Rolle bei der Öffnung des großen Kreislaufs im stillen Qigong und werden durch Gewichtsverlagerungen, das Wurzeln und das Sinken angeregt und entwickelt. Verstärkte Anwendung erfahren sie zur Beruhigung oder Stärkung der Nierenenergie. Bei Migräne, Bluthochdruck oder Schlafstörungen werden diese Punkte ebenfalls behandelt. Weil durch sie Energie aus der Erde aufgenommen werden kann und im Körper nach oben »sprudelt«, nennt man diese Energiepunkte auch »sprudelnde Quelle«.
Weitere Bezeichnungen sind: Rauschender Brunnen und Akupunkturpunkt Niere 1.

»Für gewöhnlich betrachten wir nur die feste Materie, weil wir sie sehen und anfassen können. Viel wichtiger ist jedoch die allgegenwärtige Energie, die in ihr wirkt, sie zusammenhält, belebt, dynamisch beeinflusst und verändert.«

BERNADETT GERA

Tianchi

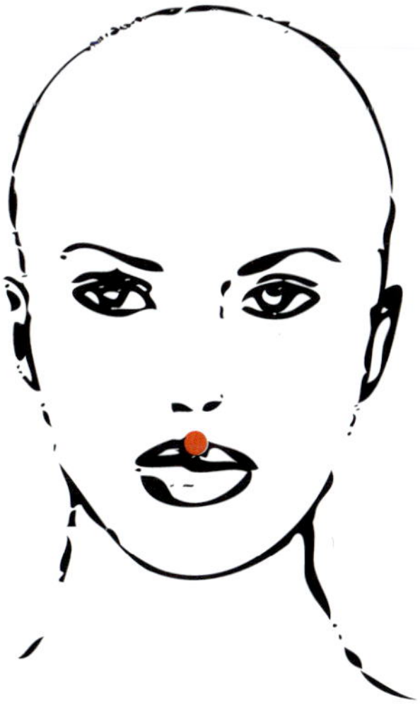

Der Mundraum ist ein wichtiger Bereich des Körpers, in dem kontinuierlich Energien umgewandelt und gebildet werden. Zum Herzen (Feuer) entsteht eine Verbindung über die Zunge, zur Milz (Erde) und dem Magen (Erde) über Lippen und Gaumen und zu den Nieren über die Zähne, wobei jeder Zahn wiederum mit einem jeweils anderen Organkreislauf in Verbindung steht. Weiter liegt in diesem Bereich auch die Körperstelle, über die man die zwei wichtigen Meridiane Ren Mai und Du Mai verbinden kann. Taoisten bezeichnen diese Stelle oftmals als Tianchi (Himmelssee). Ren Mai endet an dem Energiepunkt Chengjiang (Akupunkturpunkt Ren 24), Du Mai an Renzhong (Akupunkturpunkt Du 26) – an der Haut, von wo aus er ins Zahnfleisch weitergeht (Akupunkturpunkte Duiduan, Du 27 und Yinjiao, Du 28). Man sagt, das Wasser des unteren Dantians (Yin) könne sich mit dem Feuer des oberen Dantians (Yang) verbinden, wenn man die Zungenspitze hinter die oberen Schneidezähne an den Gaumen legt, eine Zungenhaltung, die man bei gesunden Säuglingen und Kleinkindern vorfindet. Taoistische Gelehrte meinen sogar, dass es ohne diese Zungenstellung für das Qi unmöglich wäre, ins mittlere Dantian zu sinken. Sie wird auch in traditionellen Meditationsübungen angewandt, um einen äußerst wichtigen Energiekreislauf im Körper zu schließen. Sind durch die Zungenhaltung Ren Mai und Du Mai verbunden, führt dies zugleich dazu, dass auch die übrigen Meridiane, die sich unter anderem der Energie dieser beiden Leitbahnen bedienen, verbunden sind. Somit ist die größtmögliche Anzahl an wichtigen Energiepunkten miteinander gekoppelt. Daher legt man die Zunge beim Einatmen, wenn Qi von außen in den Körper geführt wird, hinter die oberen Schneidezähne (was ungefähr dem Akupunkturpunkt Chengjiang, Ren 24 entspricht). Lässt man sie beim Ausatmen sinken oder führt sie hinter die unteren Schneidezähne, wird der Kreislauf schlagartig unterbrochen. Jetzt kann das negative, an auszuscheidende Produkte gebundene Qi den Körper besser verlassen. Stellen Sie sich zum Vergleich eine gespannte Schnur vor, die schlagartig und ohne Vorwarnung losgelassen wird. Mit der dabei entstehenden Kraft wird bildlich gesehen das negative Qi bei der Ausatmung aus dem Körper »geschleudert«.

Grundlagen des Übens

Unabhängig davon, welches Ziel man beim Üben verfolgt: Ein paar Dinge sind für alle Guolin-Qigong-Übungen gleichermaßen von Bedeutung, wie das richtige Atmen oder die Handhaltung. Dasselbe trifft auf die Hinweise zur Übungspraxis zu.

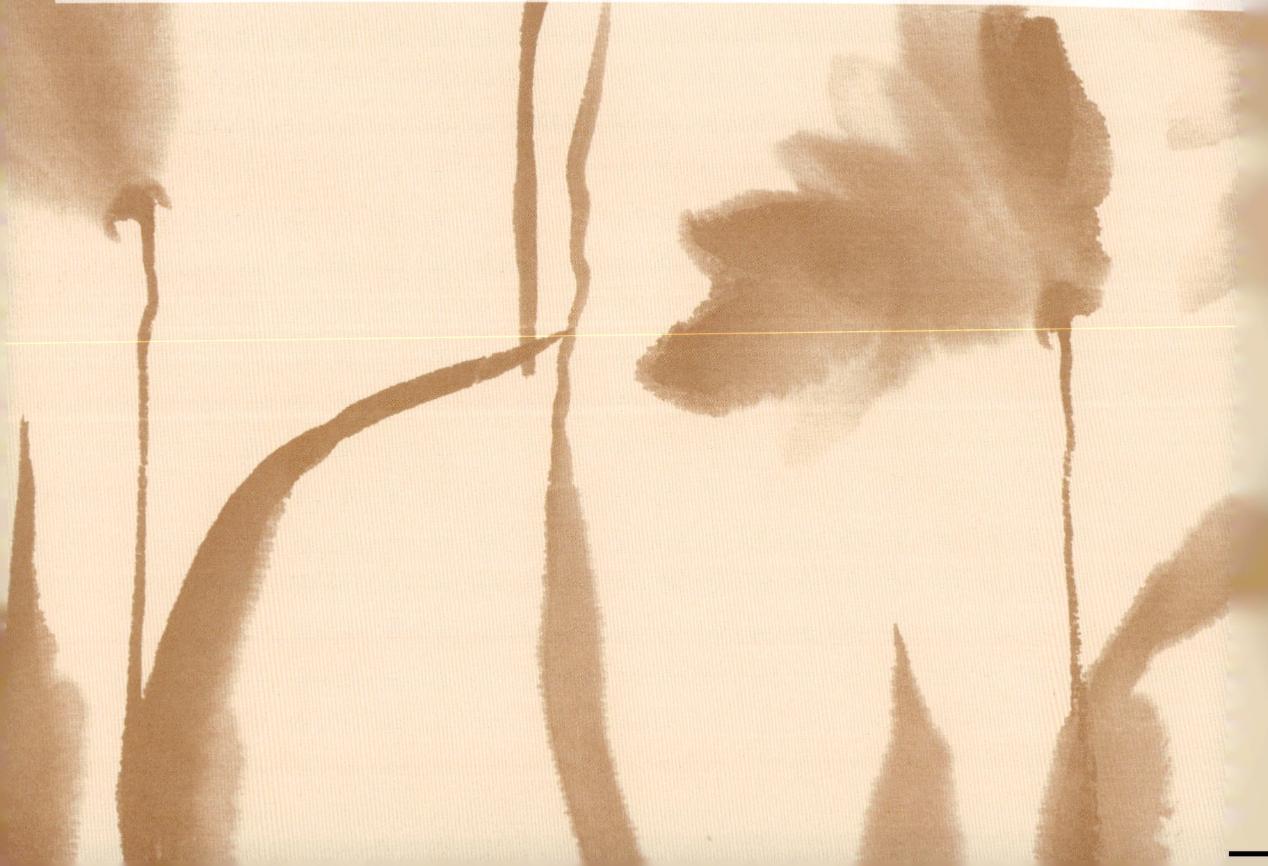

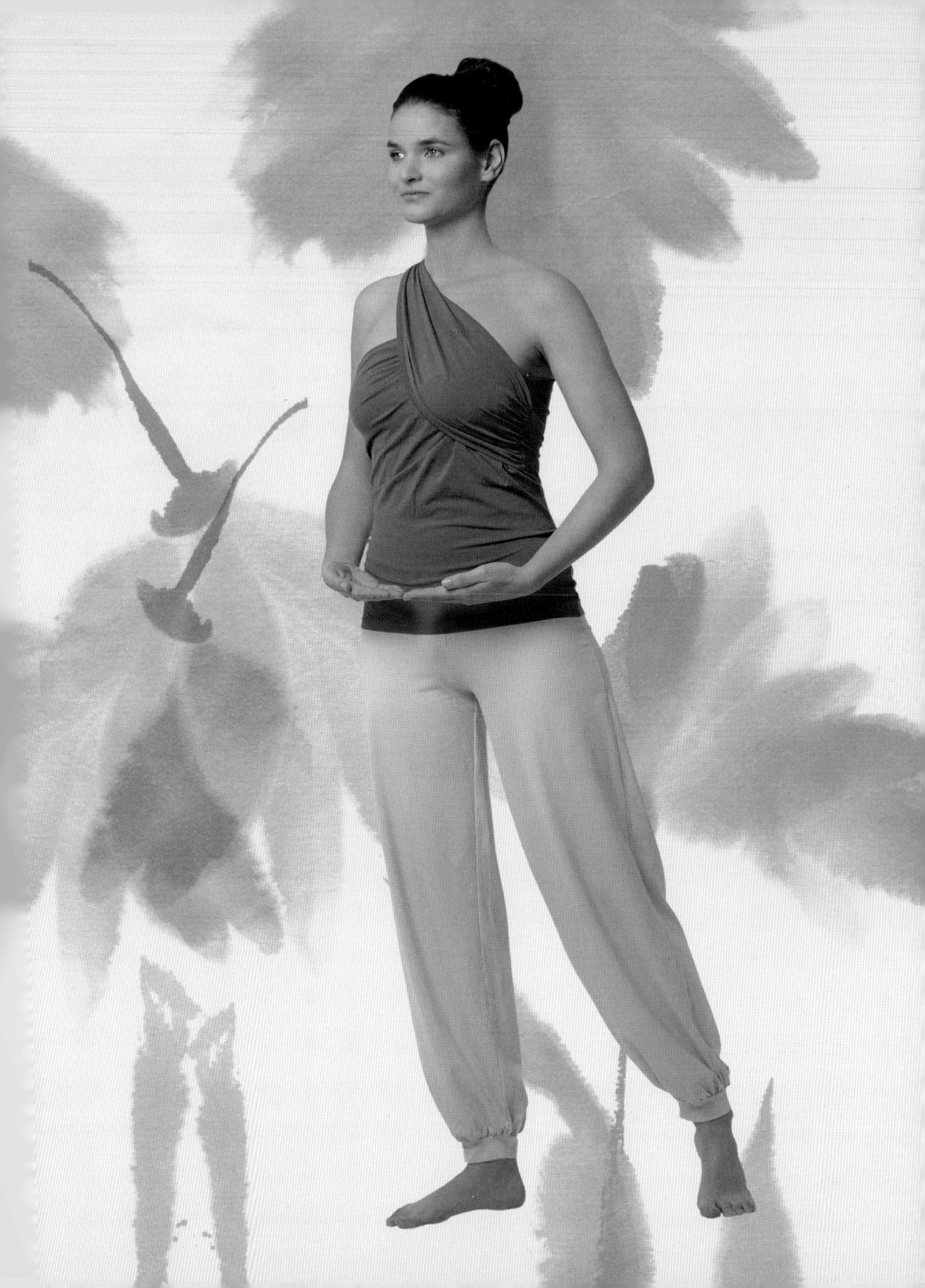

Die Atmung

Einige der heutigen Zivilisationskrankheiten haben ihren Ursprung nachweislich in einer falschen Atmung. Das Zwerchfell, der größte Muskel im menschlichen Körper, wird bei falscher Atmung nämlich nicht ausreichend entspannt und gespannt. Wenn wir zum Beispiel bei Stress, Zeitdruck und Ärger nicht genügend ein- oder ausatmen, kommt das vegetative Nervensystem schnell aus dem Gleichgewicht.

Die Atmung kann wie ein Motor auf den Qi-Kreislauf wirken und ist daher für das Praktizieren von Qigong-Übungen sehr wichtig. Durch richtiges Atmen können Sie starke Energien freisetzen, ein Energiegleichgewicht im Körper schaffen sowie Energiezentren und -tore reinigen und stärken. Beim Einatmen wird dabei der Sympathikus stimuliert, beim Ausatmen der Parasympathikus. Dieses Verbinden des bewussten und unbewussten Nervensystems über die Atmung machen sich alle Entspannungs- und Meditationstechniken zunutze.

Während man normalerweise im Durchschnitt 16-mal pro Minute atmet, reduziert sich dies bei den Qigong-Übungen auf etwa fünf Atemzüge. Und mit der Zeit stellt sich auch im Alltag eine solche tiefe Atmung ein. Der Reinigungsprozess Ihres Lymphsystems kann durch bewusstes Atmen um das Zehnfache beschleunigt werden. Fokussieren Sie sich jedoch nicht zu sehr auf die Atmung. In der Regel stellt sich die tiefe Bauchatmung mehr und mehr von selbst ein. Wird sie zu sehr willentlich forciert, kann sich leicht negatives Qi anreichern und Blockaden im Körper entstehen lassen. Zudem können Sie bei den Übungen leicht den harmonischen Bewegungsrhythmus verlieren, wenn Sie versuchen, den Atem bewusst so zu steuern, dass er mit den Bewegungen zusammenpasst. Es ist daher nicht ratsam, derart gezielt auf ihn einzuwirken. Im Guolin Qigong werden drei Atmungsarten verwendet:

- die natürliche Atmung (siehe ab Seite 63), die auch außerhalb der Übungen verwendet werden sollte

- die Windatmung (siehe ab Seite 68)
- die Qi-Atmung (siehe ab Seite 65)

Achten Sie bei allen Atemarten darauf, hauptsächlich durch die Nase einzuatmen. Denn dabei wird die Luft gereinigt, erwärmt und befeuchtet und so dem Körper am wirkungsvollsten zugeführt. Die Reinigung der Atemluft wird durch eine Vielzahl an Zellen weißer Blutkörperchen bewirkt, die sich in der Nasenschleimhaut befinden. Die Blutgefäße der Nase und die Schleimhäute erwärmen mit der Restwärme des vorherigen Atemzugs die Luft, bevor sie in die empfindliche Luftröhre und die Lungen gelangt. Die Nebenhöhlen und Tränenkanäle sorgen schließlich für die ausreichende Befeuchtung.

Natürliche Atmung (Ziran Hu Xi, Shun Hu Xi)

Der Atem hat ein unglaublich hohes Heilpotenzial und ist dabei so einfach, dass man ihn oftmals übersieht. Hinzu kommt, dass im Laufe der Jahre viele von uns verlernt haben, richtig zu atmen. Sie atmen nicht tief in den Bauch, sondern flach und in die Brust. Bei dieser Brustatmung wird das Zwerchfell kaum bewegt und so die Lungenkapazität nicht ausgenutzt. Eine mögliche Folge davon ist die Verunreinigung des Blutes, was wiederum das Entstehen vieler Krankheiten begünstigen kann. Muskeln und lebenswichtige Organe können nicht mit lebenswichtigen Nährstoffen versorgt werden, da unter anderem die Fähigkeit des Hämoglobins, Sauerstoff abzugeben, stark gemindert wird. Neben der negativen Auswirkung auf die körpereigenen Stoffwechselvorgänge wird auch das Herz belastet. Denn nur bei der Bauchatmung entsteht ein Druckgefälle, welches das Hochziehen des Blutes unterstützt. Die Bauchatmung dagegen wirkt Herz- und Kreislaufbeschwerden sowie Venenkrankheiten entgegen. Zugleich wirkt sie positiv auf den Säure-Basen-Haushalt ein und mindert damit die Bindungsstärke von giftigen Schwermetallen, die oftmals unbewusst durch äußere Einflüsse in den Körper gelangen, zum Beispiel über belasteten Fisch oder amalgamhaltige Zahnfüllungen. Innere Organe werden bei der Bauchatmung durch die sanfte massageähnliche Wirkung gekräftigt und durch die bessere Durchblutung in ihrer Reinigung unterstützt. Der Blutkreislauf wird stimuliert und viele Prozesse im Körper harmonisch ausgeglichen. Führt man zeitgleich zu dieser Atmung bestimmte Übungen aus (siehe ab Seite 100), verstärkt sich der Massageeffekt durch das sanfte Aneinanderreiben der Organe.

Die Bauchatmung unterstützen

Man sagt, dass mit regelmäßigem Üben von Qigong die Flexibilität in den Körperteilen wiederhergestellt werden kann, die für die natürliche Atmung notwendig ist. Obwohl sich dadurch nach einer gewissen Zeit die natürliche Bauchatmung von allein einstellt, können Sie unterstützend bewusst darauf achten, weniger flach zu atmen. Mit langsamen, tiefen Atemzügen können Sie bis zu zehnmal so viel Luft einatmen wie mit einer flachen Atmung. Das Zwerchfell kann sich um die Breite von etwa drei Rippenbögen verlagern. Es senkt sich etwas nach unten in den Bauchraum, wodurch sich die Bauchdecke hebt und das Qi in das mittlere Dantian sinken kann. Durch das Sinken entsteht zudem eine Art Vakuum und damit ein Sogeffekt der Luft in den Unterbauchbereich. Die unteren Lungenlappen, in denen der stärkste Sauerstoffaustausch stattfindet, können optimal geöffnet werden. Giftstoffe, die zu 70 Prozent über die Atmung ausgeschieden werden, können besser abtransportiert werden. Übertreiben Sie es allerdings nicht zu sehr. Mit der Atmung kann man auf körperlicher und seelischer Ebene sehr stark in den Organismus eingreifen und ihn womöglich überlasten. Versuchen Sie, eine gute Mitte zwischen Üben und Geschehenlassen zu finden und achten Sie auf Ihr Körperempfinden. Ihre Atmung wird ohnehin versuchen, sich in natürlicher Weise an die Bewegungen und ihre individuellen Bedürfnisse anzugleichen. Begehen Sie auch nicht den Fehler, die Atmung als harmloses Werkzeug zu unterschätzen. Man sagt, die korrekte Atmung bewirke neben der Konzentration auf das mittlere Dantian die Öffnung des sogenannten »Himmlischen Kreislaufs«. Dieser verbindet die zwei großen Energiekanäle Ren Mai und Du Mai (siehe Seite 47), auf denen noch weitere wichtige Energiepunkte liegen, die unter anderem auch die anderen Meridiane mit Energie versorgen.

Haltung der Daumen

Wenn Ihnen die tiefe Atmung Schwierigkeiten bereitet, achten Sie darauf, dass Ihre Daumen ausgestellt sind. Der Lungenmeridian endet am Daumen. Auf feinstofflicher Ebene bedeutet dies, dass Energie zurückgehalten wird, wenn der Daumen in der Faust liegt. Es wird sicherlich nicht der einzige Grund sein, kann jedoch dazu beitragen.

Qi-Atmung (Zhong Dantian San Hu Xi)

Die Qi-Atmung ist im Grunde eine Erweiterung der natürlichen Atmung. Sie besteht aus einer Atmung mit vier Atemzügen und einer individuellen Handhaltung. Die Atmung selbst sollte sehr leicht und nur so tief sein, dass die Atemmuskeln nicht angespannt werden. Beim Einatmen sollte niemals die ganze Lungenkapazität ausgenutzt werden. Die Ausatmung erfolgt immer ohne Kraftaufwand und wird ebenfalls nicht bis zum Anschlag ausgeführt. Atmen Sie langsam, tief, gleichmäßig und unhörbar und versuchen Sie, einen runden fließenden Übergang zwischen Aus- und Einatmen zu erzeugen. Der Oberkörper sollte leicht nach vorn gekippt sein, allerdings eher in Gedanken als in der Wirklichkeit. Beim Einatmen werden die Lippen locker geschlossen, die Zungenspitze berührt stets den Punkt hinter den oberen Schneidezähnen am Gaumen. Beim Ausatmen wird die Zungenspitze an den Akupunkturpunkt hinter den unteren Schneidezähnen angelegt. Die Qi-Atmung wird immer dreimal ausgeführt.
Grundsätzlich unterscheidet man zwei Formen der Qi-Atmung: die ableitende und die normale Form, bei denen die Reihenfolge der jeweiligen Ein- und Ausatmung individuell verschieden ist. Dies liegt daran, dass es einige Gesundheitszustände gibt, bei denen man das Qi stärker zuführen muss. Aus diesem Grund wird in solchen Fällen mit der Einatmung begonnen. Beginnt man mit der Ausatmung, wird verstärkt negatives Qi ausgeschieden. Obwohl es bei einer Erkrankung sinnvoll erscheinen mag, negatives Qi zuerst auszuscheiden, kann es den Körper unter Umständen zu sehr belasten.
Die im Folgenden beschriebenen Qi-Atmungen sind das Ergebnis langer Forschungen und Beobachtungen. Daher möchte ich Sie bitten, die Form anzuwenden, die für Ihren Gesundheitszustand angeraten wird.

Ableitende Qi-Atmung

Die ableitende Form wird bei tieferen Erkrankungen angewendet. Sie setzt sich aus folgenden vier Atemzügen zusammen:

- Einatmen durch die Nase
- Ausatmen durch den Mund
- Einatmen durch die Nase
- Ausatmen durch die Nase

Diese vier Atemzüge werden in der genannten Reihenfolge dreimal durchgeführt, wobei immer ein kurzer Augenblick verstreichen sollte, bevor eine erneute Qi-Atmungssequenz beginnt.
Bei der Handhaltung für die ableitende Qi-Atmung werden vier Formen unterschieden:
Die **Zhong-Dantian-Form (1)** wird durchgeführt, wenn die Erkrankung oder Entzündung über dem Zwerchfell in der Mitte der Brust beziehungsweise dem Danzhong-Punkt liegt, also zum Beispiel bei Erkrankungen im Bereich des Kopfes und der Brust. Männer legen den Laogong-Punkt der linken, Frauen den der rechten Hand mit abgespreiztem Daumen und Zeigefinger auf das mittlere Dantian. Während der Monatsblutung können Frauen die Hände auf die Brustmitte legen, um die Blutansammlung im Unterleib nicht zu forcieren. Die zweite Hand wird so auf die erste gelegt, dass die Laogong-Punkte beider Hände übereinanderliegen. Sobald die Hände in der beschriebenen Haltung aufeinanderliegen, kann mit der dreimaligen Qi-Atmung begonnen werden.
Die **Shenshu-Form (2)** wird angewandt, wenn die Erkrankung oder Entzündung zwischen Zwerchfell beziehungsweise zwischen Danzhong und mittlerem Dantian liegt. Hierzu zählen Probleme oder Entzündungen im Bauchbereich wie Darm und Gebärmutter, Bauchspeicheldrüse, Leber oder Gallenblase. Legen Sie Ihre Handrücken so auf die Shenshu-Punkte, dass sich Daumen und Mittelfinger berühren und sich die Laogong-Punkte genau auf der Höhe der Shenshu-Punkte (siehe Seite 57) befinden.

Handhaltungen:

1

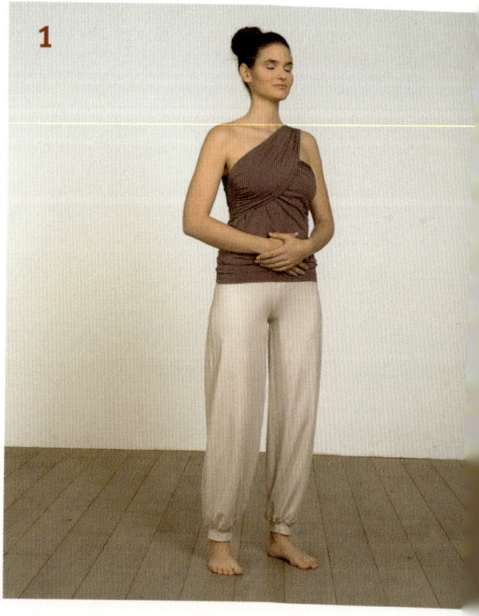

Die **Dai-Mai-Form (3)** wird bei Erkrankungen im hinteren Körperbereich verwendet, wozu beispielsweise Nierenerkrankungen zählen. Sie legen die Handrücken dazu seitlich jeweils so auf den Akupunkturpunkt Gallenblase 30, dass die Finger nach hinten zeigen und sich die Laogong-Punkte auf selber Höhe befinden wie der Akupunkturpunkt. Zusätzlich können Sie auch Daumen und Mittelfinger verbinden, wenn Sie möchten. Bei gutartigen Myomen in den Nieren können Sie sowohl diese als auch die Shenshu-Form anwenden. Probieren Sie beide Varianten und beobachten Sie dabei und danach Ihren Körper genau, um herauszufinden, welche Form für Sie günstiger ist. Achten Sie darauf, dass sich dies abhängig von Ihrer Entwicklung und anderen Einflüssen mit der Zeit auch ändern kann.

Die **hängende Form (4)** empfiehlt sich, wenn Sie körperlich sehr schwach sind, weil Sie beispielsweise viele Metastasen haben oder gleichzeitig Erkrankungen in oberen und unteren Körperbereichen auftreten. Sie lassen dann die Hände einfach neben dem Körper hängen. Ihre Finger sollten locker angewinkelt sein und nicht versteifen. Bei hohem Blutdruck oder Diabetes lassen Sie die Finger ganz zu Boden zeigen. Wenn Sie sich wieder kräftiger fühlen, können Sie langsam zu einer anderen Form wechseln. Beobachten Sie dabei jedoch genau die Reaktionen Ihres Körpers und wechseln Sie anfangs an unterschiedlichen Übungstagen die Formen, bevor Sie die hängende Form vollständig durch die neue ersetzen.

2

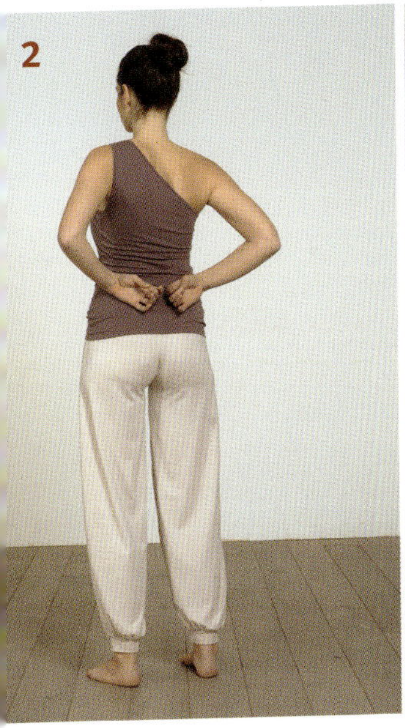

3

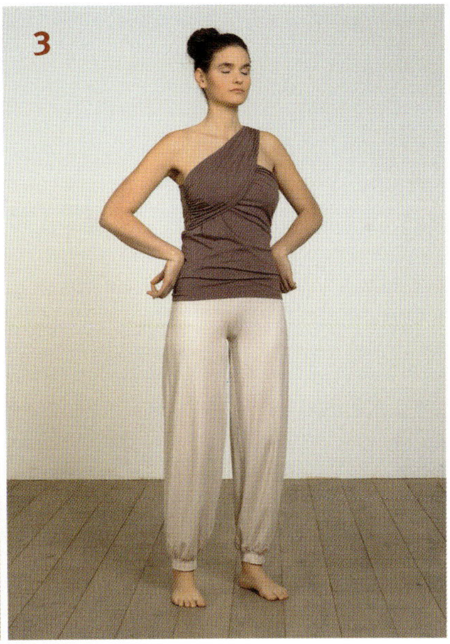

4

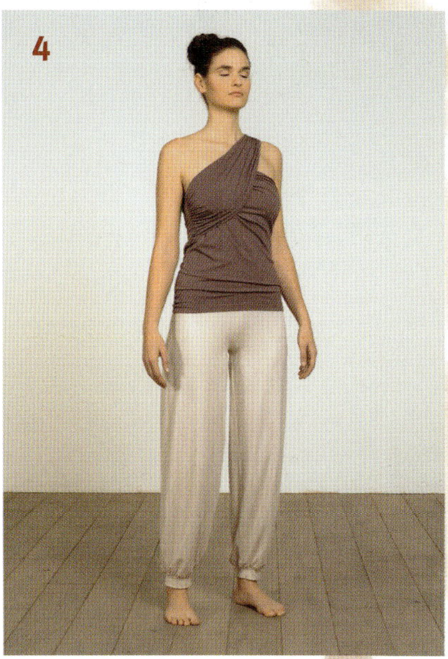

Achtung

Atmen Sie vor der normalen Qi-Atmung nicht noch einmal ein, um mit einer Ausatmung beginnen zu können. Es ist immer genug Restluft in der Lunge vorhanden, um sofort mit der Ausatmung beginnen zu können.

Normale Qi-Atmung

Die normale Form der Qi-Atmung wird bei Gesundheit und chronischen Erkrankungen eingesetzt. Sie setzt sich aus folgenden vier Atemzügen zusammen:

- Ausatmen durch den Mund
- Einatmen durch die Nase
- Ausatmen durch die Nase
- Einatmen durch die Nase

Diese vier Atemzüge werden in der genannten Reihenfolge dreimal durchgeführt, wobei auch hier immer ein kurzer Augenblick verstreichen sollte, bevor eine erneute Qi-Atmungssequenz begonnen wird. Diese kurze Atempause gilt im Übrigen auch für andere Atemmethoden. In der Zeit zwischen den Atemzügen finden im physischen Körper wichtige energetische Prozesse statt, vor allem im Bezug auf den mittleren Dreifach-Erwärmer.

Die Handhaltung bei der normalen Qi-Atmung entspricht der bei der ableitenden Qi-Atmung beschriebenen Zhong-Dantian-Form: Männer legen den Laogong-Punkt der linken, Frauen den der rechten Hand mit abgespreiztem Daumen und Zeigefinger auf das mittlere Dantian. Die andere Hand wird so darübergelegt, dass die Laogong-Punkte beider Hände übereinanderliegen (siehe Seite 66).

Windatmung (Xi Xi Hu)

Die Windatmung ist eine Atemtechnik, die im Vergleich zu heutzutage praktiziertem medizinischem Qigong ausschließlich im Guolin Qigong zu finden ist. Sie besteht aus zwei Atemzügen, die beide durch die Nase erfolgen. Sie atmen dazu in einem Atemzug zweimal ein (Xi Xi) und anschließend einmal aus (Hu), wobei das Einatmen genauso lange dauern sollte wie das Ausatmen. Dies ist besonders wichtig, da ansonsten ein Ungleichgewicht in der Atmung entstehen kann. Unter Umständen können Sie bei der zweimaligen Einatmung eine leichte Vibration im Zwerchfell spüren. Atmen Sie so ein, dass Sie es gerade selbst noch hören und atmen Sie unhörbar aus. Weder die Aus- noch die Einatmung sollte besonders

betont werden. Vielmehr sollten Sie die Aufmerksamkeit mehr und mehr auf eine harmonische Atmung legen, in der Ein- und Ausatmung fließend ineinander übergehen.
Das Besondere an dieser Atemform ist die vermehrte Aufnahme an Sauerstoff und eine entsprechend höhere Ausatmung von Kohlendioxid. Der Wissenschaftler Otto Warburg, der 1932 und 1966 für den Nobelpreis nominiert wurde, entdeckte in den 30er-Jahren des letzten Jahrhunderts, dass bei Krebszellen ein Wechsel von einer normalen Sauerstoffatmung der Körperzellen zu einer anaeroben Zellatmung (ohne Sauerstoff) vollzogen wurde. Dr. Stephen Levine, ein bekannter Molekularbiologe, ergänzte unabhängig hiervon, dass bei allen schweren Krankheiten eine gleichzeitige Unterversorgung an Sauerstoff vorzufinden ist. Hypoxie, ein Sauerstoffmangel im Gewebe, sei die eigentliche Ursache aller degenerativen Krankheiten. Bei tieferen Erkrankungen sollten Sie daher immer die Windatmung anwenden. Durch die erhöhte Sauerstoffaufnahme wirkt sie bei Krebserkrankungen besonders gut gegen Tumorzellen. Ansonsten gilt: Es handelt sich hier um eine sehr intensive Atemform, die nicht dauerhaft angewandt werden sollte, sofern keine tiefere Erkrankung vorliegt. Wenn Sie gesund sind, sollten Sie sie nicht ausschließlich praktizieren, sondern diese je nach Befinden mit der normalen Atmung abwechseln. Bei jeglicher Erkrankung gilt, dass die Windatmung nach ein bis zwei Jahren langsam weggelassen werden sollte, sobald sich der Gesundheitszustand verbessert und stabilisiert hat. Beobachten Sie dabei, wie Ihr Körper reagiert und wie Sie sich dabei fühlen. Passen Sie Ihr Übungsprogramm Ihrem persönlichen Befinden an. Frauen sollten während der Periode die Windatmung nicht anwenden, da es zu stärkeren Blutungen kommen kann. Dies ist ein Grund, weswegen ich auch während der Schwangerschaft dringend von dieser Atemtechnik abrate. Achten Sie auf Ihren Körper und wechseln Sie zu der natürlichen Atmung, sobald Sie das Gefühl haben, Ihren Körper zu überfordern.

Achtung

Keinesfalls darf die Windatmung bei Bluthochdruck, Herzproblemen und Herzkrankheiten, Herz-Rhythmus- oder Kreislaufstörungen angewandt werden, da sie in diesen Fällen schwere Nebenwirkungen hervorrufen kann. Leiden Sie unter diesen Beschwerden und haben oder hatten Sie zudem eine Krebserkrankung, führen Sie die Übung mit normaler Atmung durch und stellen sich dabei nach einiger Übungszeit nach und nach imaginär eine Windatmung vor.

Handhaltungen im Guolin Qigong

Man verwendet beim Guolin Qigong nicht nur die drei genannten Atemarten, sondern unterscheidet je nach Gesundheitszustand zusätzlich auch verschiedene Handhaltungen. Die jeweilige Handhaltung weist auf einen Aspekt der Traditionellen Chinesischen Medizin hin, der besagt, dass bei niedrigen Blutwerten oftmals eine »untere Fülle und obere Leere«, beziehungsweise analog bei hohen Blutwerten und Bluthochdruck eine »obere Fülle und untere Leere« im Körper vorhanden ist. Das Wissen um das Aufnehmen der entsprechenden fehlenden Energie durch die Laogong-Punkte ist meiner Ansicht nach eine schöne Vorstellung während der Übung.

- **Ableitende Handhaltung:** Liegen tiefere Erkrankungen oder akute Entzündungen vor, zeigen die Handflächen bei den jeweiligen Übungen zu Boden. Mit dieser Handhaltung, die als ableitende Handhaltung bezeichnet wird, kann am stärksten negatives Qi abgegeben werden. Zugleich wird durch die Laogong-Punkte an den Handinnenflächen Yin-Energie aus der Erde aufgenommen.
- **Aufbauende Handhaltung:** Sind die Handflächen nach oben gerichtet, wird vermehrt Yang-Energie aus dem Himmel aufgenommen. Dies ist besonders dann erforderlich, wenn der Körper sehr schwach ist oder der Blutdruck beziehungsweise die Blutwerte niedrig sind. Die Yang-Kraft steht für das Männliche, Aktive und Starke und unterstützt dadurch den Körper bestmöglich in seiner Genesung. Da die Wirkung jedoch sehr stark ist, sollten Sie auf Ihr Befinden achten. Die Erfahrung hat gezeigt, dass es den Körper manchmal überfordert, wenn diese Handhaltung über längere Zeit angewandt wird.

- **Normale Handhaltung:** Bei Übenden ohne Beschwerden oder mit chronischen Erkrankungen zeigen die Handflächen jeweils zueinander und verdichten zwischen sich sowohl die sanfte, harmonisierende Yin-Energie der Erde als auch die aktive, starke Yang-Energie des Himmels.
- **Senkende Handhaltung:** Sehr hohen Werten, etwa einem hohen Blutdruck, lässt sich entgegenwirken, indem die Handflächen während des Übens zum Körper und die Finger zu Boden zeigen.
- **Regulierende Handhaltung:** Bei den gehenden Übungen findet sich zusätzlich die sogenannte regulierende Handhaltung. Hierbei zeigt die Handfläche derjenigen Hand, die sich von der Körperseite, vom Akupunkturpunkt Gallenblase 30, in Richtung mittleres Dantian bewegt, zum Körper. Die Handfläche der Hand, die sich währenddessen vom mittleren Dantian zum Akupunkturpunkt Gallenblase 30 bewegt, zeigt zum Boden. Zu dieser Handhaltung kann gewechselt werden, wenn eine tiefere Erkrankung verschwunden ist oder man sich bei ausschließlicher Verwendung der ableitenden Handhaltung sehr müde fühlt. Auch diese Handhaltung wirkt ableitend, jedoch weniger stark. Kontrollieren Sie jedoch vor einer Änderung Ihrer Handhaltung von ableitend zu regulierend, ob nicht Ihre Finger versehentlich während der Übung zu Boden gezeigt haben. Ein Senken der Finger bewirkt eine Senkung des Blutdrucks und kann dadurch Müdigkeit hervorrufen. Die regulierende Handhaltung kann zudem auch verwendet werden, wenn keine Beschwerden vorliegen und die Standardform, bei der die Handflächen zueinanderzeigen, als zu stark in ihrer Wirkung empfunden wird. Weiter kann bei akuten Entzündungen oder kurzzeitigen Beschwerden zu einer regulierenden oder ableitenden Handhaltung gewechselt werden.

»Durch die stetige, aufrichtige und mutige Konfrontation mit sich selbst, enstehen wirkliche Freude, innere Kraft und Harmonie.«

WOLFGANG MÖHRING

Öffnen-Schließen

(Zhong Dantian San Kai He)

中丹田三個開合

Wichtige Energiepunkte: Laogong, mittleres Dantian, Punkt hinter den oberen und unteren Schneidezähnen

Das sogenannte Öffnen-Schließen wird immer dreimal und immer in Höhe des mittleren Dantians durchgeführt. Es hilft, das während der Übung aktivierte Qi in dieses wichtige Energiezentrum zu führen und dort zu speichern. Daher schließt auch innerhalb einer Übung jede in sich geschlossene Bewegungsabfolge mit dem »Öffnen-Schließen« ab.

Die Körperhaltung beim »Öffnen-Schließen« entspricht dem in der Vorübung beschriebenen »Ruhig und locker stehen« (siehe ab Seite 112).

Führen Sie alle im Folgenden beschriebenen Bewegungen sanft, ruhig und geschmeidig aus und versuchen Sie mit der Zeit, das Qi, das sich zwischen Ihren Handflächen konzentriert, immer mehr zu spüren. Die Handhaltung variiert dabei je nach Gesundheitszustand, wobei sich die vier Formen im Abstand der Hände zum Körper und Ausrichtung der Handflächen unterscheiden. Im Folgenden finden Sie eine Beschreibung der Grundform. Die Unterschiede zu den anderen Formen und ihre Verwendung sind in den nachfolgenden Fotostrecken dargestellt (siehe ab Seite 76).

Grundform des Öffnen-Schließens

Bild 1: Atmen Sie ruhig und natürlich. Beginnen Sie kurz nach der letzten Ausatmung, die Hände auf Höhe des mittleren Dantians und mit einem Abstand von mindestens 10 Zentimetern zum Körper von der Seite vor das mittlere Dantian zu führen. Die Laogong-Punkte der Hände zeigen dabei zueinander. Die Hände sind leicht zueinandergedreht, sodass sich Daumen und Zeigefinger beinahe berühren.

Bild 2: Nun drehen Sie die Handgelenke so, dass Ihre Handrücken zueinander und die Laogong-Punkte nach außen zeigen. Dabei drehen sich nicht nur die Handgelenke, sondern auch die Armkugeln im Schultergelenk.

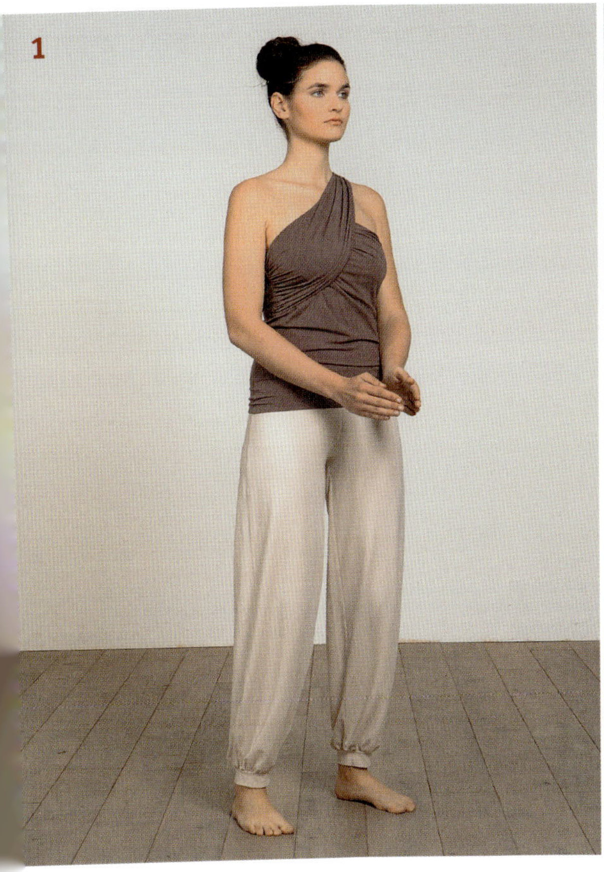

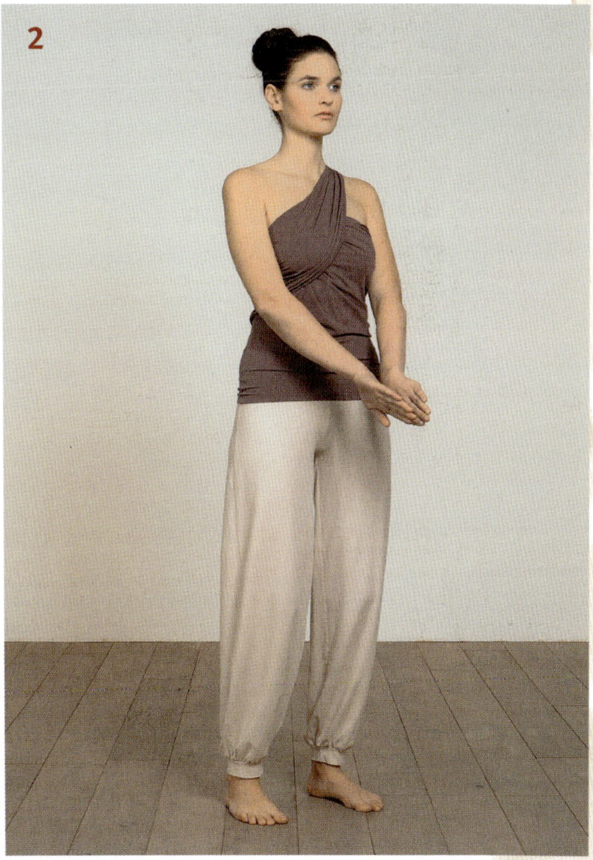

Bild 3: Führen Sie die Hände auf Höhe des mittleren Dantians und mit einem Abstand von mindestens 10 Zentimetern zum Körper so weit auseinander, dass sie in der Endstellung etwa schulterbreit liegen. Bei dieser Bewegung, die Öffnen (kai) genannt wird, erfolgt eine Ausatmung, durch die negatives Qi aus dem Körper abgegeben werden kann. Unterstützen können Sie dies, indem Sie den Energiepunkt hinter den unteren Schneidezähnen mit der Zungenspitze berühren. Die Ausatmung erfolgt traditionsgemäß über den Mund, kann jedoch auch durch die Nase ausgeführt werden.

- Halten Sie den Atem und die Handstellung am Ende der Öffnen-Bewegung nur kurz, damit ein fließender Übergang zwischen Ein- und Ausatmung stattfindet.

Bild 4: Drehen Sie die Handflächen nun zueinander, sodass die Laogong-Punkte der Hände zueinanderzeigen. Die Finger zeigen weiterhin nach vorn vom Körper weg.

Bild 5: Führen Sie die Hände nun auf Höhe des mittleren Dantians langsam bis vor das mittlere Dantian zurück und atmen Sie hierbei durch die Nase ein. Dadurch können Sie das

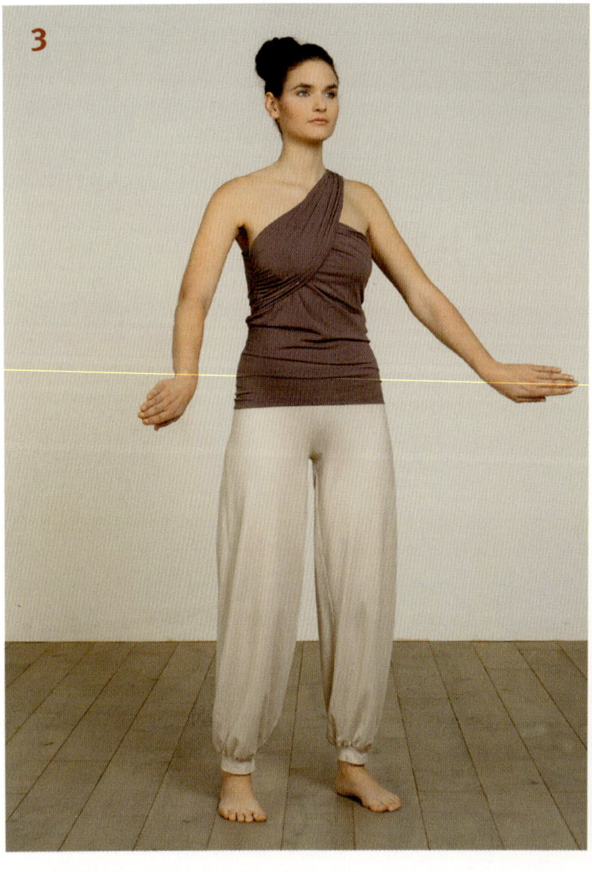

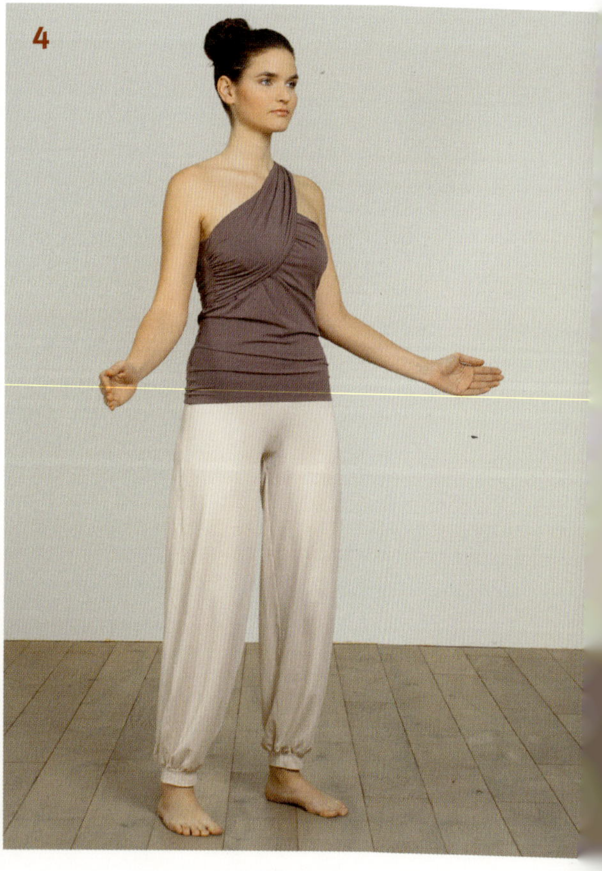

Qi sowohl durch die Atmung als auch durch die Bewegung in den Körper bringen. Achten Sie darauf, den Abstand zum Körper stets beizubehalten.

- Stellen Sie sich bei der Einatmung vor, in das mittlere Dantian zu atmen und unterstützen Sie so die Aufnahme des Qi aus der Umgebung, die durch die Handbewegung in das mittlere Dantian konzentriert wird. Mit der Schließen-Bewegung der Hände wird Energie zusammengebracht und verdichtet. Zugleich wird mit dem Einatmen zusätzlich positives Qi aufgenommen.
- Achten Sie darauf, dass sich Ihre Handflächen oder Finger in der Endstellung nicht berühren. Damit wird gewährleistet, dass sich Energie zwischen den Laogong-Punkten aufbauen kann, die dann vom mittleren Dantian aufgenommen wird. Halten Sie diese Endstellung etwa zwei Sekunden.
- Führen Sie anschließend zwei weitere Öffnen-Schließen-Bewegungen aus, sodass Sie sie insgesamt dreimal ausgeführt haben.

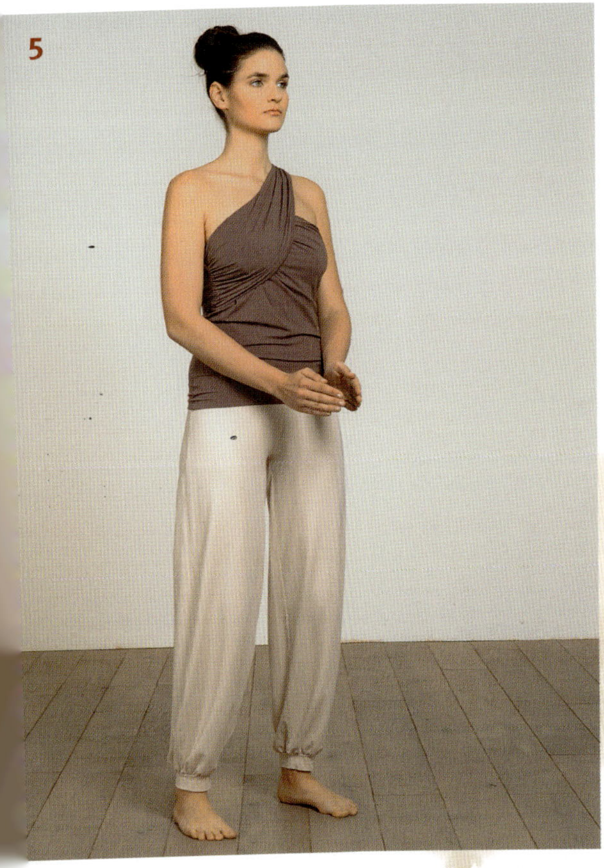

Öffnen-Schließen (Übersicht)

»Ein« = einatmen, »Aus« = ausatmen
Leserichtung von links nach rechts

Grundform

Anzuwenden bei **Gesundheit und chronischen Erkrankungen**

- Öffnen: Handrücken zueinander
- Schließen: Handflächen zueinander
- Abstand der Hände zum Körper: 10 Zentimeter

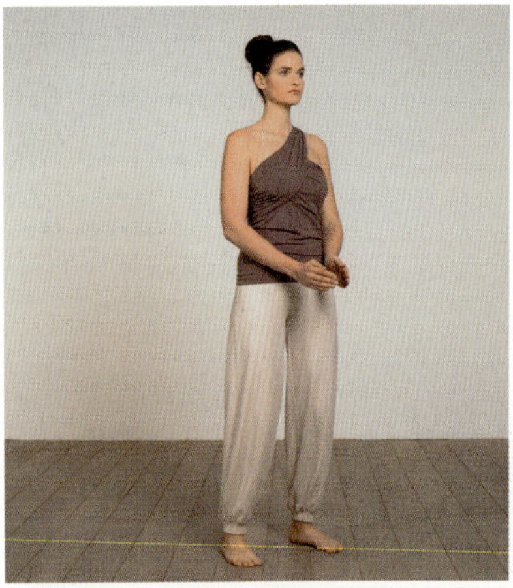

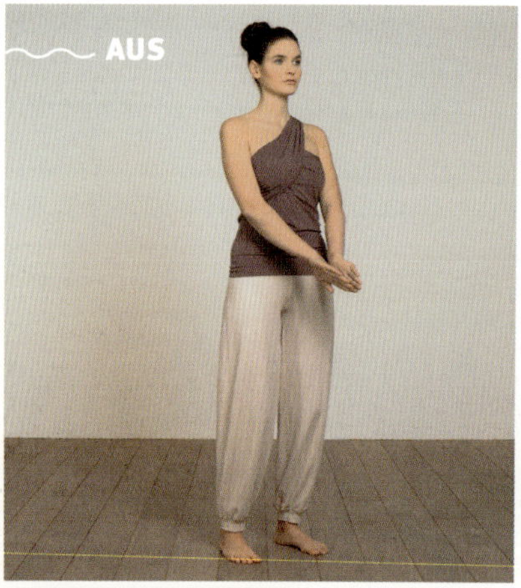

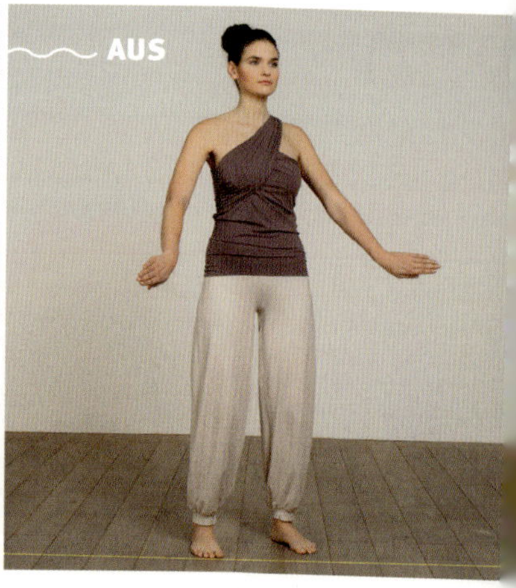

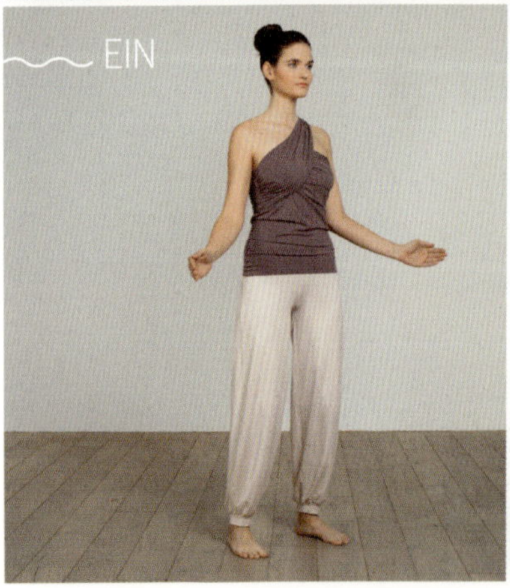

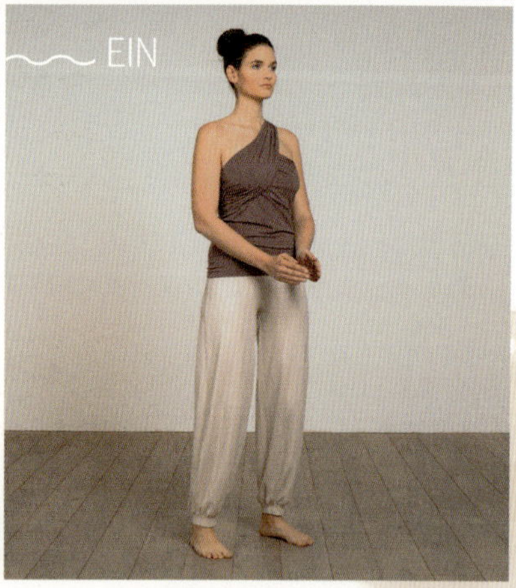

Ableitende Form

Anzuwenden bei **hohem Blutdruck, akuten Entzündungen, tieferen Erkrankungen (Krebs, MS, Rheuma etc.)**

- Öffnen: Handflächen zu Boden
- Schließen: Handflächen zu Boden
- Abstand der Hände zum Körper: 15–30 Zentimeter
- Bei hohem Blutdruck Finger leicht anwinkeln und zu Boden zeigen lassen

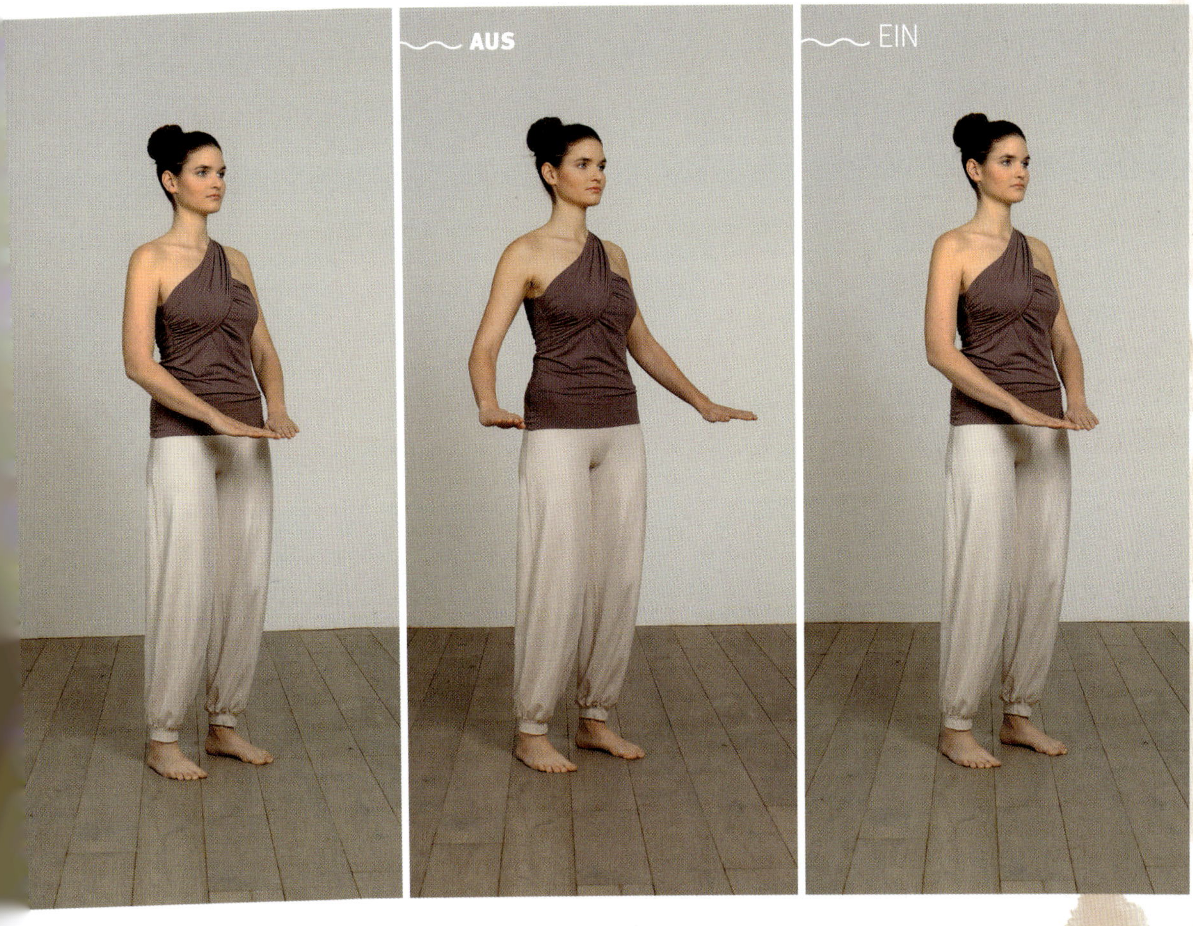

Stark ableitende Form

Anzuwenden bei **sehr (!) hohem Blutdruck**

- Öffnen: Finger zum Boden, Handrücken zueinander
- Schließen: Finger zum Boden, Handflächen zueinander
- Abstand der Hände zum Körper: 15 Zentimeter

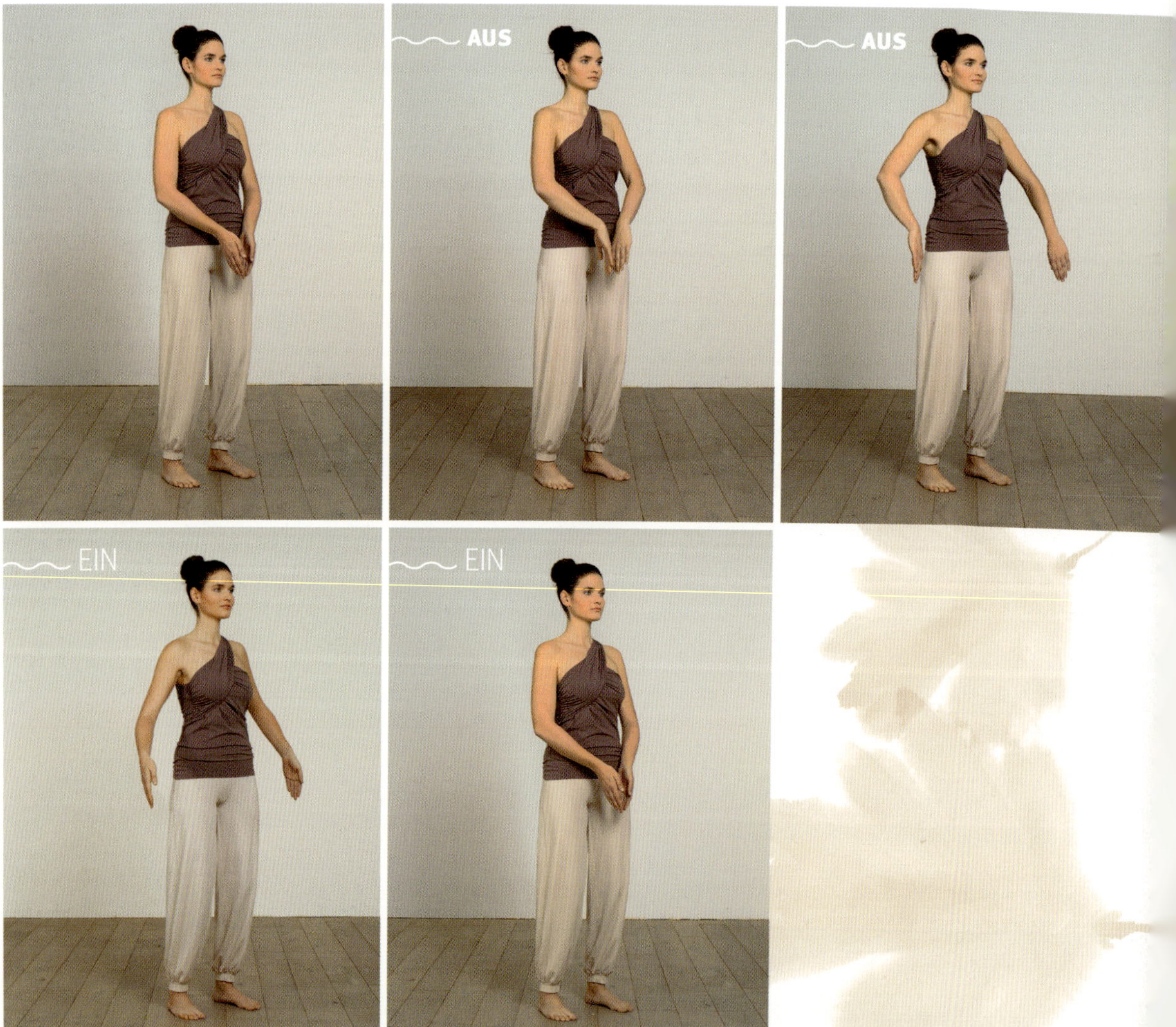

Aufbauende Form

Anzuwenden bei **niedrigem Blutdruck**

- Öffnen: Handflächen nach oben
- Schließen: Handflächen nach oben
- Abstand der Hände zum Körper: 15 Zentimeter

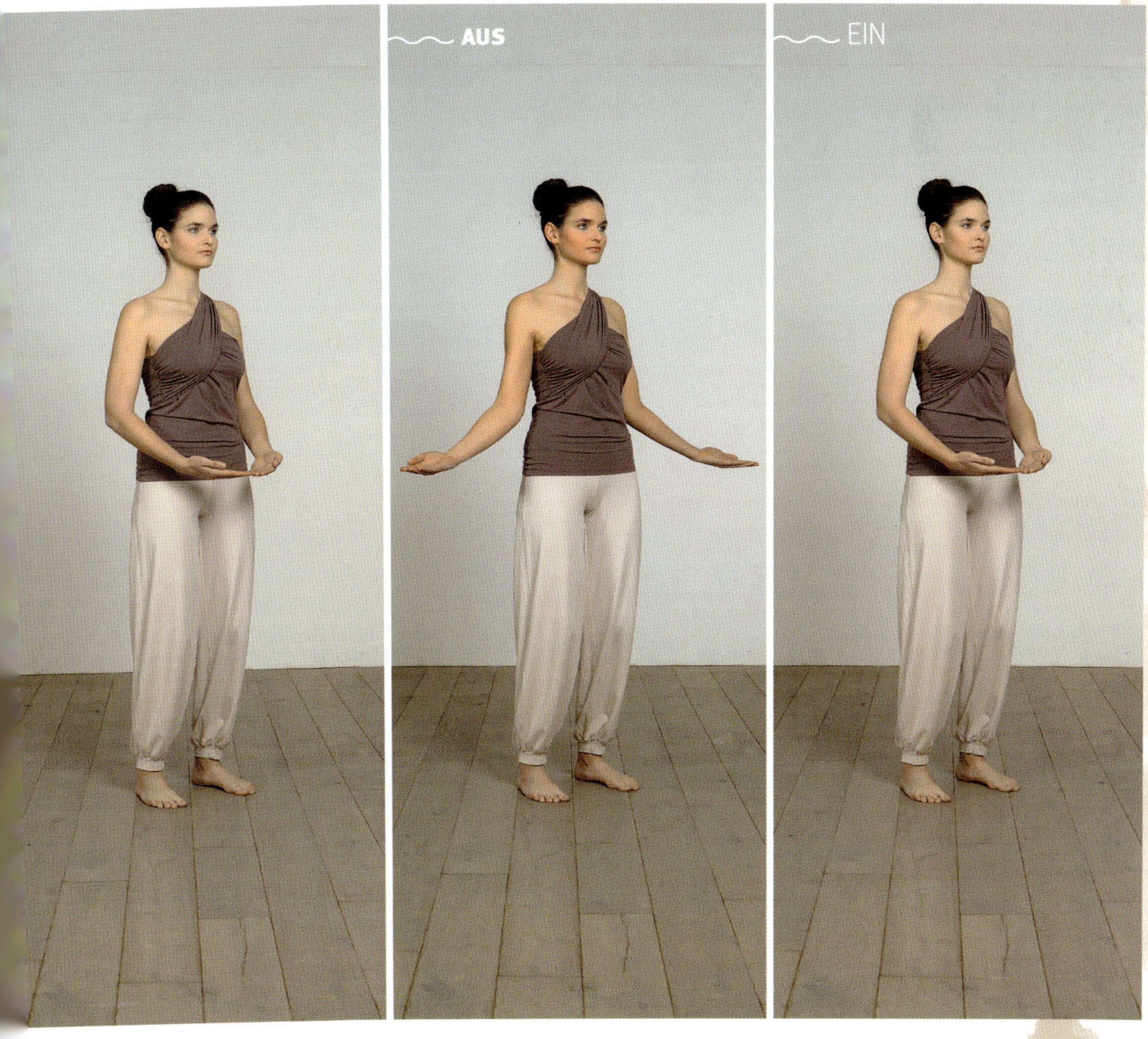

Regulierende Form

Anzuwenden bei **Schwäche**

- Öffnen: Handflächen zu Boden
- Schließen: Handflächen zueinander
- Abstand der Hände zum Körper: 10–15 Zentimeter

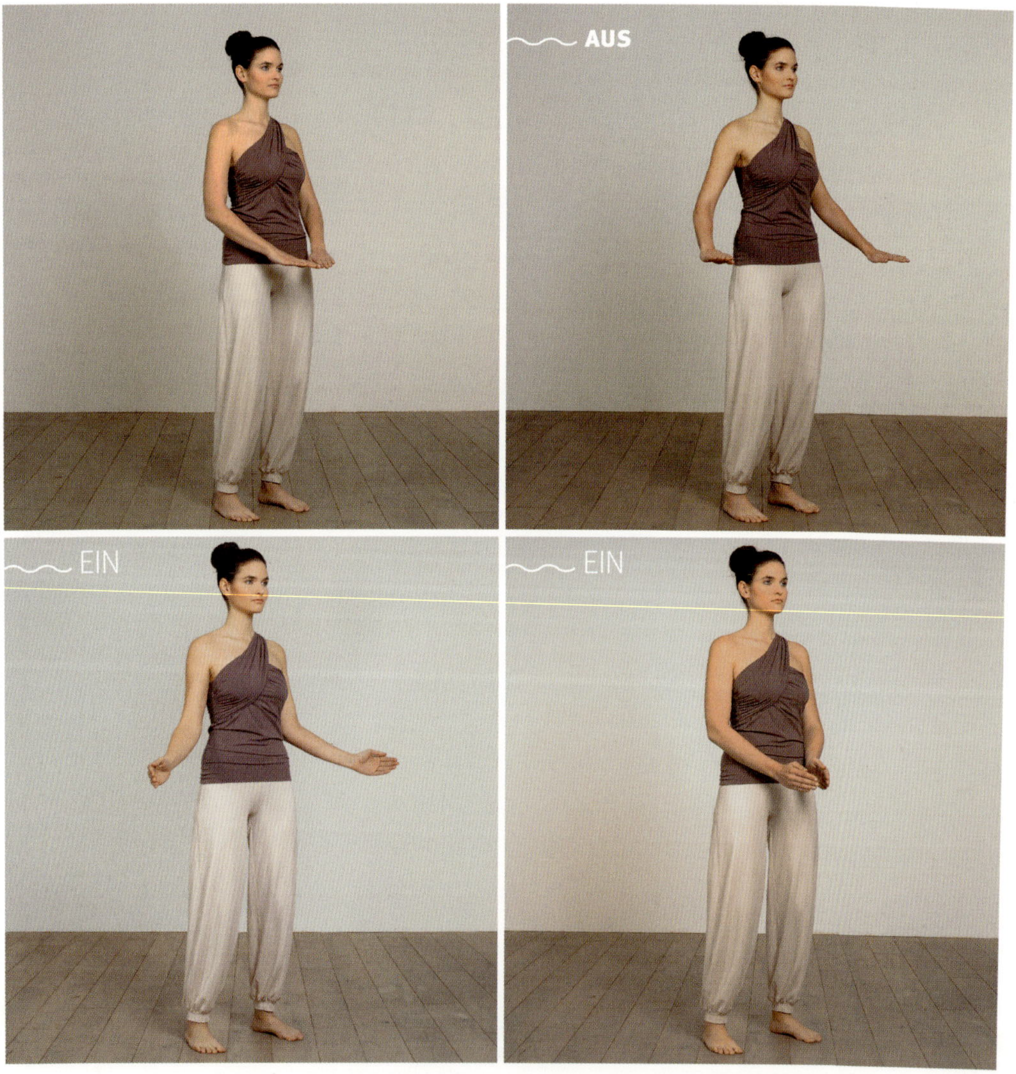

Ausnahmeform

Anzuwenden bei **Chemo- oder Strahlentherapie, solange die Blutwerte sehr schlecht und niedrig sind (jedoch nicht zu lange anwenden, sondern baldmöglichst zur ableitenden Form wechseln)**

- Öffnen: Handflächen nach oben
- Schließen: Handflächen zueinander
- Abstand der Hände zum Körper: 15–30 Zentimeter

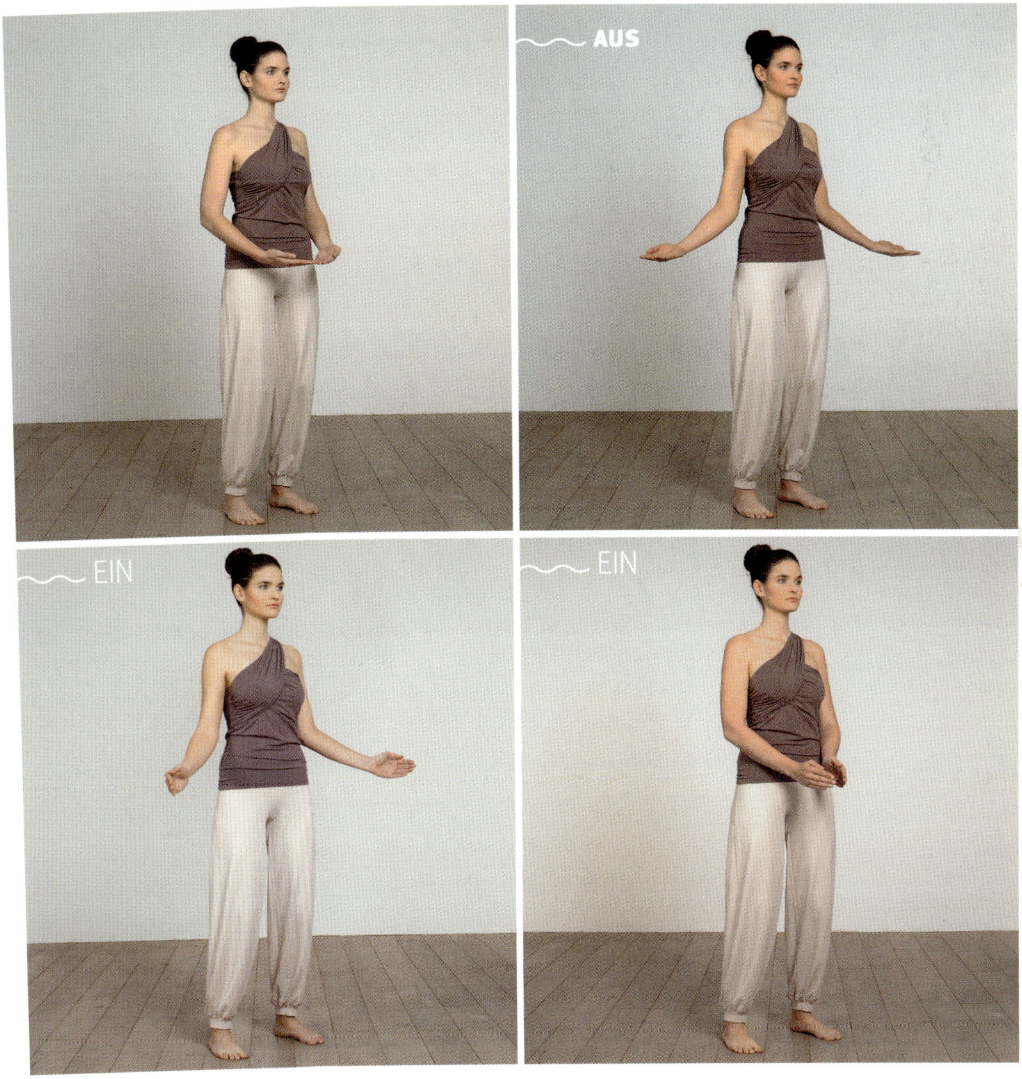

Wichtige Hinweise zu den Handhaltungen

Beim Einatmen wird über die Atemluft Qi aufgenommen, während des Ausatmens sinkt dieses in das mittlere Dantian.

Die Handbewegungen unterstützen die Aufnahme des Qi. Beachten Sie dazu, die Hände immer bis vor das mittlere Dantian zu führen und die Finger sich nicht berühren zu lassen.

Bewegen Sie die Hände immer nur auf Höhe des mittleren Dantians.

Das Öffnen erfolgt nur bis etwa Schulterbreite. Halten Sie immer einen Abstand von mindestens 10 Zentimeter zum Körper ein. Wenn eine Erkrankung oder Entzündung vorliegt, erweitern Sie den Abstand auf mindestens 15 Zentimeter (bis hin zu knapp 30 Zentimeter).

Um die wichtigsten Meridiane miteinander zu verbinden, berühren Sie mit der Zungenspitze beim Einatmen die Stelle hinter den oberen Schneidezähnen, beim Ausatmen die hinter den unteren Schneidezähnen.

*Die Finger dürfen **nur bei hohem Blutdruck** nach unten zeigen. In allen anderen Formen senkt sich dadurch unerwünscht der Blutdruck. Dies kann sich unter anderem in Müdigkeit und Schwäche bemerkbar machen und ist daher unbedingt zu vermeiden.*

*Bei tieferen Erkrankungen sollten Sie traditionsgemäß **etwa fünf Jahre** lang die ableitende Form verwenden und erst nach diesem Zeitraum langsam zu der regulierenden Form wechseln. Frau Guo Lin riet, dass Übende mit tieferen Erkrankungen die Grundform niemals durchführen sollten, selbst wenn die Gesundheit wieder vollkommen hergestellt ist.*

***Bei akuten Entzündungen** im Körper kann kurzzeitig die ableitende Form angewandt werden, bis die Entzündung abgeklungen ist.*

*Ergänzend können Sie sich bei der Einatmung leicht heben, ohne jedoch die Knie durchzustrecken. Bei der Ausatmung sinken Sie wieder ein, indem Sie etwas weiter in die Knie gehen. Dieses **Heben und Senken** sollte jedoch nur ganz leicht und unmerklich stattfinden.*

Hinweise zur Übungspraxis

Übungsablauf

Eine Übungseinheit besteht immer aus einer Vorübung (siehe ab Seite 110), der Hauptübung und einer Nachübung (siehe ab Seite 120). Auch bei Zeitmangel sollten Sie weder Vor- noch Nachübung auslassen oder vernachlässigen. Sie können neben dem Aspekt des Entspannens zur besseren Energieaktivierung und -zirkulation (Vorübung) und Sammeln der aktivierten und aufgenommenen Energie (Nachübung) auch als stehende Übungen angesehen werden, die die geistige und körperliche Gesundheit unterstützen (und unter anderem in anderen Stilen auch als eigenständige Übungen wiederzufinden sind). Empfehlenswert sind zudem Vorbereitungsübungen (siehe ab Seite 102), in denen die Meridiane gedehnt und gekräftigt werden, damit das Qi möglichst ungehindert fließen kann. Führen Sie die Vorbereitungsübungen noch vor der Vorübung aus, da so die aus Gelenk- oder Muskelverspannungen gelöste Energie dem Körper während der Übung zur Verfügung gestellt wird. Während der Hauptübung sollten Männer ihre Aufmerksamkeit auf das untere Dantian richten, Frauen auf das mittlere. Bei der Nachübung sollte die Aufmerksamkeit bei beiden im mittleren Dantian ruhen, damit das Qi dorthin fließt. Führen Sie die Konzentration jedoch nie krampfhaft oder zu stark aus. Das gilt vor allem für Frauen, die zu starken Monatsblutungen oder Uterusvorfällen neigen. Hier empfiehlt es sich, die Aufmerksamkeit gelegentlich auf einen höher liegenden Körperbereich wie den Solarplexus oder Danzhong zu richten.

Übungsdauer

Die Übungsdauer ist individuell verschieden und richtet sich nach Ihrem persönlichen Bedürfnis und Gesundheitszustand. Als allgemeine Orientierung könnte man jedoch sagen, dass die Vorbereitungsübung 5–10 Minuten, die Hauptübung 30–60 Minuten und die Nachübung 10–15 Minuten dauern sollte. Fällt es Ihnen schwer, sich zu entspannen, verlängert sich die für die Vorbereitungsübung aufzuwendende Zeit entsprechend. Auch verlängert sich die Übungszeit der Hauptübung analog zur Schwere einer vorliegenden Erkrankung. Seien Sie jedoch nie zu ehrgeizig und überanstrengen Sie Ihren Körper nicht. Dies würde das Gegenteil des gewünschten Effekts bewirken. Steigern Sie die Übungsdauer nur schrittweise und langsam und beenden Sie die Übung nicht abrupt, jedoch möglichst zeitnah, wenn Sie sich überanstrengt fühlen. Wichtig ist auch, sich zwischendrin auszuruhen und dem Körper zu erlauben, das gesammelte Qi zu speichern und anzureichern. Bauen Sie also ruhig Pausen ein, führen Sie hierbei aber immer vorab das »Öffnen-Schließen« durch (siehe ab Seite 72). Ergänzen Sie auch die einzelnen Details einer Übung erst nach und nach. Je mehr ausgeführt wird, desto größer ist zwar die Wirkungsmöglichkeit – werden die Details jedoch nicht richtig ausgeführt, ist der Nutzen geringer als bei einem Übungsdurchlauf mit wenigen Details. Achten Sie des Weiteren auf ein nicht zu schnelles Tempo und bringen Sie Ihren Körper nicht an die Grenzen seiner Leistungsfähigkeit.

Tageszeit

Im Grunde können Sie zu jeder Tages- und Nachtzeit üben. Da das Qi des Makrokosmos den menschlichen Körper stark beeinflusst, sind jedoch manche Tageszeiten zum Üben besonders gut geeignet. Grundsätzlich sind folgende vier »heiligen« Zeiten von Bedeutung:

- Morgens: 5–7 Uhr
- Mittags: 11–13 Uhr
- Abends: 17–19 Uhr
- Mitternacht: 23–1 Uhr

Bei Krankheiten, die sehr Yin-lastig sind (»kalte Krankheiten«) wie zum Beispiel Krebs bietet es sich an, morgens zu üben. Viele andere Energiearbeiten machen sich die kraftvolle

Spätes Üben

Ein Üben zwischen 23 und 1 Uhr ist nur in Ausnahmefällen zu empfehlen. Auf gar keinen Fall sollte es bei vorliegenden Erkrankungen oder Entzündungen geschehen, da in dieser Zeit das Qi durch den Gallenblasenmeridian fließt. Dieser steht in enger Verbindung mit dem Lebermeridian, durch den das Qi ab 1 Uhr fließt und der für die Entgiftung des Körpers zuständig ist. Aus diesem Grund wird empfohlen, zur Stärkung und Stabilisierung der Gesundheit um 22 Uhr (Winterzeit) schlafen zu gehen und den Körper zwischen 23 und 3 Uhr ruhen zu lassen.

Zeitspanne des Sonnenaufgangs zunutze, wenn sich das sich verringernde Yin in ein kraftvolles Yang wandelt. Beginnen Sie vor Sonnenaufgang mit der Übung und üben Sie mit dem Sonnenaufgang. Sie werden merken, wie positiv sich sowohl die feinstoffliche Energie der umgebenden Natur als auch die Energiefrequenzen der Farben des Sonnenaufgangs auf Ihr Befinden auswirken. Weniger geeignet ist diese Zeit bei Entzündungen und Beschwerden mit starkem Yang-Charakter. In diesem Fall sollten Sie lieber abends zwischen 17 und 19 Uhr üben. Grundsätzlich wirken zwischen 5 und 9 Uhr, zwischen 13 und 15 Uhr und zwischen 21 und 1 Uhr vermehrt Yang- und zu den übrigen Zeiten mehr Yin-Kräfte.

Die Organuhr

Empfehlenswert ist es, sich bei Beschwerden nach der Organuhr zu richten und die Übungen in der Zeit durchzuführen, in der das Qi durch denjenigen Meridian fließt, der mit der Blockade in Zusammenhang steht. Ähnliche biologische Rhythmen der Organe hat auch die westliche Naturwissenschaft bestätigt.

Üben Sie bei Beschwerden …

- des Dickdarms zwischen 5 und 7 Uhr,
- des Magens zwischen 7 und 9 Uhr,
- der Milz zwischen 9 und 11 Uhr im Frühling und Sommer sowie zwischen 11 und 13 Uhr im Herbst und Winter,
- des Herzens zwischen 11 und 13 Uhr im Frühling und Sommer sowie zwischen 13 und 15 Uhr im Herbst und Winter,
- des Dünndarms zwischen 13 und 15 Uhr,
- der Blase zwischen 15 und 17 Uhr,

- der Nieren zwischen 17 und 19 Uhr im Frühling und Sommer sowie zwischen 19 und 21 Uhr im Herbst und Winter,
- des Herzbeutels zwischen 19 und 21 Uhr,
- des Dreifach-Erwärmers zwischen 21 und 23 Uhr,
- der Lunge zwischen 3 und 5 Uhr im Frühling und Sommer sowie zwischen 5 und 7 Uhr im Herbst und Winter.

Natürlich sind diese Angaben lediglich allgemeine Richtlinien und können sich individuell unterscheiden. Zwingen Sie sich daher auf keinen Fall, zu einer bestimmten Zeit zu üben. Dies würde nur unnötige Spannungen verursachen und Gegenteiliges bewirken. Sobald Sie es geschafft haben, eine regelmäßige Übungspraxis in Ihren Alltag zu integrieren, werden Sie merken, welche Zeiten sich am besten für Ihr Wohlbefinden und das Harmonisieren der inneren Kräfte eignen.

Umgebung

Dringend abzuraten ist von einem Üben bei Hitze, Nebel, Unwetter wie Sturm, Gewitter oder Hagel, starkem Wind und Regen, da bei der Qigong-Praxis Qi aus der Umgebung aufgenommen wird. Bei den aufgezählten Beispielen befindet sich die Natur selbst nicht im Gleichgewicht. Daher ist es ratsam, die Übungen für einige Stunden zu verschieben. Auch sollte man nicht neben fließendem Wasser wie Flüssen oder Bächen üben, da diese hinderlich sind, wenn man Qi sammeln möchte. Ein ruhiges Gewässer wie zum Beispiel ein See oder Weiher ist hingegen optimal.

Von einem Üben in der Nähe von Giftpflanzen wird ebenfalls abgeraten. Nimmt man negative Energien dieser Pflanzen auf, können leicht neue Beschwerden und Blockaden entstehen, beziehungsweise bestehende Erkrankungen und Entzündungen verstärkt werden. Es gibt jedoch auch viele Pflanzen, die einen guten und stärkenden Einfluss auf uns haben. Dies gilt ganz besonders für Nadelbäume und Ahornarten. Nadelbäume werden in China mit Langlebigkeit assoziiert, da sie zu jeder Jahreszeit grün sind (immergrüne Bäume). Der Naturforscher Viktor Schauberger ergänzte diese Ansicht mit der Feststellung, dass immergrüne Bäume hauptsächlich in einer Umgebung mit kurzwelligem Licht wachsen. Charakteristisch für dieses Licht ist seine hohe Energie und starke Intensität.

Bei Erkrankungen der Milz, Neigung zu chronischen Fieberzuständen, Vergiftungen und Schwellungen bieten sich Weiden an, Platanen bei Herz-, Pappeln bei Lungen-, Zypressen und Rainfarn bei Nieren- und Kiefer hauptsächlich bei Leber- und gynäkologischen Erkrankungen. Ulmen werden bei Arthritis und Arthrose empfohlen.
Im Hochgebirge und auf frisch gemähten Wiesen ist das Qi ebenfalls besonders stark.
Wichtig: Wenn Sie in der Nähe eines Baums üben, wählen Sie unbedingt ein gesundes Exemplar. Dies gilt nicht nur, weil ansonsten auch geschädigte Energie aufgenommen werden würde, sondern auch, weil bei einem gesunden Baum der Ätherkörper etwa einen halben Meter über die Rinde hinausragt.

Orientieren Sie sich an der Natur

Um eine geeignete Umgebung auszusuchen, kann man sich sehr gut nach der Natur richten. Es gibt Pflanzen und Tiere, die Strahlungen und Wasseradern meiden und solche, die sich am liebsten in der Nähe solcher Störzonen befinden. Kirsch-, Pflaumen-, Aprikosen- und Pfirsichbäume finden sich in solchen Störzonen, genauso wie Holunder, Tollkirsche, Mistel, Farne, Bienen und Biber. Ameisen bauen ihre Burgen ebenfalls bevorzugt auf Wasseraderkreuzungen. Strahlenmeider sind hingegen Apfel- und Nussbäume, Buchen, Linden, Rosen, Sonnenblumen, Kakteen, Schwalben und Störche. Wenn Sie einen Hund haben, dann üben Sie dort, wo er sich gerne zum Ausruhen hinlegt.

Üben Sie nicht in der Nähe von Starkstromleitungen oder in Zeiten verstärkter Sonnenfleckenaktivität. Weiter möchte ich jedem ans Herz legen, nicht in geschlossenen Räumen, sondern im Freien zu üben. Ein wichtiges Argument hierzu ist die Tatsache, dass Qi auch über die Atmung aufgenommen wird. In geschlossenen Räumen besteht die Luft meist aus Dispersionsstaub, Milben und Ausdünstungen von Einrichtungsgegenständen, Lacken, Kunststoffen und ähnlichem. Misst man sie, erhält man selbst in Großstädten oftmals das Ergebnis, dass die Luft in der Wohnung schädlicher ist als die draußen. Blutbestandteile sind von elektrisch geladenen Membranen umgeben, die es den Blutkörperchen ermöglichen, sich voneinander abzustoßen. Hat die Luft weniger negative Ladung, beginnen sie zusammenzukleben und lösen eine Kettenreaktion an negativen Auswirkungen im Körper aus. Die erhöhte Konzentration an negativen Ionen ist der Grund, weshalb man sich bei Atemzügen nach Gewittern oder in den Bergen belebter fühlt. Die Ionen dringen in den Blutkreislauf und heben die Energie des Körpers, der sich dadurch lebendiger vorkommt. Schließlich wird Qi auch über die Atmung aufgenommen. Wenn Sie in einem geschlossenen Raum üben, achten Sie darauf, dass er gut belüftet ist, es während des Übens jedoch keinen Durchzug gibt. Üben Sie außerdem nicht direkt unter einer Stromquelle, zum Beispiel unter einer Lampe. Ganz wichtig: Achten Sie darauf, dass Sie beim Üben nicht gestört werden. Schalten Sie Ihr Telefon und andere störende Einflüsse aus.

Ausrichtung

Führt man die Übungen in eine bestimmte Himmelsrichtung aus, können sich deren Energien unterstützend auf die Wirksamkeit ausüben.
Früher hieß es allgemein, Männer (ohne Erkrankungen und Beschwerden) sollten sich nach Norden ausrichten, um die männliche Yang-Kraft mit der Yin-Energie des Nordens auszugleichen. Analog galt für Frauen eine Ausrichtung nach Süden. Diese Regel muss jedoch stets individuell betrachtet werden, da Männer und Frauen sowohl über Yang- als auch über Yin-Anteile verfügen. In der Regel ist bei Männern Yang stärker ausgeprägt. Ist ein Mann jedoch sehr schüchtern, introvertiert und wehleidig, überwiegt sein Yin-Anteil und er sollte sich daher eher nach Süden ausrichten.

Kurz innehalten

Wenn Sie sich während der Übungen erschrecken, halten Sie unbedingt inne und konzentrieren Sie sich auf das mittlere Dantian. Sie werden es aus anderen Situation kennen: Wenn man sich erschreckt, ist man kurzzeitig wie gelähmt. Das liegt daran, dass sich das Qi im Körper zerstreut, beziehungsweise auch teilweise aus dem Körper austritt. Wenn sich das »Schreck-Qi« frei im Körper bewegt, kann dies zu einem Energieungleichgewicht führen, das schwer auszugleichen ist. Die einfachste Art und Weise, diesem Prozess entgegenzuwirken, ist innezuhalten und seine Aufmerksamkeit auf das mittlere Dantian zu richten. Hier kann das »Schreck- Qi« neutralisiert werden.

Darüber hinaus wurde oftmals die Jahreszeit miteinbezogen, während der die Übung ausgeführt wurde. So richtete man sich im Frühling meist nach Osten aus, um die Leberenergie zu stärken, die mit dem Osten in Verbindung steht (daher die Entgiftungs- und Fastenkuren zur Kräftigung des Entgiftungsorgans Leber zur Oster- beziehungsweise Frühlingszeit).

Körperlicher Zustand

Sie sollten weder nüchtern noch unmittelbar nach einer Mahlzeit mit den Übungen beginnen. Denn dann werden vermehrt Magensäfte produziert, der Magen-Darm-Bereich wird angeregt und Hormone werden ausgeschüttet. Da das Qi in enger Verbindung zum Blut steht, werden einige Körperbereiche verstärkt durchblutet. Haben Sie zuvor viel gegessen, kann daher nicht die optimale Blutmenge für die Verdauungsvorgänge zur Verfügung gestellt werden. Genauso aber können bei regelmäßigem Üben in hungrigem Zustand Magenbeschwerden auftreten. Als Grundregel sollten Sie sich daher merken, eine Stunde vor und nach dem Essen kein Qigong zu praktizieren.

Der Einfluss der Himmelsrichtung

Himmelsrichtung	Hilft bei Erkrankung oder Entzündung im Bereich von ...
Norden	Knochen, Brust, Blase, Niere, Ohren, Fortpflanzungsorgane
Osten	Leber, Gallenblase, Augen
Süden	Herz, Dünndarm, Gehirn, Zunge
Westen	Lunge, Dickdarm, Nase, Haut
Südwesten	Bauchspeicheldrüse
Nordosten	Bauch, Speiseröhre

Weitere Beschwerdebilder entnehmen Sie bitte der Beschreibung der einzelnen Organkreisläufe (ab Seite 34) und ordnen Sie entsprechend der oben stehenden Tabelle zu.

Üben Sie morgens, ist es empfehlenswert, vorher etwas Leichtes in kleiner Menge zu trinken, da dies als innere Massage dient und die nachfolgende Übung unterstützt. Sollten Sie Hunger verspüren, können Sie etwas Honig in lauwarmem Wasser auflösen. Das warme Wasser wirkt stärkend auf den Milzkreislauf und kräftigt dadurch Ihre Mitte. Der Honig dämpft den Hunger und wirkt sich positiv auf den Blutzuckerspiegel aus.

Was das Qi behindert

Nehmen Sie vor dem Üben weder Kaffee, Tee, Tabak und Alkohol noch andere das Bewusstsein stimulierende Mittel ein. Sie können sich negativ auf die Durchlässigkeit der Meridiane auswirken. Gehen Sie vorab auch auf die Toilette, um sich innerlich zu reinigen und zu verhindern, dass die Übung unterbrochen werden muss. Versuchen Sie weiter, nach dem Qigong mindestens eine halbe Stunde nicht zu duschen.

Merkregel »Rund, weich, weit«

Denken Sie beim Ausführen der Übungen an diese Formel:

- **Rund:** Bewegungen sollen auf runden, ellipsenförmigen Bahnen ablaufen. Dadurch werden Muskeln, Gelenke, Sehnen und Bänder sanft mitgedreht. Abrupte, eckige Richtungsänderungen sorgen unvermeidlich für eine sofortige Blockade. Betonen Sie keinen Bewegungsabschnitt mehr als einen anderen und führen Sie jede Bewegung fließend, ineinanderlaufend durch. Ein weiterer Aspekt, auf den dieser Begriff hindeutet, sind gebeugte Gliedmaßen. Sind sie während der Übung durchgestreckt (etwa Knie- oder Ellbogengelenke), können Qi und Blut nicht ungehindert fließen.
- **Weich:** Weichheit bezieht sich auf entspannte Muskeln, Gelenke und Körperglieder, die sanft und fließend bewegt werden. Denken Sie an einen Baum, der weich und fließend mit dem Wind mitgeht. Erst wenn das Qi nicht mehr durch ihn fließt, wird er starr und hart. Vermeiden Sie jegliches Anwenden von Kraft oder Härte. Je entspannter, ruhiger und weicher die Bewegungen sind, desto besser kann das Qi im Körper zirkulieren. Stellen Sie sich vor, dass Sie vom Qi bewegt werden, anstatt sich selbst zu bewegen. Verwechseln Sie jedoch die Weichheit nicht mit einer Schlaffheit der Muskulatur. Auch ein Baum besitzt neben sei-

nem nachgiebigen Element eine robuste und entschlossene Eigenschaft. Behalten Sie im Hinterkopf, dass angespannte oder abrupte Bewegungen die Entwicklung des Qi gleichermaßen stoppen wie ein spontanes Abbrechen der Bewegung. Beachten Sie dies bei jeder Bewegung. Auch das Heben und Absetzen des Fußes sollte so sanft und weich erfolgen wie bei den Pfoten einer Katze. Üben Sie sich darin, dass Ihr Körper möglichst weich und entspannt (Yin) ist, Sie jedoch innerlich aufmerksam und hellwach (Yang) sind. Verbinden Sie gleichmäßige, weiche Bewegungen harmonisch mit Ihrem natürlichen Atemrhythmus. Je intensiver dieser Aspekt ausgeführt wird, desto mehr werden sich Muskeln und Knochen öffnen. Die Bewegungen werden durch den Geist und Qi ausgeführt, nicht durch Kraft. Es ist stets eine Verbindung von Innen (Yin) und Außen (Yang). Wenn Sie die Übungen daher lediglich äußerlich und mechanisch ausführen, werden Sie zwar ebenfalls eine positive Auswirkung auf den Körper erfahren, jedoch wird Ihnen das volle wundervolle Potenzial, das unter der Oberfläche liegt, verschlossen bleiben.

- **Weit:** Richten Sie Ihren Blick beim Üben horizontal in die Ferne. Auch wenn Sie die Übungen nach einiger Zeit mit geschlossenen Augen durchführen, sollte der Blick weiterhin nach vorn gerichtet sein. Gleichzeitig ist mit »weit« aber auch die innere Weite und Entspannung gemeint. Werden die Bewegungen sanft, fließend und langsam ausgeführt und verbinden Sie sich zugleich mit der Umgebung (weites Universum), haben die Übungen eine entspannende, ausgleichende und harmonisierende Wirkung auf Ihren Körper und Ihren Geist. Öffnen Sie sich gedanklich dem Universum, sodass Qi aus unterschiedlichen Richtungen aufgenommen werden kann.

Geschwindigkeit

Führen Sie die Übungen möglichst langsam aus, da das Qi auf diese Weise am besten aktiviert werden kann. Es sollte allerdings ein goldener Mittelweg zwischen »langsam« und »zu langsam« gefunden werden. Sie können sich als Vergleich einen feinen Faden vorstellen: Er löst sich nicht, wenn Sie zu sanft an ihm ziehen, reißt jedoch sofort, wenn Sie dies zu schnell und kräftig tun.

Gewichtsverlagerung

Achten Sie bei allen Übungen auf eine bewusst ausgeführte Gewichtsverlagerung. Versuchen Sie, Ihren Körper dabei intensiv zu spüren und die Bewegung nicht nur automatisch auszuführen. Das Yin und Yang im Körper wird ausgeglichen, indem jede Seite des Körpers stets zwischen dem belasteten »vollen« Fuß (Yang) und dem unbelasteten »leeren« Fuß (Yin) wechselt. Beim Belasten des Fußes wird Energie gesammelt, gedanklich kann man sich ein sanftes Hineinsinken in den jeweiligen Fuß und den darunterliegenden Boden vorstellen und die fließende Bewegung des Qi mitverfolgen. Mit dem »vollen« Fuß verbinden Sie sich mit der Erde, mit dem »leeren« mit dem Himmel. Auf diese Weise steigt und sinkt das Qi während der Übung abwechselnd in Ihrem Körper, während Yin und Yang harmonisiert wird. Das Prinzip von Yin und Yang, der ständigen Wandlung und Dynamik im Leben, zeigt sich hier sehr greifbar. Gleichzeitig wird das Qi entwickelt, der gesamte Körper gekräftigt und das Reaktionsvermögen verstärkt. Die Reaktionsfähigkeit unseres Nervensystems hängt zu einem wesentlichen Teil von den Muskelzellen ab. Sind diese geschmeidig und durchlässig, erhöht sich die Reaktionsgeschwindigkeit.

Beginnender Fuß

Je nach Gesundheitszustand und Geschlecht werden die Übungen zunächst mit dem linken oder rechten Fuß eingeleitet. Ist der Übungsablauf beendet, wird nach einem ein- oder dreimaligen »Öffnen-Schließen« die Bewegungsabfolge analog mit dem anderen Fuß beginnend durchgeführt. Bei Gesunden gilt die Regel, dass Männer mit links, Frauen mit rechts beginnen. Übende mit einer tieferen Erkrankung, Herz- und Kreislaufbeschwerden oder Bluthochdruck beginnen stets mit dem linken Fuß. Bei Beschwerden oder Erkrankungen der Leber, der Gallenblase oder Augen wird die Übung immer mit dem rechten Fuß begonnen. Bei Erkrankungen in mehreren Körperbereichen richtet man sich, sofern diese mitbetroffen ist, stets nach der Leber. Sind beispielsweise bei einer Krebserkrankung Metastasen in Lunge und Leber vorhanden, sollte man mit dem rechten Fuß beginnen.

In den Übungsbeschreibungen und Bebilderungen im Übungskapitel wird die Übung mit dem linken Fuß begonnen und in Klammern auf den Beginn mit dem rechten Fuß verwiesen.

Zehen fest tippen

Bei einigen Übungen werden Sie anfangs dazu aufgefordert, mit den Zehen fest auf den Boden zu tippen. Während alle Bewegungen grundsätzlich sanft durchgeführt werden sollten, ist das Tippen der Zehen (beziehungsweise des großen Zehs bei Erkrankungen und Entzündungen der Leber) fest und stark. Stellen Sie sich vor, Sie wollten ein kleines Loch in den Boden stampfen. Durch das feste Auftippen wird der jeweilige Meridian stärker stimuliert.

Kopf

Halten Sie Ihren Kopf während der Übungen stets aufrecht. Neigen Sie ihn weder zur Seite noch nach hinten oder vorn. Ziehen Sie das Kinn leicht an, sodass der Kopf gedanklich über den Baihui am Himmel aufgehängt ist. Dies sorgt zudem für eine Haltung der Wirbelsäule, die das Aufsteigen des Qi im Körper ermöglicht.

Mit Himmel und Erde verbunden

Bedenken Sie, dass der Mensch ein Energiekörper ist und daher wie eine Batterie zwei Pole benötigt, damit Energie in ihm fließt. Diese zwei Pole sind in unserem Fall die Himmelsenergie (Yang), die über den Baihui und die Erdenergie (Yin), die über die Yongquan-Punkte aufgenommen wird.

Augen

Sofern Sie keine gehende Übung ausführen, versuchen Sie mit der Zeit, jede Übung mit geschlossenen Augen durchzuführen. Dies ist besonders bei Beschwerden wichtig, die eher Yang-lastig sind, wie beispielsweise ein hoher Blutdruck. Das Schließen der Augen enthält einen Yin-Aspekt, da er das Nach-innen-Richten der Aufmerksamkeit unterstützt. Wenn bei einem solchen Beschwerdebild mehr Yin-Aspekte in die Übung eingebaut werden, unterstützt dies die Harmonisierung der zu starken Yang-Energie.

Kreuz

Versuchen Sie, Ihr Kreuz möglichst locker zu halten. Damit gewährleisten Sie, dass genug Kraft für die Beine zur Verfügung steht und Sie auch bei nach unten gerichteten Bewegungen wie dem Hocken fest über die Yongquan-Punkte mit dem Boden verbunden sind. Ist dies der Fall, kann Energie aus der Erde aufgenommen werden.
Alle Bewegungen sollten sanft von der Hüfte aus eingeleitet werden, der Mitte des Körpers. Bei Drehungen leitet beispielsweise die Hüfte die Bewegung ein, die Arme folgen lediglich. Auch Gewichtsverlagerungen sollten ihren Ursprung in der Hüfte haben. Wenn Sie dieses Prinzip beachten, wird es leichter, den Körper als eine Einheit wahrzunehmen und Arm-, Bein- und Kopfbewegungen nicht unabhängig vom Rest des Körpers auszuführen.

Zähne

Beißen Sie die Zähne nicht zusammen, da in dem Fall der Nierenkreislauf verschlossen wird. Schließen Sie den Mund lediglich leicht.

Atmung

Führen Sie bei jeder Atemform das Ein- und Ausatmen langsam, stetig aufeinanderfolgend und sanft fließend durch. Vermeiden Sie zu schnelles und unregelmäßiges Atmen genauso wie das Anhalten des Atems über einen längeren Zeitraum. Ein sanftes, weiches, ineinander übergehendes Atmen führt zu einer größeren Öffnung und begünstigt die positiven Wirkungen des Guolin Qigong. Nutzen Sie zudem nicht Ihre volle Lungenkapazität aus. Atmen Sie weder bis zum Anschlag ein noch aus und forcieren Sie Ihren Atem nicht. Ein zu starkes (unnatürliches) Atmen in den Unterbauch erzeugt Blockaden in diesem Bereich, die beispielsweise zu Verstopfungen führen können.

Speichel

Sobald sich der Körper an die Übung gewöhnt hat und das Qi aktiviert und vermehrt wird, entsteht auch vermehrt Speichel. Dies ist ein Zeichen dafür, dass die Übung positiv auf den Körper wirkt. Wenn sich zu viel Speichel im Mund bildet, kommen Sie zur Ruhe und bleiben schulterbreit locker stehen. Teilen Sie den Speichel in drei Teile auf und stellen Sie sich beim dreimaligen Schlucken vor, wie er langsam vom Mundbereich bis ins mittlere Dantian fließt. Führen Sie dreimal das »Öffnen-Schließen« durch und fahren Sie mit der Übung fort. Schlucken Sie niemals während der Übungsdurchführung den Speichel herunter.
Ist Ihr Mund während des Übens trocken, können Sie zwischen Vor- und Hauptübung einige Minuten lang Ihre Zungenspitze über die Außenseite der oberen Zähne und deren Zahnfleisch hin und her bewegen. Es empfiehlt sich ein neunfaches Kreisen in die eine und anschließend in derselben Anzahl in die andere Richtung. Dies kann man um ein weiteres jeweils neunmaliges Kreisen in beide Richtungen an den Innenseiten der Zähne erweitern.

Was das Qi behindert

Das Bilden von Speichel ist ein Anzeichen dafür, dass die Übung eine positive Wirkung auf den Körper hat. In alten daoistischen Schriften findet man den Hinweis, dass sich das Qi mit dem Speichel verbindet und sich damit Feuer und Wasser (Huo Shui) verbinden, sodass der Qi-Fluss im Körper angeregt werden kann.
Das Speichelschlucken gilt neben dem Atmen als wichtige Methode der Körperarbeit, was verständlich ist, wenn man bedenkt, welche Heilwirkung im Speichel steckt. Interessant ist an dieser Stelle, dass das chinesische Zeichen für Speichel (Yü Ye, Jadeflüssigkeit, Jingflüssigkeit, Himmelswasser) aus den zwei Zeichen »Leben« und »Wasser« zusammengesetzt ist. Wissenschaftler haben inzwischen bestätigt, dass Speichel aus einigen hundert Aminosäuren besteht und ein natürliches Antibiotikum darstellt. Man denke hierbei an das Wundenlecken bei Tieren. So stellt der Körper also selbst auf wundersame Weise heilende Medizin ohne Nebenwirkungen her. In früheren Zeiten war es daher üblich, dass man vor Massageübungen in die Hände spuckte. Das möglichst langsame Schlucken dient zudem zur Massage der auf der Speiseröhre befindlichen Akupunkturpunkte.

Gedanken

Anfangs kann es vorkommen, dass der Geist unruhig ist und Sie in regelmäßigen Abständen von der Übung ablenkt und abbringt. Sie werden jedoch sehen, dass dies mit der Zeit mehr und mehr abnimmt.

In China gibt es eine Redensart namens »Yi Nian Dai Wan Nian«: Mit der Konzentration auf einen Gedanken werden zehntausend andere ersetzt. Möglichkeiten, den bewussten Verstand zu beschäftigen, sind beispielsweise das Zählen, das Beobachten des Atems oder die Konzentration auf den physischen Körper. Wenn Sie ein Motiv oder Wort wählen, auf das Sie sich während der Übung konzentrieren, können Sie abschweifende Gedanken ebenfalls unterbinden. Empfehlenswert sind bei dieser Methode bei Lebererkrankung Motive mit einem großen Grünanteil, beispielsweise Bäume oder Wiesen. Die Frequenzen, die die Farbe Grün erzeugt, können wie bestimmte Tonfrequenzen verstärkt von der Leber aufgenommen werden, die wiederum in einer von anderen Organen unterschiedlichen Frequenz schwingt. So kann man, vereinfacht gesagt, über eine Farbvisualisierung dem geschwächten Organ unterstützend heilende Frequenzen zukommen lassen. Bei Lungenerkrankungen sollten weiße Motive bevorzugt werden, beispielsweise eine Schneelandschaft. Achten Sie aber darauf, dass der Schnee liegt und nicht fällt – genauso wie auch alle anderen Motive stets ruhig sein und sich nicht bewegen sollten. Ein Fluss ist kontraproduktiv, ein ruhiger See dagegen empfehlenswert.

Frau Guo Lin empfiehlt in ihrem Werk »Xi Qi Gong Liao Fa« bei niedrigen Blutwerten oder niedrigem Blutdruck die Konzentration auf höhere Motive wie Baumwipfel oder Hügel, bei hohen Werten und Bluthochdruck dagegen Motive in Bodennähe wie den unteren Bereich des Baumstammes oder Gras. Bei normalen Werten rät sie zu Motiven auf Höhe des Energiepunktes Danzhong. Hierin ist das Yin-Yang-Prinzip wiederzufinden: Bei niedrigem Blutdruck ist es beispielsweise förderlich, die Yang-Aspekte etwas mehr zu betonen. Daher geht der Blick eher nach oben zum Himmel, von dem Yang-Energie aufgenommen werden kann. Eine Mischung aus Farbtönen ist ebenfalls möglich. Bei Lungenkrebs mit Lebermetastasen bietet sich beispielsweise eine Wiese mit Margeriten an. Weitere Beispiele sind saftiges Obst bei trockenem Mund, ein ruhiger See bei Unruhe oder Stress, dunkle Trauben bei Nierenerkrankungen oder Chrysanthemen bei Erkrankungen des Milz- oder Magenkreislaufs. Mischen Sie jedoch nicht zu viele Farben und vermeiden Sie intensives Rot bei Herzbeschwerden.

Doch Vorsicht: Erfolgt die Visualisierung zu ehrgeizig, kann auch dies schädlich sein. Es entsteht eine energetische Fülle im Kopf- und Brustbereich und wir verlieren unsere Mitte. Wählen Sie daher auch kein Motiv, das Ihre Fantasie zu sehr anregt oder Sie emotional erregt. Konzentrieren Sie sich niemals auf aufkommende Gedanken und dass diese unerwünscht sind. Lassen Sie sie kommen und wie Wolken weiterziehen. Wenn Sie sie bemerken, beobachten Sie sie, möglichst ohne sie zu bewerten und ihnen anzuhaften. Konzentrieren Sie sich auf die Farbe oder die Landschaft, die Sie sich anfangs ausgesucht haben. Je mehr Sie sich über die Gedankenfülle ärgern und ihr entgegensteuern, desto mehr bekräftigen Sie sie. Energie geht immer dorthin, wohin die Aufmerksamkeit gerichtet ist. Bündeln Sie Ihre Aufmerksamkeit auf natürliche Weise auf den gegenwärtigen Augenblick und versuchen Sie, das jeweilige Motiv zu verinnerlichen, anstatt es gedanklich zu fixieren. Je ruhiger Ihr Geist mit der Zeit wird, desto mehr können Sie sich auf die Übungen einlassen. Infolgedessen werden auch Ihre Bewegungen geschmeidiger und sanfter, bis Sie sich nicht mehr selbst bewegen, sondern bewegt werden. Ab dem Zeitpunkt entfalten die Übungen ihr volles Potenzial. Die Bewegungsfolgen sind im Unterbewusstsein abgespeichert und führen sich ohne nachzudenken aus, sodass der Geist frei ist und wachsam in der Stille ruhen kann.

Ablenkung

Ablenkung von der Übungspraxis kommt nicht nur von innen in Form von Gedanken. In der taoistischen Lehre findet man oft den Begriff der »fünf Diebe«. Gemeint sind Augen, Ohren, Nase, Zunge und Körper, durch die der Mensch Eindrücke wahrnimmt, die ihn so sehr in den Bann ziehen, dass er seine Aufmerksamkeit nach außen richtet. Sobald dies geschieht, mindert sich die Verbindung mit dem Selbst. Der Körper verliert Energie und wird geschwächt. Nehmen Sie daher Geräusche oder optische Eindrücke während der Übung lediglich wahr, aber konzentrieren Sie sich nicht auf sie. Bleiben Sie bei sich. Wenden Sie sich keinen Geräuschen zu und fixieren Sie nichts mit Ihrem Blick, wenn Sie die Übungen mit offenen Augen durchführen. Mit der Zeit wird es Ihnen gelingen, aufmerksam, wach und eins mit der Übung zu sein, sodass äußere Einflüsse Sie nicht mehr stören oder ablenken. Anfangs hilft es, sich während der Übung auf das untere (Männer) beziehungsweise mittlere (Frauen) Dantian zu konzentrieren.

Kleidung und Schuhe

Tragen Sie bequeme und lockere Kleidung aus Naturstoffen wie zum Beispiel Baumwolle, Leinen, Seide oder Ähnliches. Synthetische Kunstfasern wie Polyester stören den Qi-Fluss und sind daher während der Übungen nach Möglichkeit zu meiden. Ziehen Sie sich weder zu warm noch zu kalt an.
Achten Sie zudem auf flache und bequeme Schuhe, deren Sohlen nicht steif sind. Es ist wichtig, dass Sie die Füße elastisch abrollen können, um Meridiane und Akupunkturpunkte in den Füßen zu stimulieren. Wenn der Boden nicht zu kalt ist, empfiehlt es sich, die Übungen barfuß durchzuführen. Auf diese Weise können Sie sich besonders bei einem Üben im Freien stärker mit der Erdenergie verbinden.

Schmuck

Jeglicher Schmuck wie Ohrringe, Ringe, Broschen und Uhren sollten während der Übung entfernt werden. Denn sie wirken wie alle metallischen Gegenstände auf den Qi-Fluss ein und behindern ihn zum großen Teil.

Seien Sie nicht ungeduldig

Niemals käme man auf den Gedanken, an einem Grashalm zu ziehen, damit dieser schneller wächst. Genauso wenig wird sich ein gewünschter Effekt schneller einstellen, wenn Sie sich zu sehr darauf fokussieren – im Gegenteil. Seien Sie nicht zu ehrgeizig, sondern üben Sie sich im Geschehen-Lassen und geben Sie Ihrem Körper die Zeit, die er braucht. Pflegen Sie stattdessen Eigenschaften wie Beständigkeit, Zuversicht, Vertrauen und Entschlossenheit. Üben Sie regelmäßig, da die Übungen so ihre Kraft und Wirkung am besten entwickeln. Versuchen Sie, immer schneller in einen entspannten Zustand zu gelangen und sich während der Vorbereitungsübungen oder sogar davor von anhaftenden Gefühlen und Gedanken zu lösen. Auf diesem Wege können Sie schon bald von der positiven Wirkung des Guolin Qigong profitieren.

Die Übungen

Jetzt können Sie in die Übungspraxis einsteigen.
Verlangen Sie dabei nicht zu viel von sich: Beginnen Sie langsam und vervollkommnen Sie die jeweilige Übung Schritt für Schritt.
Lassen Sie die Lebenskraft in sich fließen!

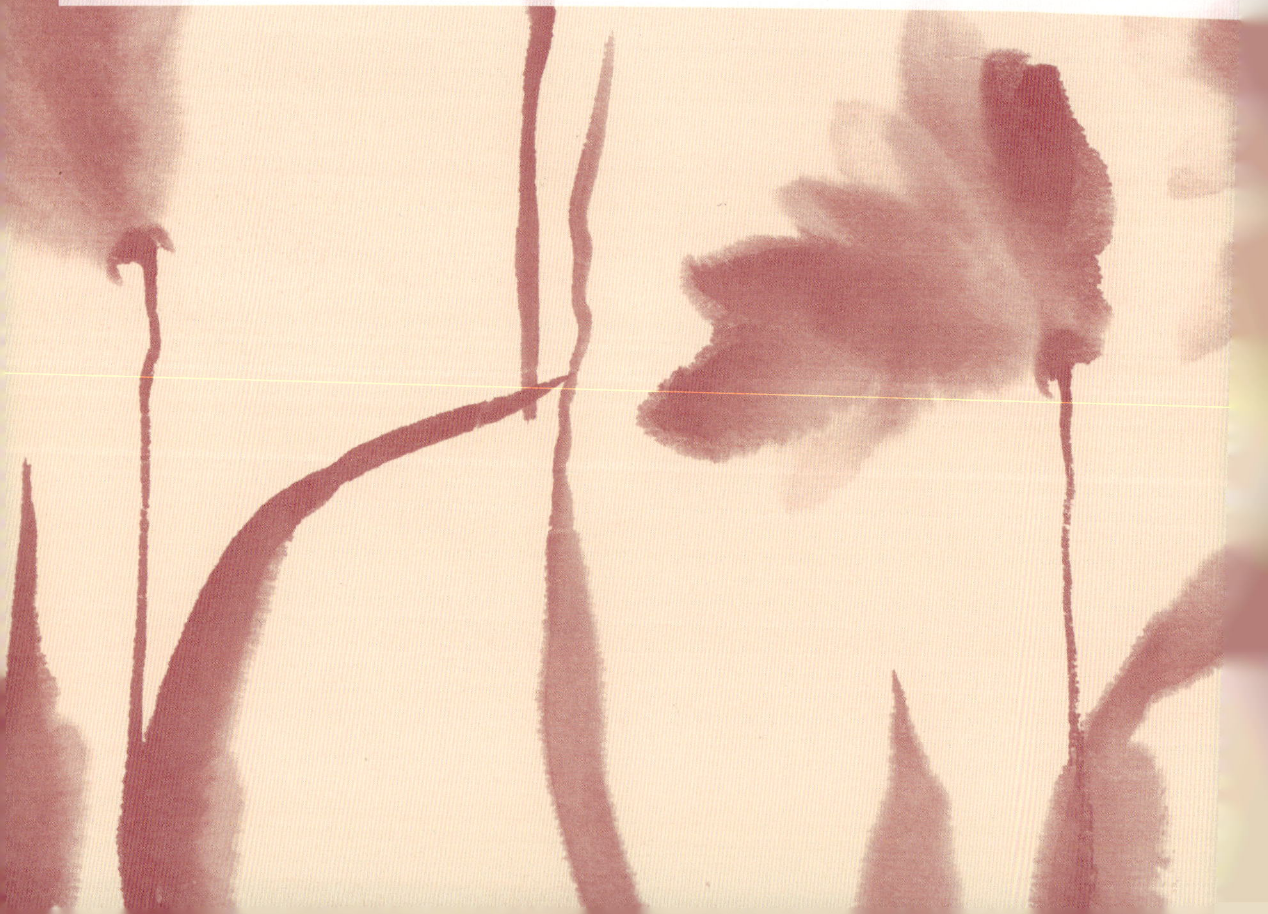

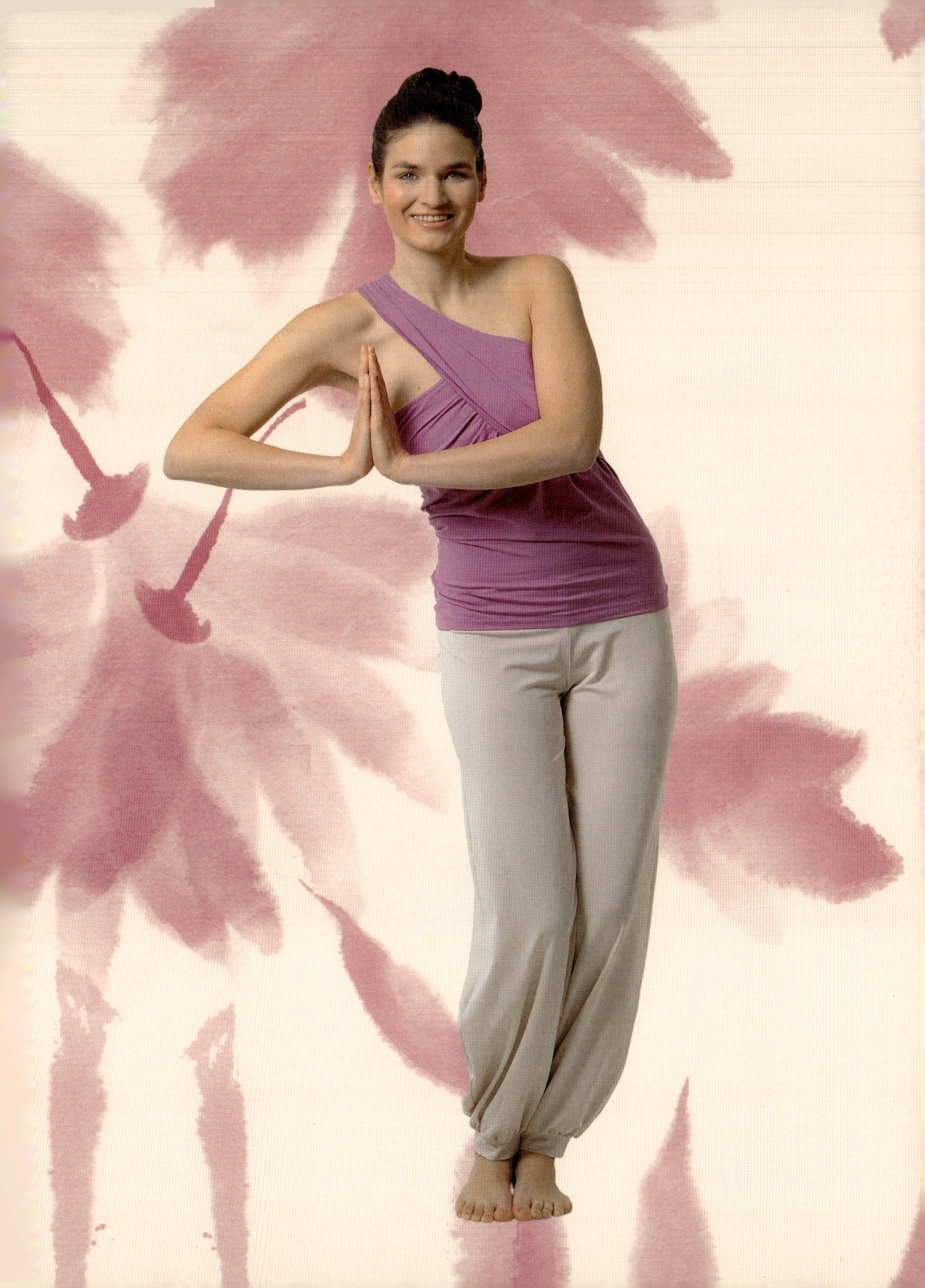

Vorbereitungsübung

(Guanjie Song Kai)

Die Vorbereitungsübung dient dazu, die Gelenke und Meridiane zu öffnen, damit das Qi später besser im Körper fließen kann. Insgesamt sollten neun wichtige Gelenke (»Durchgangstore« des Qi) gelockert beziehungsweise geöffnet werden, um den Fluss des Qi zu gewährleisten: Schulter-, Ellbogen-, Hand-, Hüft-, Knie- und Fußgelenk. Hinzu kommen das Kreuzbein, der Nacken und der oberste Punkt des Körpers, der sogenannte Baihui. Wie wichtig das Öffnen ist, kann nicht genug betont werden. Wird es vernachlässigt, können die Bewegungen niemals natürlich und fließend sein und das Qi staut sich in den jeweiligen Körperbereichen sehr leicht. Zur Vorbereitung eignen sich neben den auf den folgenden Seiten beschriebenen Übungen auch verschiedene Dreh-, Streck- und Beugeübungen aus westlichen Übungssystemen wie zum Beispiel Gymnastik oder Aufwärmübungen unterschiedlicher Sportarten. Es gibt keine bestimmten Übungen, die für die Vorbereitungsübung festgelegt sind. Wählen Sie sich daher diejenigen aus, die Ihnen am meisten zusagen.

Was das Qi behindert

Empfehlenswert ist es, sich anfangs mindestens eine halbe Stunde Zeit zu nehmen und unterschiedliche Übungen zu den jeweiligen Gelenken einzubauen. Auch einzelne Muskeln sollten gedehnt und gelockert werden, da jede Muskelspannung Energie bindet. Dies zeigt sich in den verkürzten Muskeln und dem eingeschränkten Bewegungsradius, den man bei Verspannungen hat. Löst sich gebundene Energie in den Muskeln, kann sie absinken und unterstützt zusätzlich die innere Ruhe.

Die Gelenke dehnen

Erfahrungsgemäß ist von den Armgelenken das Schultergelenk am häufigsten verspannt und es lässt sich zudem auch am schwierigsten öffnen. Lockern Sie dennoch vor dem Schultergelenk zuerst das Hand- und dann das Ellbogengelenk. Anschließend folgt das Lockern der Hüft-, Knie- und Fußgelenke, wobei hierbei meist das Fußgelenk das am schwersten zu öffnende darstellt. Nehmen Sie sich daher etwas mehr Zeit dafür. Alternativ können Sie auch nacheinander jeweils die Gelenke dehnen, die miteinander verbunden sind, also Schultern und Hüften, Ellbogen und Knie sowie Hand- und Fußgelenke.
Das Kreuzbein besitzt insgesamt vier Verbindungen, die nicht nur aus anatomischer Sicht wichtig sind, sondern vor allem auch aus energetischer. Neben wichtigen Akupunkturpunkten und Energiezentren fließt an dieser Stelle auch der Du-Mai-Meridian, der aus Sicht der Traditionellen Chinesischen Medizin mit dem Nieren-Funktionskreis verbunden ist, welcher wiederum durch die Nieren mit dem vorgeburtlichen Qi in Verbindung gebracht wird.

Vorbereitungsübung im Stehen

Schüttelübung

Die Schüttelübung dient dazu, negatives Qi abzuleiten und kann sowohl als Vorbereitungsübung als auch als eigenständige Übung bei Ärger und Wut oder wenn Sie länger sitzen müssen, angewendet werden. Sie gilt als eine der grundlegenden Übungen und findet sich in vielen Qigong-Arten wieder.

- Nehmen Sie die schulterbreite Grundhaltung (siehe ab Seite 112) ein und atmen Sie möglichst ruhig.
- Greifen Sie mit den Zehen dreimal in den Boden, als wollten Sie ein Loch in die Erde graben. Mit dieser Bewegung werden die Yongquan-Punkte geöffnet, durch die während der Übung negatives Qi abfließen kann.
- Fangen Sie an, sich zu schütteln. Stellen Sie sich vor, Sie würden die Meridiane ausschütteln. Empfehlenswert ist es, in den Knie- und Hüftgelenken zu beginnen, dann folgt ein

Schütteln der Arme und des Oberkörpers. Nach einer kurzen Zeit sollte sich der ganze Körper von alleine schütteln und nicht mehr bewusst geschüttelt werden. Vermeiden Sie Gedanken, wie Sie wohl aussehen, sondern lassen Sie den Bewegungen freien Lauf. Stellen Sie sich vor, alle körperlichen Spannungen und negativen Emotionen würden bei der Bewegung aufgerüttelt werden, im Körper von oben bis in die Fußsohlen absinken und den Körper durch die Yongquan-Punkte tief in die Erde hinein verlassen.

- Nehmen Sie nach einigen Minuten die Atmung hinzu und visualisieren Sie, dass Sie bei jeder Ausatmung das negative Qi durch die besagten Punkte an die Erde abgeben beziehungsweise tief in die Erde schicken. Zusätzlich können Sie sich vorstellen, dass beim Einatmen Licht in Sie hineinströmt, welches das aufgeschüttelte Qi wie ein Schwamm aufsaugt und das durch die Yongquan-Punkte in die Erde abfließt.
- Lassen Sie die Fußsohlen die ganze Zeit über fest auf dem Boden und gehen Sie gegen Ende der Übung dazu über, länger aus- als einzuatmen. Verhaften Sie nicht zu konzentriert bei den Spannungen, da sie sonst durch die fokussierte Absicht, sich von ihnen zu befreien, verstärkt werden. Stellen Sie ohne zusätzliche Gedanken fest, an welchen Körperregionen sich die Spannungen befinden und entspannen Sie sie mit einer sanften, nicht angestrengten Vorstellung.
- Streichen Sie zum Abschluss der Übung mindestens einmal mit dem Daumen über die Yongquan-Punkte, um sie wieder zu schließen und bleiben Sie noch einige Minuten ruhig stehen. Legen Sie dabei Ihre Hände auf das mittlere Dantian (Frauen zuerst die rechte Hand, Männer die linke) und konzentrieren Sie sich auf dieses Energiezentrum.

Drehen des Oberkörpers

- Stellen Sie Ihre Beine zusammen und legen Sie die Handrücken auf die Shenshu-Punkte, wobei sich jeweils Daumen und Mittelfinger einer Hand berühren.
- Drehen Sie Ihren Oberkörper so weit wie es bequem ist nach links und gehen Sie dann leicht in die Knie.
- Richten Sie sich wieder auf und drehen Sie sich zurück in die Ausgangsstellung.
- Führen Sie die Drehung analog zur rechten Seite aus und wiederholen Sie die Übung weitere fünfmal, sodass Sie sie insgesamt sechsmal ausführen.

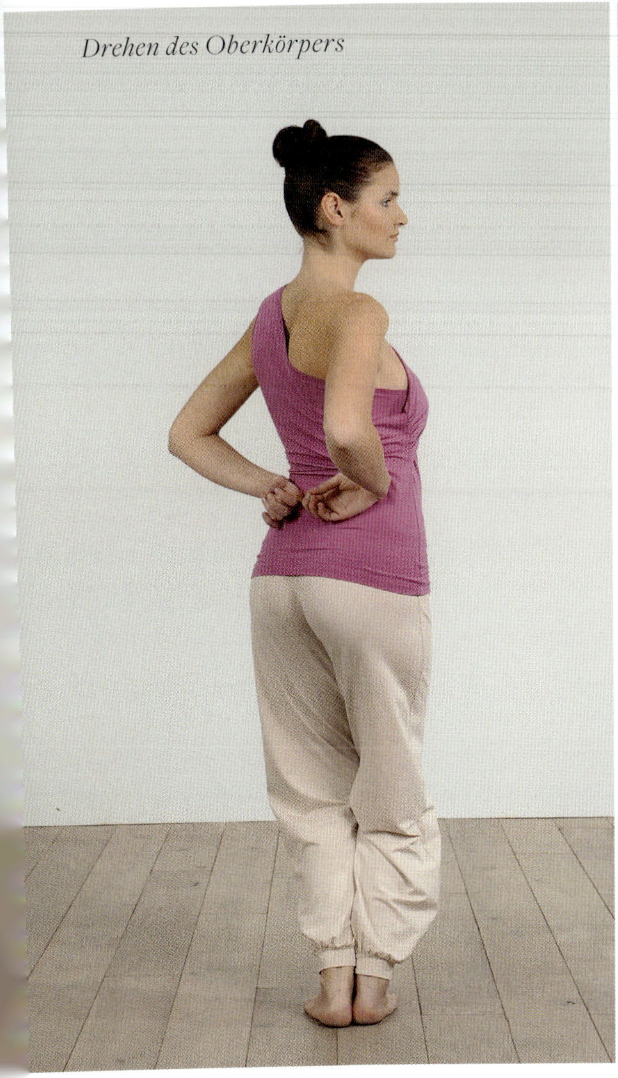

Drehen des Oberkörpers

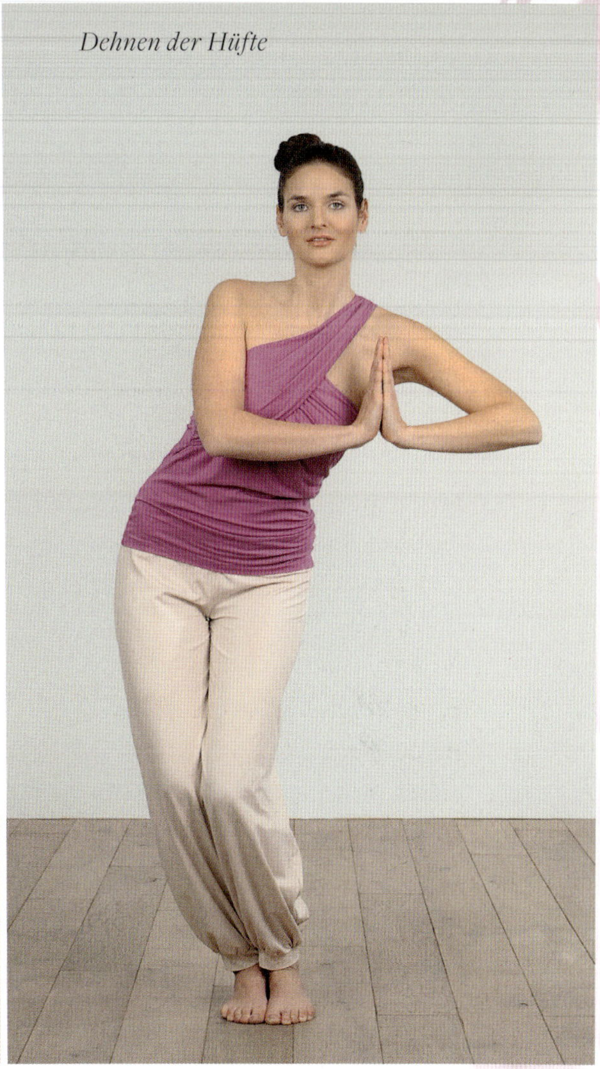

Dehnen der Hüfte

Dehnen der Hüfte

- Bringen Sie Ihre Hände mittig vor der Brust in die Gebetshaltung: die Handflächen berühren einander, die Finger zeigen nach oben. Ellbogen und Unterarme liegen auf einer Höhe.
- Lassen Sie nun die Arme in einer geraden Linie vor dem Körper nach rechts wandern, während sich der untere Körperbereich (unterhalb der Hüfte) nach links bewegt.
- Begeben Sie sich wieder in die Ausgangsstellung und wiederholen Sie die Bewegung analog auf der anderen Seite. Die Arme verlaufen dabei stets auf einer gedachten waagrechten Linie auf Brusthöhe vor dem Körper.

Ausgleichen von Yin und Yang

Diese Übung kann auch sehr erfolgreich bei Konzentrationsschwäche oder Alzheimer eingesetzt werden.

- Heben Sie die Hände so weit vor dem Körper, wie es für Sie bequem ist. Die Handflächen zeigen zum Gesicht, die Finger nach oben.
- Nun rollen Sie die Finger der rechten Hand nacheinander zu einer leichten Faust ein, wobei Sie mit dem kleinen Finger beginnen.
- Drehen Sie die geschlossene Hand in einer Kreisbewegung aus dem Handgelenk heraus nach außen, sodass der Handrücken zuerst nach oben und dann zu Ihnen zeigt, und öffnen Sie nacheinander wieder die Finger. Die Hand ist in der Endstellung geöffnet, die Finger zeigen nach oben und der Handrücken zeigt zum Körper.
- Drehen Sie nun die geöffnete Hand aus dem Handgelenk heraus nach innen, sodass anschließend wieder die Handfläche zum Gesicht zeigt.
- Bringen Sie nun die linke Hand als Faust neben die rechte Hand, der Handrücken zeigt dabei nach oben.
- Wiederholen Sie die vorherige Bewegung. Während Sie mit der rechten Hand (wieder vom kleinen Finger ausgehend) eine Faust machen, öffnen sich nacheinander die Finger der linken Hand. In der Endstellung zeigen der linke Handrücken und die rechte Handfläche (als Faust) zum Körper.
- Während sich die linke Handfläche zum Körper dreht, dreht sich die rechte geschlossene Hand wieder aus dem Handgelenk heraus nach außen.
- Während Sie Ihre rechte Hand öffnen, schließen Sie zugleich die linke Hand wieder zur Faust.
- Machen Sie einige Minuten so weiter und führen Sie zeitlich versetzt immer dieselbe Bewegung mit den Händen aus.

Wippen

- Stellen Sie sich schulterbreit parallel hin und lassen die Arme seitlich locker herabhängen.
- Gehen Sie leicht in die Knie, wobei die Wirbelsäule gerade aufgerichtet bleibt, und strecken Sie sich wieder nach oben, wobei Sie die Knie nie ganz durchstrecken.

- Wippen Sie auf die Weise einige Minuten locker hoch und runter und versuchen Sie, Muskeln und Gelenke zu entspannen. Achten Sie darauf, dass beide Fußsohlen während des Wippens fest auf dem Boden bleiben.

Wippen kann gefährlich sein

Wenn Sie schwanger sind, Ihre Monatsblutung haben, unter Bluthochdruck leiden oder schon einen Herzinfarkt hatten, sollten Sie nicht auf diese Weise wippen.

Sammeln von Qi im mittleren Dantian

Diese Übung können Sie auch als eigenständige Übung durchführen und bis zu einer halben Stunde damit verbringen. Legen Sie dann als Abschluss die Hände auf das mittlere Dantian und führen dreimal die Qi-Atmung durch (siehe ab Seite 65).

- Stellen Sie sich einen Halbkreis auf Höhe des mittleren Dantians vor. Eine Hand befindet sich mit der Handfläche zum Körper vor dem mittleren Dantian, die andere vor dem Shenshu, wobei auch hier die Handfläche zum Körper zeigt. Ist es schwierig, die Hand bis vor diesen Punkt zu bewegen, führen Sie sie lediglich bis zum Akupunkturpunkt Gallenblase 30.
- Bewegen Sie nun beide Hände in einem Abstand von etwa 15 Zentimetern zum Körper in einem Halbkreis zwischen mittlerem Dantian und Shenshu hin und her. Achten Sie darauf, dass sich die Laogong-Punkte in der Handfläche nie über die jeweiligen Energiepunkte hinaus bewegen und die Handflächen stets zum Körper zeigen.
- Männer beginnen die Drehung bei dieser Übung nach links, Frauen nach rechts.

Vorbereitungsübung im Sitzen

Setzen Sie sich zu Anfang der Übung bequem auf das vordere Drittel eines Stuhls. Stellen Sie Ihre Beine so auf, dass Ober- und Unterschenkel einen rechten Winkel bilden und stellen Sie die Fußsohlen vollständig auf den Boden auf. Achten Sie auf eine gerade Wirbelsäule.

Lockern der Fußgelenke

- Strecken Sie Ihre Füße aus, sodass sie sich etwa eine Fußsohle über dem Boden befinden und sich gegenseitig leicht berühren.
- Kreisen Sie beide Füße gleichzeitig je sechsmal im Uhrzeigersinn und anschließend gegen den Uhrzeigersinn.
- Entfernen Sie die Füße ein wenig voneinander (etwas auseinanderziehen) und kreisen Sie sie gleichzeitig jeweils nach außen und anschließend nach innen.

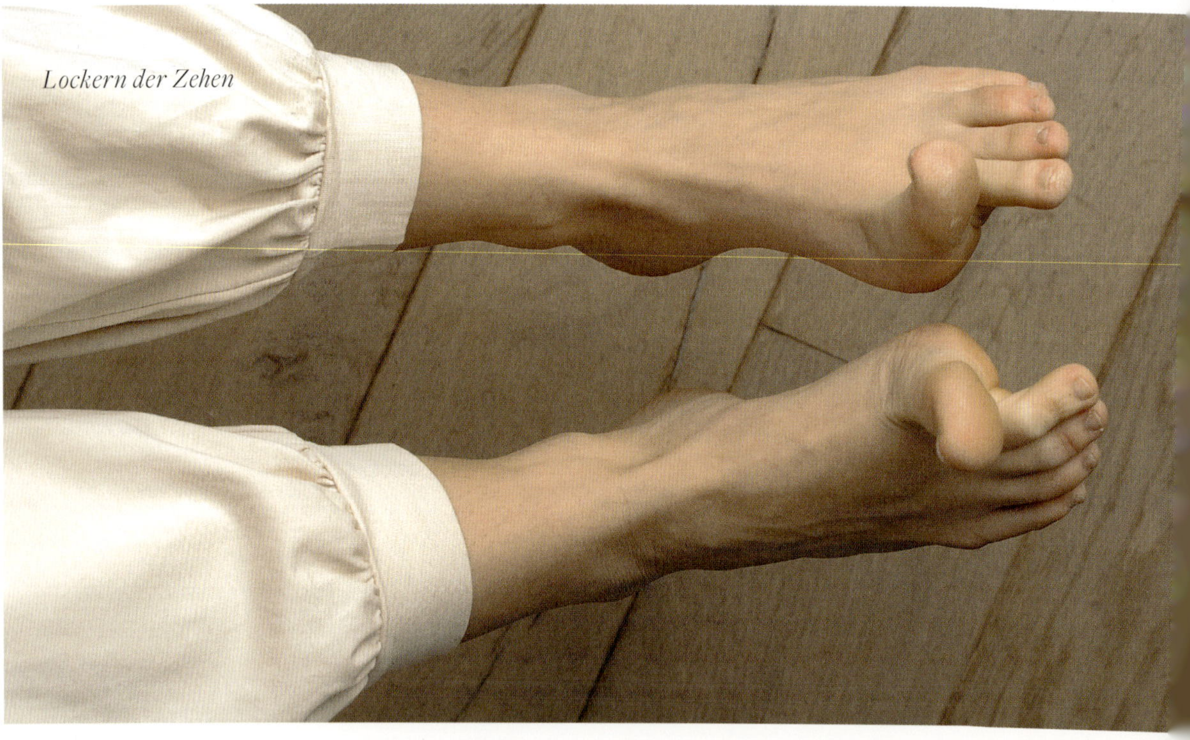

Lockern der Zehen

Lockern der Zehen

Diese Übung können Sie gerne täglich und zu jeder Tageszeit durchführen. Sie stimuliert den Leber-, Magen- und Milzmeridian und hilft dem Körper bei der Ausscheidung von Giften. Taoisten empfehlen eine Wiederholung von bis zu zweihundert Mal täglich. Machen Sie so viele Wiederholungen, wie es für Sie angenehm ist, gerne in Sechser-Schritten.

- Führen Sie den großen Zeh nach oben (zum Körper hinziehen), während Sie die anderen vier Zehen einknicken. Achten Sie darauf, hierbei nur die Zehen zu bewegen und nicht die Fußgelenke.
- Knicken Sie daraufhin den großen Zeh ein und ziehen Sie zeitgleich die anderen vier Zehen zum Körper hin. Achten Sie darauf, dass sich der Bereich zwischen großem und zweitem Zeh aneinanderreibt.

Aktivieren des Qi-Flusses in den Füßen

Strecken Sie die Füße aus und legen Sie die Fersen so zusammen, dass sie einen 90-Grad-Winkel bilden.

- Führen Sie die Füße nun erst waagrecht auseinander, dann wieder kräftig zusammen. Schlagen Sie beim Zusammenführen jeweils die Fersen aneinander. Achtung: Der Fußrücken zeigt immer zum Körper hin und der 90-Grad-Winkel wird beibehalten.

»Der Mensch besieht sein Spiegelbild nicht im fließenden Wasser, sondern im stillen Wasser.«

DSCHUANG DSI

Vorübung – Das Qi wecken

(Yu Bei Gong)

Die Vorbereitung für die Hauptübungen besteht aus drei Teilen und sollte vor jeder Hauptübung durchgeführt werden. Sie dient dazu, Geist und Körper in einen ruhigen und entspannten Zustand zu bringen, damit das in der Hauptübung aktivierte Qi besser fließen und sich die beabsichtigte Wirkung voll entfalten kann. Auch kann ein ruhiger Geisteszustand ein Energieungleichgewicht besser wahrnehmen, um dieses anschließend möglichst effektiv aufzulösen. Bedenken Sie, dass sich Geist und Körper stets gegenseitig beeinflussen. Wenn Ihr Körper bestmöglich entspannt ist, werden auch Ihre Gedanken immer ruhiger. Zugleich fördert ein ruhiger Geist die Entspannung in Muskulatur und Sehnen und bewirkt ruhigere und tiefere Atemzüge.
Sollten Sie mehrere Übungen durchführen, genügt es, die Vorübung einmal auszuführen, wenn Sie mit dem Üben beginnen.

Wichtiger Bestandteil jeder Übung

Anders als die Vorbereitungsübungen (siehe ab Seite 102) entstammt die Vorübung aus dem Qigong. Sie ist eine direkte Vorbereitung des Körpers auf die Qi-Aufnahme und muss daher genau so durchgeführt werden, wie ich sie auf den folgenden Seiten beschreibe.

Die Grundstellung

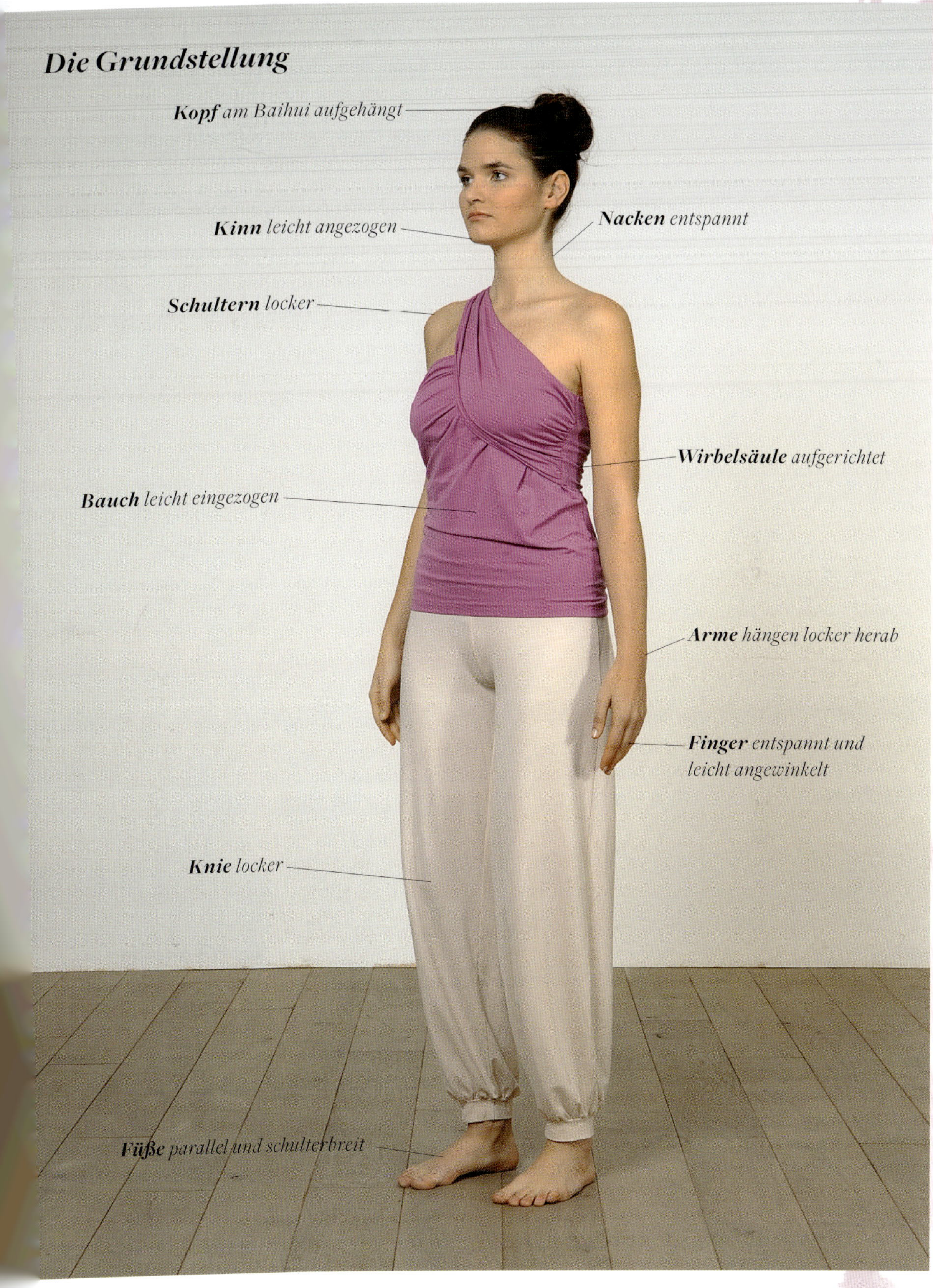
Kopf *am Baihui aufgehängt*
Kinn *leicht angezogen*
Nacken *entspannt*
Schultern *locker*
Wirbelsäule *aufgerichtet*
Bauch *leicht eingezogen*
Arme *hängen locker herab*
Finger *entspannt und leicht angewinkelt*
Knie *locker*
Füße *parallel und schulterbreit*

1. Ruhig und locker stehen (Song Jing Zhan Li)

- Stellen Sie Ihre Füße parallel und schulterbreit auseinander und stehen Sie locker und ruhig (siehe Foto Grundstellung auf Seite 111). Die Fußsohlen liegen fest auf dem Boden, Fersen und Ballen sind gleich stark belastet. Stellen Sie sich vor, durch die Yongquan-Punkte würden Wurzeln in die Erde wachsen, sodass Sie mit der Erde verschmelzen. Verteilen Sie Ihr Körpergewicht gleichmäßig auf beide Beine. Stellen Sie sich vor, Sie würden mit drei Flächen auf dem Boden stehen: den beiden Fußsohlen und dem Damm-Punkt. Dies bezeichnet man als »Ruhen auf den drei Säulen«.
- Die Hals- und Nackenmuskulatur ist entspannt und hält den Kopf so locker, als sei dieser in der Mitte am Baihui am Himmel aufgehängt (Ding Tou Xuan). Mit dieser Vorstellung erreichen Sie am besten eine aufrechte Körperhaltung, da der Kopf weder zu sehr nach vorn oder hinten noch nach links oder rechts gelegt wird.
- Ziehen Sie das Kinn leicht in Richtung Hals und richten Sie Ihren Blick mit geschlossenen Augen geradeaus zum Horizont. Wird das Kinn nicht angezogen, kann dies eine Qi-Stauung am Jadetor und einen starren Nackenbereich mit sich ziehen.

Das Qi muss fließen

Gemäß alter Schriften kann das Qi nur dann frei durch die Gefäß- und Steißbeinregion fließen, wenn die Füße schulterbreit stehen. Liegen sie näher beieinander, ist dieser Körperbereich energetisch blockiert.

Ausgleich der Kräfte

Ist der Kopf gedanklich am Himmel aufgehängt und befinden sich die Fußsohlen fest am Boden, können nicht nur Energien von außen aufgenommen werden, sondern sich die Kräfte im Körper auch am besten ausgleichen. Yang strebt dabei nach oben, Yin nach unten. Zeitgleich nimmt der Körper von unten (über Yongquan) Yin und von oben (über Baihui) Yang auf. Neben der senkrechten Ausrichtung sollte der Nackenbereich gedanklich auch waagrecht zur Körperseite hinstrebend ausgerichtet werden. Er ist in jedem Fall aufgrund der Vielzahl an Leitbahnen, unter anderem den acht außerordentlichen Meridianen, ein wichtiges Tor für den Energiefluss.

- Der Brustraum sollte so locker wie möglich sein. Sie können dies begünstigen, wenn Sie die Schultern kurze Zeit kreisen, entspannt atmen und auf eine aufrechte Haltung ohne Hohlkreuz achten. Vergessen Sie die Redewendung »Brust raus, Bauch rein«! Durch eine vorgestreckte Brust wird der Brustbereich verstopft und das Qi kann nicht mehr zum mittleren Dantian fließen. Zudem verhindert die vorgestreckte Brust die Energieaufnahme aus der Erde und fördert die ungesunde Brustatmung. Löst man den Brustbereich, kann das sogenannte Feuer des Herzens in das mittlere Dantian absinken und dort besänftigt und kontrolliert werden. Entspannen Sie hierzu die Rippenbögen und neigen Sie Ihre Brustwirbelsäule ein wenig. Wenn das Brustbein sinkt und der Brustkorb entspannt, wirkt sich dies auf die Körperrückseite aus. Der Rücken hebt sich leicht und Verspannungen zwischen den Schulterblättern werden gelöst.
- Senken Sie Ihre Schultern und lassen Sie sie so entspannt wie möglich hängen (»Bärenschultern«). Lassen Sie zugleich unter den Achselhöhlen etwas Raum, damit der Körper über den oberen Dreifach-Erwärmer verbrauchtes Qi abgeben kann.

Warum lockere Schultern so wichtig sind

Besonders im Schulterbereich sind Spannungen sehr häufig, was das Qi im oberen Bereich hält und in seinem Sinken behindert. Die starke Vorherrschaft des Intellekts, seine Verselbstständigung (etwa nicht enden wollende Gedankenschleifen) und Ängste können hiermit in Verbindung gebracht werden. Nehmen Sie sich also so viel Zeit, wie Sie brauchen, um sich im Schulter- und Nackenbereich möglichst vollständig zu entspannen. Sind die Schultern nicht entspannt, steigt das Qi leicht nach oben und wirkt einer gleichmäßigen Qi-Verteilung im gesamten Körper entgegen. Weiter verhindern hochgezogene Schultern die natürliche Atmung, was unter anderem daran liegt, dass die Rippen ebenfalls mit hochgezogen werden.
Im Militär macht man sich Soldaten schon lange durch eine ungesunde Körperhaltung mit ausgestreckter Brust und eingezogenem Bauch (oft noch kombiniert mit durchgestrecktem Knie) gefügiger. Denn durch diese Haltung verliert man die Verwurzelung und der Kontakt zum eigenen Unterbewusstsein und zum mittleren Dantian wird stark eingeschränkt. Dadurch gehorcht man eher wie ein Schaf Befehlen und nimmt äußere Einflüsse ungeschützter auf.

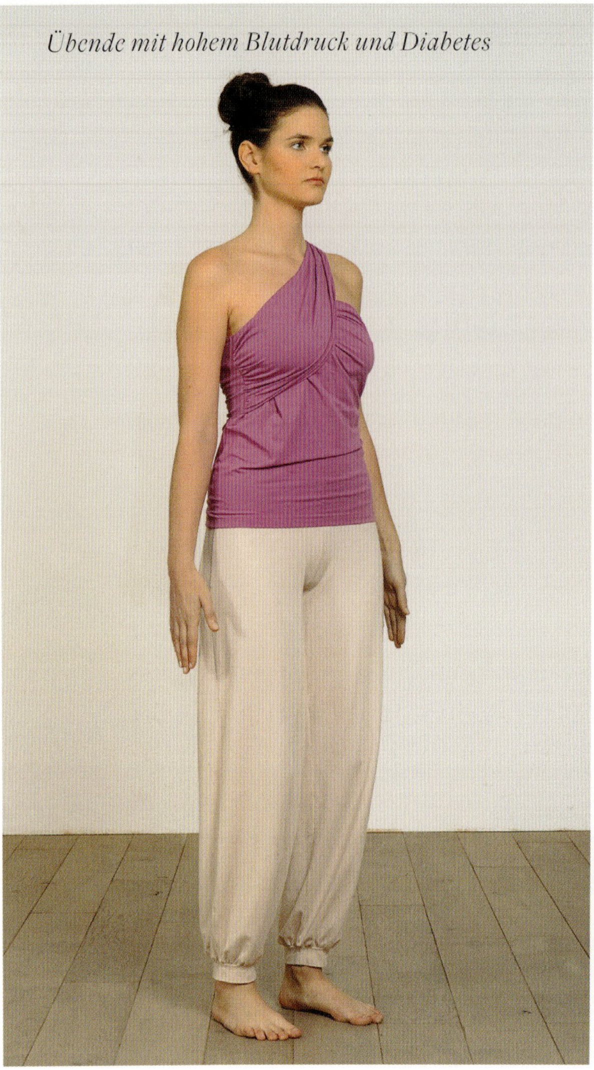

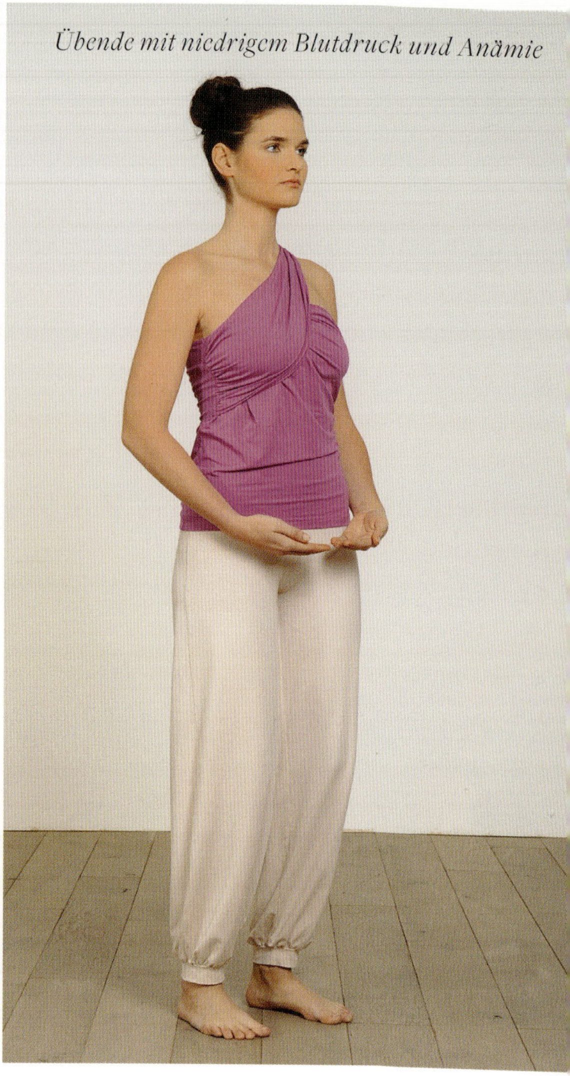

- Die Ellbogen-, Hand- und Fingergelenke sollten ganz entspannt an der Körperseite herunterhängen und leicht angewinkelt werden. Übende mit hohem Blutdruck und Diabetes lassen ihre Finger zu Boden zeigen. Übende mit sehr niedrigem Blutdruck und Anämie halten ihre Hände mit den Handflächen nach oben und den Fingern zueinandergerichtet vor dem mittleren Dantian.
- Lassen Sie den Bauch nicht einfach schlaff hängen, aber spannen Sie ihn auch nicht zu stark an. Entspannen Sie die Taille so gut wie möglich, da besonders in diesem Bereich das vor- und nachgeburtliche Qi im Gleichgewicht gehalten wird. Ziehen Sie den Unterleib leicht zurück, jedoch ohne dies zu übertreiben. Es kann dabei behilflich sein, die Hüfte und Lende

zu entspannen, den unteren Bereich der Wirbelsäule zu begradigen und am Nacken und oberen Wirbelsäulenbereich auszurichten. Achten Sie darauf, dass Sie kein Hohlkreuz bilden. Weder sollte die Brust nach vorn, noch der Rücken nach hinten gewölbt werden.

- Die Lendenwirbelsäule, also der untere Bereich der Wirbelsäule, wird durch das entspannte Sinkenlassen des Gesäßes aufgerichtet und begradigt. Im Bereich der Brustwirbelsäule, dem mittleren Teil, sorgt hierfür das Sinken der Brust, im Bereich der Halswirbelsäule, dem oberen Teil der Wirbelsäule, das leichte Anziehen des Kinns und das gedankliche Aufhängen des Kopfs über den Baihui am Himmel.

Die gerade Haltung der Wirbelsäule ist wichtig, um Entwicklungsprozessen im feinstofflichen Wesensbereich die bestmöglichen Bedingungen für ihre Entfaltung zu schaffen. Dies ist auch ein Grund, weshalb man sie in traditionellen fernöstlichen Meditationen und Kampfkünsten wiederfindet. Zudem sorgt eine gerade Haltung der Wirbelsäule dafür, dass alle Wirbelkörper aufeinanderruhen und sowohl Bänder als auch der Muskelapparat, der sonst zusätzliche Haltearbeit leisten müsste, entlastet werden. In seinem Werk »Atemheilkunst« weist Dr. med. Johannes Schmitt nach jahrzehntelangen atemtherapeutischen Forschungen darauf hin, dass der Atem gehemmt und Störungen im Körper entstehen, wenn keine gerade Haltung eingenommen wird. Unter anderem können Migräne und Kopfschmerzen begünstigt werden, wenn die aus den Wirbelbögen austretenden Nervenbahnen bei gekrümmter Haltung eingeengt und in ihrer Funktionskraft eingeschränkt werden. Ist die Wirbelsäule jedoch gerade ausgerichtet und der Kopf gedanklich über dem Baihui am Himmel aufgehängt, erfährt die Wirbelsäule eine Dehnung, wodurch die Bandscheiben von unnötigem Druck befreit werden und sich so verstärkt mit Nährstoffen füllen können.

Wirbelsäule und Organe

Interessant ist, dass einzelne Wirbelsäulenbereiche bestimmten Körperbereichen und Organen zugeordnet werden. Besteht beispielsweise eine Störung im siebten Brustwirbel, kann dies zu Bauchspeicheldrüsenproblemen und Magenschleimhautentzündungen führen. Hier wird wieder deutlich, wie dynamisch und eng verbunden alle Prozesse und Funktionen des Körpers miteinander verwoben sind und dass Beschwerden ganzheitlich zu betrachten sind.

- Kneifen Sie Ihre Pobacken so zusammen, als wollten Sie Ihren Stuhl zurückhalten. Damit gewährleisten Sie den Blut- und Energiefluss zwischen Füßen und Hüfte.

Besonders Frauen mit starken Monatsblutungen oder einer Neigung zu Uterussenkung sollten den Bereich um den Damm-Punkt leicht angezogen halten. Das sanfte Anziehen verhindert einen Energieverlust.

- Lassen Sie Ihre Kniegelenke locker und gehen Sie dabei auch etwas in die Knie, ohne dass die Knie über die Zehen ragen. Es hilft, sich vorzustellen, man säße auf einem unsichtbaren Barhocker.
- Schließen Sie Ihre Lippen leicht und legen Sie die Zungenspitze an den Gaumen hinter die Schneidezähne, ohne Druck auszuüben.
- Überprüfen Sie, ob Sie locker stehen, Ihr Brustbereich »leer«, der Bereich des mittleren Dantians »voll« und Ihr Atem ruhig ist. Gehen Sie die Bereiche Stirn, Partie zwischen den Augenbrauen, Augen, Wangen, Kinn, Hals, Schulter, Oberarme, Brust, Ellbogen, Unterarme, Bauch, Lende, Hüfte, Handgelenke, Finger, Oberschenkel, Knie, Unterschenkel, Füße, Knöchel, Zehen durch: bei hohem Blutdruck zweimal von oben nach unten (also von Kopf

Knie nicht zu stark beugen

Ein oft zu beobachtender Fehler ist es, die Fuß- und Beingelenke zu stark zu neigen. Befinden sich die Knie über den Zehen oder neigen sie gar darüber hinaus, wird der Blutfluss und dadurch auch der Qi-Fluss behindert. Weiter ist es sehr wichtig, die Knie niemals ganz durchzudrücken. Die Spannung in der Lendenwirbelgegend, die bei durchgedrückten Knien entsteht, verhindert ein Entspannen im Unterbauch und drückt Qi, Blut und auch den Körperschwerpunkt nach oben. Hierdurch verlieren wir unsere Mitte und behindern sowohl die natürliche Bauchatmung als auch unsere Verbindung mit der Erde. Alle Sportarten von Leichtathletik über Tennis arbeiten mit leicht gebeugten Knien und holen sich damit zusätzliche Kraft aus der Erde. Machen Sie einen Selbstversuch und stellen Sie sich einmal mit lockeren und einmal mit durchgestreckten Knien in die Bahn. Beobachten Sie dabei, was besonders in Ihrem Lendenbereich passiert, wenn Sie die Knie entspannen und wie unmöglich es ist, dass Sie aus dieser Stellung umfallen. Vögel haben beispielsweise einen zweiten Gleichgewichtssinn im Hüftbereich. Dies ist der Grund, weshalb sie beim Schlafen nicht vom Baum fallen.

bis zu den Füßen), bei normalem Blutdruck einmal von oben nach unten, anschließend einmal von unten nach oben, bei niedrigem Blutdruck zweimal von unten nach oben (also von den Füßen bis zum Kopf). Gerne können Sie auch die einzelnen Wirbel der Wirbelsäule dazunehmen und anschließend die Körperseiten und die Vor- und Rückseite kontrollieren. Während normalerweise ungefähr zwei Minuten für diese Überprüfung in Anspruch genommen werden, sollten Sie, je nach Befinden, bei hohem Blutdruck etwas länger stehen bleiben. Probieren Sie einfach selbst aus, mit welcher Zeitspanne Sie sich am wohlsten und anschließend am ruhigsten fühlen.

- Lächeln Sie und lassen Sie Ihren ganzen Körper innerlich von dem Lächeln erfüllen, das von einem positiven Gefühl begleitet wird.
- Bleiben Sie noch eine kurze Zeit so stehen. Zu Beginn der Guolin-Qigong-Praxis wird geraten, langsam bis 60 oder gar 120 zu zählen, um Geist und Körper in vollständige Ruhe zu bringen. Das innere Lächeln können Sie erweitern, indem Sie mental gezielt die Körperbereiche anlächeln, in denen Beschwerden oder Erkrankungen vorliegen. Gerne können Sie auch alle Organe nacheinander anlächeln und versuchen, die Energien zu erfühlen, die dabei entstehen. Hierdurch lässt sich eine Verbindung herstellen, die Sie gewissermaßen in die Lage versetzt, mit den jeweiligen Organen zu »kommunizieren«.

2. Qi-Atmung (Zhong Dantian San Hu Xi)

- Führen Sie dreimal eine Qi-Atmung durch (siehe ab Seite 65). Achten Sie hierbei unbedingt auf die Lage der Zungenspitze, die Atmungsart und die richtige Handhaltung.
- Führen Sie die Atemzüge nie bis zum Anschlag aus und visualisieren Sie, wie Sie Qi über die Atmung aufnehmen und ins mittlere Dantian bringen.
- Atmen Sie anschließend dreimal natürlich durch die Nase ein und aus.

3. Öffnen-Schließen (Zhong Dantian San Kai He)

- Führen Sie dreimal das »Öffnen-Schließen« (siehe ab Seite 72) vor dem mittleren Dantian aus. Die Handhaltung variiert hierbei je nach körperlichem Gesundheitszustand. Achten Sie unbedingt darauf, dass Ihre Finger dabei nicht zu Boden zeigen, sofern Sie nicht unter einem hohen Blutdruck leiden.

- Sollte sich bei der Vorübung vermehrt Speichel gebildet haben, schlucken Sie diesen langsam in drei Teilen.
- Übende, bei denen jemals eine Krebserkrankung festgestellt wurde, ergänzen an dieser Stelle eine Tonübung, falls Sie diese bereits beherrschen. Achten Sie darauf, dass hierbei noch etwas Luft in der Lunge bleibt.

Am Ende der Vorübung sollten Körper, Geist und Atmung reguliert worden sein. Baihui sollte zum Himmel hin gerichtet sein, um von dort Yang-Energie zu empfangen. Der Körper sollte gelöst und locker sein, um zusätzlich Yin-Energie aus der Erde aufzunehmen. Die Konzentration auf das mittlere Dantian, die durch die Qi-Atmung und das »Öffnen-Schließen« unterstützt wird, fördert das Sammeln der Energie in diesem Bereich.

Die Kraft des Lächelns

Man hat festgestellt, wie sich die Eigenschwingungen des Körpers durch Emotionen beeinflussen und verändern lassen. Positive Gefühle wie Freude erzeugen feinere und stärkere Schwingungen, die dann von den Zellmembranen wie Antennen aufgenommen werden. Daher fühlen wir uns, wenn wir inspiriert sind, beschwingt und könnten Bäume ausreißen. Wenn wir dagegen traurig sind, fühlen wir uns träge und »grobstofflich«. Dieses mittlerweile auch wissenschaftlich bestätigte Grundwissen machten sich schon die alten Daoisten zunutze, indem sie bewusst förderliche Emotionen in ihre Übungen integrierten. Es handelt sich also nicht einfach nur um eine Änderung in der Mimik, sondern um ein den Körper von innen erfüllendes positives Gefühl. Hierzu trägt auch die beim Lächeln vermehrte Ausschüttung des Glückshormons Serotonin bei. Manchen Menschen fällt es schwer, sich selbst zuzulächeln, obwohl es mitunter der einfachste Weg ist, positiv auf die eigene Energiequalität einzuwirken. Am besten funktioniert dies mit einem Gewahrsein für den gegenwärtigen Augenblick und Hingabe. Das Lächeln kann allerdings anfangs einfachheitshalber auch gewollt und aufgesetzt sein. Bei einem inneren Lächeln entspannt sich der Unterkiefer und es entsteht ein kleiner Hohlraum zwischen den Zähnen, was den Nierenmeridian durchlässiger macht.

Lassen Sie sich Zeit

Anfangs ist es sehr schwierig, den gesamten Körper auf einmal zu entspannen. Viele Menschen benötigen hierfür Jahrzehnte. Gehen Sie daher langsam alle Körperbereiche geduldig nacheinander durch. Gerne können Sie bei anatomischen Kenntnissen detaillierter vorgehen und Muskeln, die sich im jeweiligen Körperbereich befinden, nacheinander entspannen. Generell lässt sich sagen, dass die entsprechenden Körperregionen desto entspannter sind, je mehr Zeit Sie sich für sie nehmen. Zudem wird durch das bewusste Entspannen der Muskulatur und Gelenke nach der korrekten Ausrichtung der Haltung weitere Energie aus tiefer liegenden Entspannungen gelöst und in das mittlere Dantian gebracht. Die Entspannung hat dabei seine Voraussetzung im Loslassen der Sehnen.

Je entspannter Sie sind, desto sensibler werden Sie für die feinstofflichen Energien, von denen Sie umgeben sind und die in Ihnen fließen. Versuchen Sie, alle verspannten Bereiche gedanklich bei jeder Ausatmung weiter zu entspannen. Oftmals hilft es auch, die entsprechenden Muskeln bewusst anzuspannen und anschließend zu entspannen. Bei den Gelenken bietet es sich an, sich bei der Ausatmung vorzustellen, wie sich eine Blüte in dem Bereich öffnet. In China spricht man bei Entspannungen von Fang Song, dem Entspannen des physischen Körpers (Fang) und dem Loslassen des Geistes (Song). Beachten Sie jedoch stets das Prinzip des Yin und Yang, lassen Sie nicht so sehr los, dass Muskeln erschlaffen und der Geist einschläft. Bleiben Sie entspannt (Yin) und gleichzeitig aufmerksam (Yang), gleich einer Katze. Versuchen Sie, die Kräfte, die sanft entgegenziehen, zu spüren (Yang nach oben, Yin nach unten). Sobald dies geschieht, werden Sie merken, wie der untere Bereich des Körpers »voll« wird und der obere Bereich »leer«. Die untere Körperhälfte entspricht dem speichernden Yin und trägt den oberen, leeren Teil des Körpers.

Nachübung

(Shou Gong)

Die Nachübung bildet den Abschluss jeder Übung. Sie ist sehr wichtig, obwohl sie auf den ersten Blick vielleicht vernachlässigbar scheinen mag. Bei der Nachübung wird das aktivierte Qi aus der Peripherie zurück ins mittlere Dantian geleitet. Wenn man die Übung auslässt, kann das reine Qi nicht an seinen Ausgangsort zurückkehren, beziehungsweise kann das Energiezentrum nicht mit dem während der Übung gelösten, aufgenommenen und aktivierten Qi angereichert werden. Der Qi-Fluss wird bei einem plötzlichen Beenden der Übung zu abrupt gestoppt. Es ist vergleichbar mit dem unwohlen Gefühl, wenn man unsanft aus dem Tiefschlaf gerissen wird und kann zu unangenehmen Zuständen führen.

- Die Nachübung beginnt mit der geistigen Ausrichtung, das Üben abzuschließen. Damit wird die Vorstellung gezielt von der Übung und seinen Wirkungen abgezogen und auf den Abschluss und das Sammeln des Qi gerichtet.
- Es folgt ein dreimaliges »Öffnen-Schließen«, eine anschließende dreimalige Qi-Atmung und ein mindestens zehnminütiges lockeres und ruhiges Stehen. Schließen Sie dabei die Augen und konzentrieren Sie sich auf das mittlere Dantian. Mit der durchgeführten Atmung und der Vorstellung kann das gesammelte Qi in das mittlere Dantian gesenkt und dort verdichtet werden. Von dort kann es bis in die Knochen vordringen, deren Elastizität verbessern beziehungsweise wiederherstellen und das Knochenmark vermehren. Die umfassende Bedeutung wird bewusst, wenn man bedenkt, dass die Knochen mit dem Nierenkreislauf in enger Verbindung stehen und dadurch das nachgeburtliche Qi stark vermehrt werden kann.
- Wenn die Gedanken abschweifen, hilft es, sich einen Ball im mittleren Dantian vorzustellen, der sich beim Einatmen aufbläht und beim Ausatmen zusammenzieht. Konzentrieren Sie

sich auf das mittlere Dantian, um einem Füllen des Gehirns mit neuen Gedanken entgegenzuwirken. Das Qi fließt stets dorthin, wohin die Aufmerksamkeit gerichtet ist. Führen Sie auch gebildeten Speichel bewusst in das mittlere Dantian.

- Ergänzend können Sie das Qi im mittleren Dantian 36-mal in die eine Richtung und 24-mal in die entgegengesetzte Richtung kreisen lassen. Männer beginnen hierbei in die linke Richtung (von vorn aus gesehen im Uhrzeigersinn), Frauen in die rechte.
- Alternativ ist es auch möglich, mit leichten Fäusten sanft einige Bereiche abzuklopfen, um so das im mittleren Dantian gesammelte Qi im Körper zu verteilen. Klopfen Sie hierzu zuerst auf das mittlere Dantian, dann auf den Mingmen, den Kopf von Stirn bis in den Nacken, die Arme (innen nach unten, außen nach oben) und ab Brusthöhe entlang der Außenseiten der Beine nach unten und innen nach oben bis zum mittleren Dantian.
- Legen Sie nach diesem schnell durchgeführten Klopfen die Hände kurz auf das mittlere Dantian (Männer die rechte Hand oben, Frauen die linke).
- Öffnen Sie nach dem Abschluss die Augen, »ohne zu sehen«. Nehmen Sie die Umgebung wie in einem Tagtraum wahr und fokussieren Sie keinen bestimmten Gegenstand. Richten Sie die Aufmerksamkeit langsam von innen nach außen.

Hinweise zur Übungsbeschreibung

- Die Übungen in diesem Buch werden mit dem linken Fuß beginnend beschrieben. In Klammern weise ich auf die jeweiligen Schritte hin, wenn Sie mit rechts beginnen.
- Zu Beginn jeder Übung verweise ich auf einige relevante Energiepunkte (siehe ab Seite 54), deren Lage Sie sich vor Durchführen der Übung einprägen sollten.
- Merken Sie sich auch die für Sie empfohlene Handhaltung (siehe ab Seite 70) und lesen Sie sich vor Übungsbeginn das Kapitel zu Vorbereitungs-, Vor- und Nachübung sowie das »Öffnen-Schließen« durch (siehe ab Seite 72).
- Am Ende jeder Übungsbeschreibung finden sich eine Kurzübersicht der Übung und wichtige Hinweise, die Sie unbedingt beachten sollten.
- Während der Hauptübung sollten Männer ihre Aufmerksamkeit auf das untere Dantian richten, Frauen auf das mittlere.
- Die Fußdiagramme unter den Fotos weisen auf die jeweilige Fußstellung und Gewichtsverteilung hin.

Das natürliche Gehen mit mittlerer Windatmung

(Zi Ran Xing Gong)

自然行功

Zeitaufwand: ca. 35–240 Minuten
Wichtige Energiepunkte: Baihui, mittleres Dantian, Gallenblase 30, Laogong, Meridiane an Fußsohle bzw. Zehen, Wirbelsäule

Diese Gehübung gilt als wichtigste Grundübung des Guolin Qigong. Bei einer Krebsbehandlung ist sie eine der Hauptübungen, zudem ist sie eine grundlegende Übung für alle weiteren Gehformen des Guolin Qigong. Durch das Bewegen aller Gliedmaßen, die Stimulierung mehrerer Akupunkturpunkte (Energiepunkte) und durch die Atmung wird das Qi zum Fließen gebracht und vermehrt. Das wirkt Immunkrankheiten und chronischen Krankheiten entgegen, löst Blockaden und Knoten und lässt Beschwerden abklingen oder gar nicht erst entstehen. Sie ist sowohl für Gesunde als auch für Menschen mit chronischen oder akuten Entzündungen empfehlenswert.
Das natürliche Gehen mit mittlerer Windatmung wird auch als »nierenstärkende Übung« bezeichnet, da sie besonders die Nierenfunktion und den Nierenmeridian stärkt. Die Nieren werden in der Traditionellen Chinesischen Medizin als Sitz der Grundenergie des Körpers, des vorgeburtlichen Qi, angesehen. Eine Stimulierung des Nierenmeridians beeinflusst die

Immunzellen und regt die Blutbildung an, sodass es zu einer Normalisierung der weißen und roten Blutkorperchenwerte kommt. Weiter hat sie eine stärkende Wirkung auf das Knochen- und Rückenmark, das Gehirn und die Lymphen und normalisiert den Hormonhaushalt des Körpers.

Das Hauptaugenmerk bei dieser Übung liegt darauf, sie ruhig, locker und natürlich auszuführen. Richten Sie Ihren Blick immer zum Horizont. Halten Sie den Kopf aufrecht, als sei er an einem unsichtbaren Faden über dem Baihui am Himmel aufgehängt. Lassen Sie sich von nichts ablenken. Nehmen Sie Gegenstände und Personen lediglich wahr, ohne ihnen große Bedeutung und Aufmerksamkeit zu schenken. Sehen Sie sprichwörtlich durch sie hindurch, als würden Sie tagträumen.

Die Wirkung

Das natürliche Gehen ...

- stärkt und aktiviert Qi und dadurch die körpereigene Heilkraft
- steigert die Sauerstoffzufuhr durch die Windatmung
- stimuliert den Nierenmeridian durch das Anziehen der Zehen (dadurch Normalisierung der Blutwerte und des Hormonhaushalts, Stärkung des Knochen- und Rückenmarks, positive Auswirkung auf vor- und nachgeburtliches Qi etc.)
- stimuliert den Leber- und Gallenblasenmeridian bei Drehung beziehungsweise Auftippen der Zehen (dadurch unter anderem Förderung der Entgiftungsprozesse)
- regt den Dai Mai durch Drehung an (unter anderem Stärkung der Verbindung und des Energieaustausches zwischen den Kreisläufen)
- steigert die Durchlässigkeit der Meridiane
- stärkt die Muskulatur der Lendenwirbelsäule
- verbessert das Kreislaufsystem
- balanciert durch Spannung und Entspannung der Muskeln, Gewichtsverlagerung etc. Yin und Yang aus
- stärkt und harmonisiert die Meridiane Yin und Yang Qiao Mai durch langsames Gehen mit Schwerpunkt auf den Fersen
- erhöht die Energie der Körperzellen durch Querbewegung der Hände

So atmen Sie

- Verwenden Sie für das natürliche Gehen die Windatmung (siehe ab Seite 68), sofern Sie diese nicht überfordert und die Ausnahmeregelungen nicht auf Sie zutreffen. Sie können die Windatmung auch zeitweise mit der natürlichen Atmung abwechseln lassen. Allerdings sollte bei einer tieferen Erkrankung hauptsächlich die Windatmung angewandt werden.
- Gehrhythmus und -geschwindigkeit sind bei jedem Übenden unterschiedlich. Sie werden durch die jeweilige Atmung gesteuert. Passen Sie Ihre Fuß- und Armbewegungen dem Atemrhythmus an und nicht umgekehrt. Achten Sie darauf, dass sich ein natürlicher, bequemer Rhythmus einstellt und die Atmung nicht angestrengt durchgeführt wird.

Die Übungsdauer

- Die Übungszeit kann zwischen 35 Minuten und vier Stunden in Anspruch nehmen. Je schwerer Ihre Erkrankung oder Entzündung, desto länger sollte sie ausfallen. Steigern Sie sich jedoch langsam, um den Körper nicht zu überfordern.
- Einfachheitshalber wurde im Westen einige Zeit gelehrt, dass die Übung 20 Minuten mit dem einen und anschließend 20 Minuten mit dem anderen Fuß ausgeführt werden sollte. In der ursprünglichen Form führt man die Übung zunächst über eine bestimmte Zeitspanne mit dem einen Fuß, dann genauso lang mit dem anderen Fuß aus und zuletzt noch einmal mit dem »ersten« Fuß. Bewährt hat sich zum Einstieg eine Zeitdauer von jeweils 5 Minuten – also 5 Minuten links (beziehungsweise rechts), dann 5 Minuten rechts (beziehungsweise links) und abschließend noch einmal 5 Minuten links (beziehungsweise rechts). Fühlen Sie sich nicht überfordert, erhöhen Sie auf jeweils 15 Minuten, dann auf 25 und 35 Minuten oder sogar mehr.

Handhaltungen:

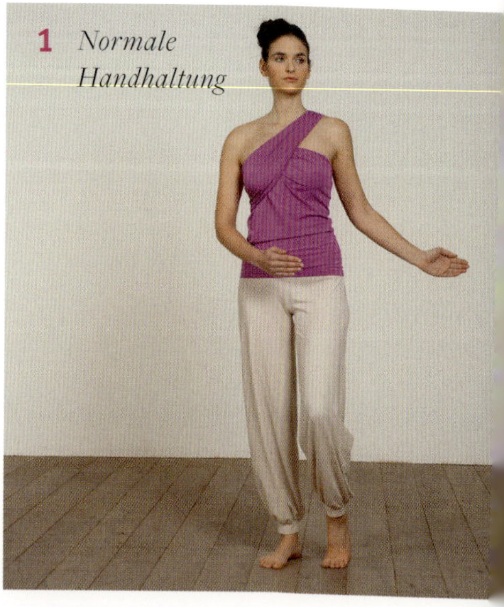

1 *Normale Handhaltung*

- Tendenziell gilt: Übende mit einer tieferen Erkrankung sollten etwas schneller gehen, Gesunde und Übende mit einer chronischen Erkrankung etwas langsamer.
- Atmen Sie ein, wenn die Ferse des beginnenden Fußes den Boden berührt, und aus, sobald die Ferse des anderen Fußes den Boden berührt.

Übungsablauf

Bild 1–4: Führen Sie zu Beginn der Übung die rechte (linke) Hand vor das mittlere Dantian, die linke (rechte) seitlich auf die Höhe des Akupunkturpunkts Gallenblase 30. Achten Sie dabei auf Ihre individuelle Handhaltung (siehe ab Seite 70 sowie Bild 1–4 auf dieser Seite; auf den Bildern der folgenden Seiten ist jeweils die normale Handhaltung dargestellt).
Der Abstand der Hände zum Körper sollte die ganze Übung hindurch 15–20 Zentimeter betragen. Bei Übenden mit tieferen Erkrankungen erhöht er sich auf 25–30 Zentimeter. In meinen Seminaren verwende ich oft Strohhalme, die auf einfache Art und Weise eine Hilfestellung bieten. Klemmen Sie einfach den oberen Teil des Strohhalms auf Höhe des mittleren Dantian zwischen Bauch und Hosenbund – dies ist der Abstand, in dem sich die Hände vom Körper befinden sollten.

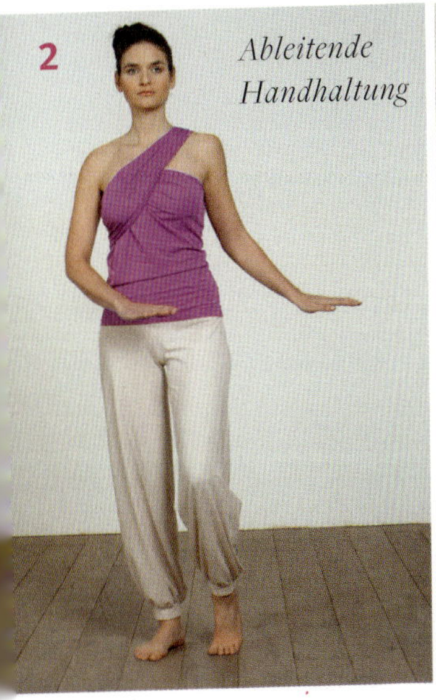

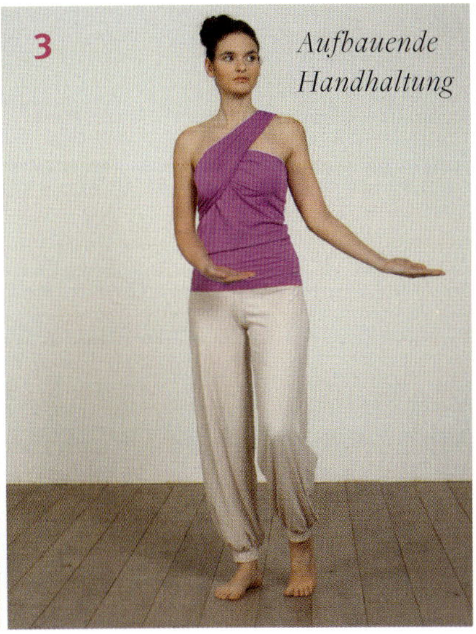

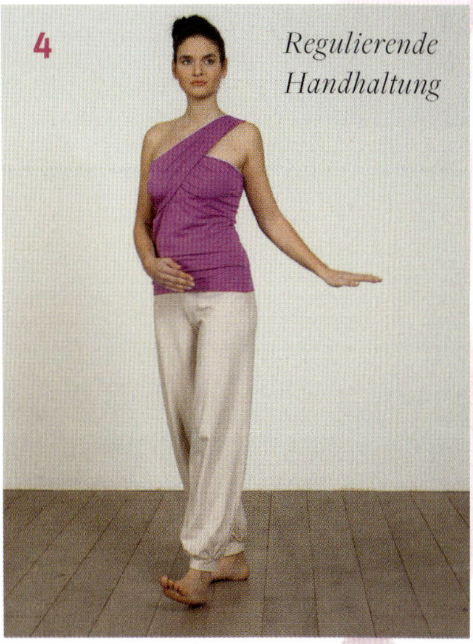

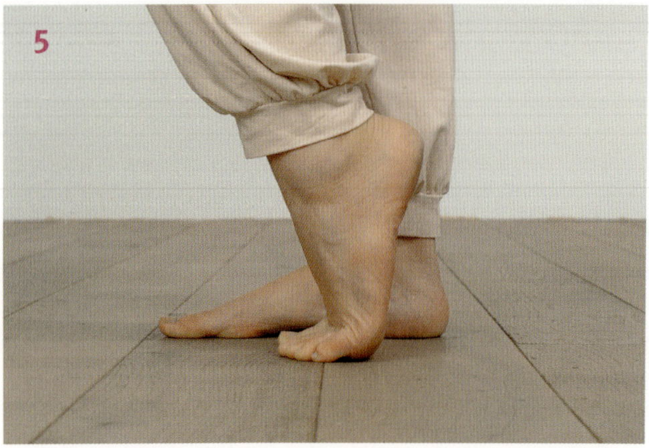

Bild 5: Tippen Sie mit dem linken (rechten) Fuß in etwa 15 Zentimeter Entfernung zur Mitte des rechten (linken) Fußes auf. Tippen Sie fest und mit allen Zehen auf, um die dort befindlichen Akupunkturpunkte zu stimulieren. Liegt eine Erkrankung oder Entzündung der Leber vor oder sind Sie am Übungstag zornig und wütend, tippen Sie so auf, dass auf den großen Zeh im Verhältnis zu den anderen Zehen mehr Druck ausgeübt wird.

Bild 6: Machen Sie nun einen kleinen Schritt (etwa halb so groß wie ein normaler Schritt). Dieser erste Schritt, der das Gehen einleitet, wird im Chinesischen »Dian Jiao Qi Bu« genannt, was sich mit »berühren und zum Gehen anfangen« übersetzen lässt. Bei allen folgenden Schritten wählen Sie dann eine für Sie angenehme Schrittlänge. Heben Sie das Schrittbein bei jedem Schritt locker an und setzen Sie zuerst mit der Ferse, dann mit der ganzen Sohle auf. Versuchen Sie, die Zehen beim Aufsetzen der Ferse anzuziehen. Dadurch wird der Nierenmeridian stimuliert. Allerdings darf sich der Unterschenkel nicht zu sehr anspannen. Wichtiger als das Anziehen der Zehen ist es Spannung zu vermeiden, da diese Blockaden im Körper entstehen lassen würde und dem Dehnen und Öffnen der Meridiane entgegenwirkt. Achten Sie darauf, dass Sie nicht einen Fuß vor den anderen setzen, sondern zwei parallele Spuren beschreiten. Drehen Sie die Füße auch nicht zu weit nach außen. Das bewusste Aufsetzen der Ferse bereitet die Yang-Meridiane des jeweiligen Fußes besser auf den intensiven Qi-Transport vor. Sie aktiviert zudem den Yin Qiao Mai und Yang Qiao Mai (siehe Seite 49.). Das Qi aus dem Yin-Meridian fließt dabei in den Yang-Meridian und umgekehrt, wodurch sie gereinigt und harmonisiert werden. Die Einatmung beginnt mit dem Aufsetzen der Ferse.

Bild 7: Während der beginnende Fuß sanft abgerollt wird, erfolgt ein zweimaliges Einatmen durch die Nase. Das Gewicht wandert dabei auf den vorderen Fuß, während sich die Hände auf die andere Körperseite bewegen: Führen Sie die Hand, die sich zuvor vor dem mittleren Dantian befunden hat, auf Höhe des mittleren Dantians in einer Halbkreisbewegung um den Körper zum Akupunkturpunkt Gallenblase 30 auf der anderen Körperseite. Die Hand, die sich zuvor dort befand, bewegt sich auf Höhe des mittleren Dantians bis vor das mittlere Dantian. Achten Sie darauf, dass Schulter-, Ellbogen- und Handgelenke bei dieser Bewe-

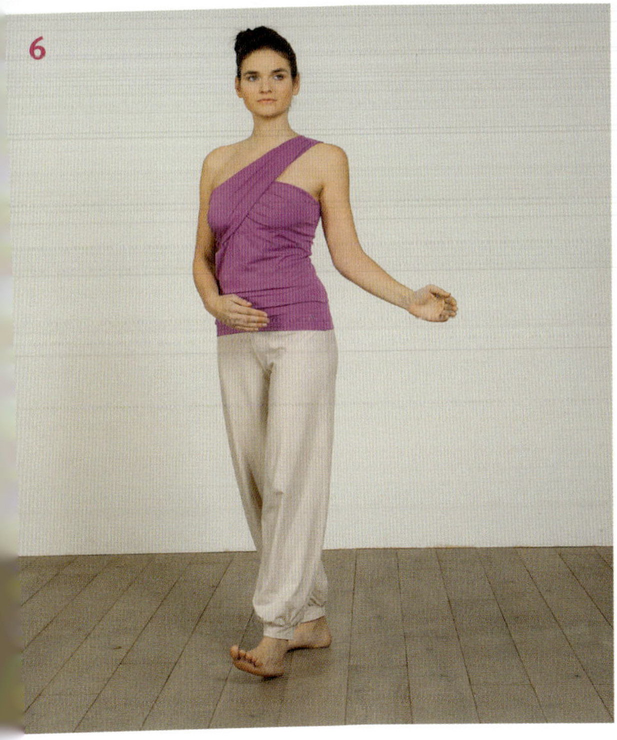

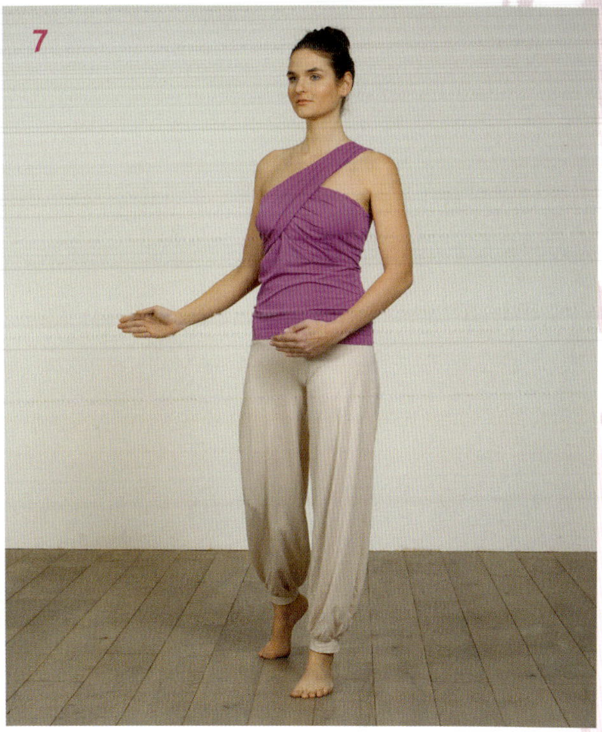

gung locker sind, um das Qi führen zu können. Die Ellbogen sind leicht gekrümmt, um hierdurch das Bewegen auf Höhe des mittleren Dantians zu ermöglichen.

- Die Handbewegung ist abgeschlossen, sobald das Gewicht vollständig auf dem vorderen Fuß ruht. Bis dahin fand eine zweimalige Einatmung und eine kleine Atempause statt.
- Gehen Sie unmittelbar darauf mit dem rechten (linken) Fuß einen Schritt nach vorn, wobei Sie stets zuerst die Ferse vom Boden heben und diese beim darauffolgenden Schritt auch zuerst wieder aufsetzen. Wenn der Fuß aufsetzt, befindet sich das Körpergewicht kurzzeitig auf beiden Beinen, verlagert sich aber beim Abrollen mehr und mehr auf den vorderen Fuß.

Bewusste Armarbeit

Lassen Sie die Arme nie unachtsam zur Seite schlendern, sondern führen Sie sie bewusst auf Höhe des mittleren Dantians in einer Halbkreisbewegung. Stellen Sie sich vor, wie die sich bewegende Hand das Qi an den Körper heranholt und es in das mittlere Dantian fließen lässt, wenn sie sich von der Körperseite zur Körpermitte bewegt. Um dies zu erreichen, ist auch der richtige Abstand der Hände zum Körper erforderlich. Sind die Hände zu dicht am Körper, bleibt nicht genug Platz, um Qi zu konzentrieren.

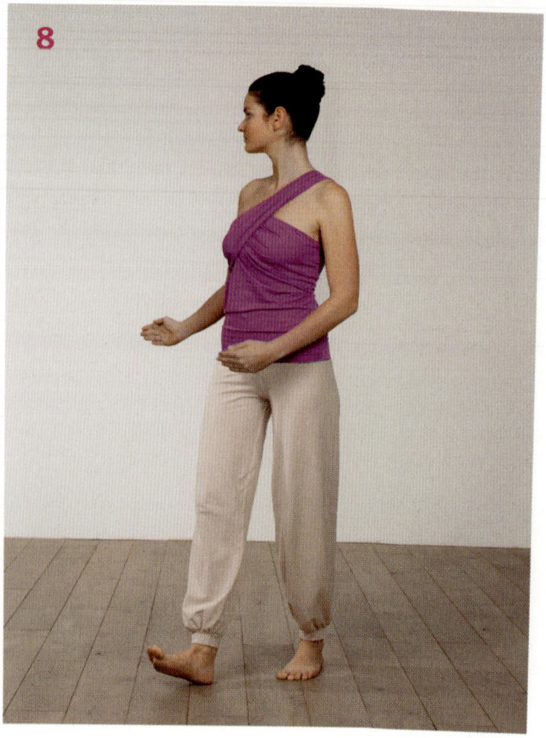
8

Atmen Sie einmal durch die Nase aus, während der Fuß abrollt. Eine zweimalige Einatmung entspricht somit von der Zeitspanne her einer Ausatmung. Die Handbewegung beginnt immer kurz nach dem Aufsetzen der Ferse, jedoch so unmittelbar, dass es bei fließender Bewegung den Anschein macht, als würden die Fuß- und Handbewegungen zeitgleich ausgeführt. Bei einem natürlichen Gehfluss befindet sich die äußere Hand immer auf der Körperseite, deren Fuß vorn ist.

Bild 8: Nach einiger Übungszeit wird die Wirbelsäule bei jeder zweiten Ausatmung miteinbezogen. Während Sie den rechten (linken) Fuß abrollen und die Hände nach rechts (links) gewandert sind, drehen Sie Kopf und Oberkörper mit der Armbewegung sanft aus der Hüfte heraus zusätzlich etwa 45 Grad nach rechts (links). Der Kopf wird dabei unmerklich weiter als der Oberkörper gedreht. Die Hände wandern immer nur bis vor das mittlere Dantian und den Akupunkturpunkt Gallenblase 30, niemals weiter. Beachten Sie dies bitte unbedingt, da sonst die Energie nicht in die Energiezentren geführt werden kann. Durch diese Drehbewegung werden Meridiane, die sich entlang der Wirbelsäule befinden,

Drehung aus der Hüfte

Als Merkregel gilt, dass die Drehung immer während der Ausatmung erfolgt. Bei Kindern, die im Gegensatz zu den meisten Erwachsenen noch offen für feinstoffliche Energien sind, lassen sich natürliche Bewegungen wunderbar beobachten. Schauen Sie einmal genau hin, wie sich ein Kind mit dem ganzen Körper dreht, wenn es gerufen wird. Erwachsene drehen hierbei meist nur den Kopf, während sich der Oberkörper kaum oder gar nicht bewegt. Nehmen Sie sich Kinder als Vorbild und drehen Sie sich mit deren Geschmeidigkeit sanft aus der Hüfte heraus.

bewegt und gedehnt. Zusätzlich werden Akupunkturpunkte, die sich entlang dieser Meridiane befinden, massiert – insbesondere die, die sich am hinteren Schädelrand befinden und dem Lenkergefäß, dem Gallenblasen- und dem Blasenmeridian zugeordnet werden. Weiter werden Kapseln und Bänder zwischen den einzelnen Wirbelkörpern und die Gelenke zwischen dem ersten und zweiten Halswirbelkörper, Atlas und Axis, gelockert.

- Ist die Drehung bei jeder zweiten Ausatmung zu anstrengend, drehen Sie den Oberkörper nur bei jedem vierten, sechsten oder achten Ausatmen. Wenn Sie zu früh mit der Drehung beginnen oder die Anzahl der Drehungen den Körper noch überfordert, kann ein leichter Schwindel eintreten. Erhöhen Sie in solchen Fällen die Schrittanzahl zwischen den Drehungen oder lassen Sie sie einstweilen noch vollständig weg.
- Um den ersten Teil der Übung zu beenden, bleiben Sie langsam und sanft stehen. Ziehen Sie den hinteren Fuß dabei nach vorn, sodass beide Füße schulterbreit parallel stehen. Gehen Sie leicht in die Knie und schlucken Sie, falls sich vermehrt Speichel gebildet hat, diesen in drei Portionen herunter. Führen Sie das »Öffnen-Schließen« durch (siehe ab Seite 72) und wiederholen Sie den Übungsablauf. Beginnen Sie nun aber mit dem anderen Fuß und

Hilfe bei Schwindel

Ein Akupunkturpunkt, der als Notfallpunkt bei Schwindel eingesetzt werden kann, befindet sich zwischen Nase und Mund. Es handelt sich um den Akupunkturpunkt Ren Zhong (Lenkergefäß 26). Mir ist jedoch nicht bekannt, dass er bei dieser Übung einmal eingesetzt werden musste. Wenn überhaupt, setzt lediglich ein leichter, schnell vorübergehender Schwindel ein.

Gewichtsverlagerung

Versuchen Sie, jede Gewichtsverlagerung intensiv zu spüren. Dies unterstützt die Wahrnehmung des Qi-Flusses im Körper. Das Prinzip von Yin und Yang beziehungsweise Voll und Leer kann dabei vergegenwärtigt werden. Wie in der Natur findet auch bei dem Übenden bei allen Bewegungen ein ständiger Wechsel zwischen Voll (Yang) und Leer (Yin), beziehungsweise – auf die Füße übertragen – eine wechselnde Gewichtsbelastung und -entlastung statt.

führen auch die anderen Bewegungen seitenverkehrt aus. Ist auch dieser Übungsabschnitt zu Ende, schlucken Sie falls nötig den Speichel wieder in drei Portionen und wiederholen alles ein letztes Mal mit dem Fuß, mit dem Sie die Übung ursprünglich begonnen haben. Schlucken Sie zum Abschluss den Speichel in drei Portionen und führen Sie die Nachübung aus (siehe Seite 120).

Die Übung im Überblick

- Vorübung (siehe ab Seite 110)
- 5–60 Minuten natürliches Gehen (beginnend mit dem linken oder rechten Fuß)
- Eventuell Speichel in drei Portionen schlucken
- Öffnen-Schließen (siehe ab Seite 72)
- 5–60 Minuten natürliches Gehen (beginnend mit dem anderen Fuß)
- Eventuell Speichel in drei Portionen schlucken
- Öffnen-Schließen
- 5–60 Minuten natürliches Gehen (beginnend mit dem »ersten« Fuß)
- Eventuell Speichel in drei Portionen schlucken
- Nachübung (siehe ab Seite 120)

Atem- und Bewegungsabfolge in Kurzübersicht:

- Aufsetzen 1. Fuß: Ein Ein
- Aufsetzen 2. Fuß: Aus
- Aufsetzen 1. Fuß: Ein Ein
- Aufsetzen 2. Fuß: Aus und dabei Oberkörper und Kopf drehen
- Aufsetzen 1.Fuß: Ein Ein
- Aufsetzen 2. Fuß: Aus
- Aufsetzen 1. Fuß: Ein Ein
- Aufsetzen 2. Fuß: Aus und dabei Oberkörper und Kopf drehen
- usw.

Schritt für Schritt zur Perfektion

Führen Sie die Übung nicht von Anfang komplett aus, sondern ergänzen Sie einzelne Details, sobald Sie andere Übungsbestandteile bereits gut beherrschen.
Üben Sie zuerst die richtige Koordination von Hand- und Fußbewegungen während des Gehens. Dann ergänzen Sie die Windatmung (falls Sie diese anwenden dürfen, siehe ab Seite 68). Sobald Sie die Bewegungen gut beherrschen, berühren Sie beim Einatmen mit der Zungenspitze den Akupunkturpunkt hinter den oberen Schneidezähnen und beim Ausatmen den Akupunkturpunkt hinter den unteren Schneidezähnen. Zuletzt wird bei jeder zweiten Ausatmung die Drehung hinzugefügt.
Zur Unterstützung des Herz-Kreislauf-Systems können Sie zusätzlich eine Faust machen, wenn sich die Hände jeweils in der Endstellung an der Körperseite befinden. Drücken Sie dabei mit dem Mittelfinger leicht in die Handfläche neben den Daumenballen, um den Perikard-Meridian zu stimulieren. Dies ist besonders an kalten Tagen und Wintermonaten empfehlenswert. Die Stimulation des Akupunkturpunkts Perikard 9, der sich an der Mittelfingerspitze befindet, wirkt belebend auf das Bewusstsein. Indem dieser Energiepunkt mit dem Laogong-Punkt verbunden wird, unterstützt es die belebende Wirkung, beruhigt zeitgleich den Geist und mindert Erschöpfungsgefühle und Gefühlsstörungen in den Fingern. Alternativ können auch andere Akupunkturpunkte beziehungsweise Meridiane stimuliert werden, die mit dem Körperbereich in Verbindung stehen, der derzeit Blockaden oder Entzündungen aufweist (siehe ab Seite 34). Verwenden Sie jedoch bitte je Übungseinheit nur einen, um gezielt auf diesen einzuwirken.

Wichtig

Wollen Sie das natürliche Gehen und das Heben-Senken-Öffnen-Schließen (siehe ab Seite 134) am selben Tag durchführen, sollte dazwischen eine Pause von mindestens 20 Minuten liegen. Noch besser ist es, die beiden Übungen zu unterschiedlichen Tageszeiten durchzuführen.

Alles Wichtige auf einen Blick

*Natürliches Gehen nach Möglichkeit **morgens ausführen.***

***Wechseln Sie anfangs** zwischen Windatmung und natürlicher Atmung, um den Körper nicht zu sehr zu belasten.*

*Richten Sie Ihren **Blick** während der ganzen Übung zum Horizont.*

*Arm- und weitere Körperbewegungen werden **mit dem Aufsetzen des Fußes eingeleitet.** Wenn die linke Fußsohle den Boden berührt, befindet sich die linke Hand außen an der linken Körperseite und die rechte vor dem mittleren Dantian (beziehungsweise analog auf der rechten Seite).*

*Berühren Sie **beim Einatmen** mit der Zungenspitze den Punkt hinter den oberen, **beim Ausatmen** den hinter den unteren Schneidezähnen.*

*Verwenden Sie immer nur die für Sie **geeignete Handhaltung**. Bei einer tieferen Erkrankung dürfen Sie nie zur aufbauenden Handhaltung wechseln. Empfehlenswert ist ein bis zwei Jahre die ableitende Handhaltung, dann ein langsamer Wechsel zur regulierenden.*

*Wechseln Sie während einer **Chemotherapie und/oder Bestrahlung** zwischen ableitender und steigender Handhaltung (achten Sie dabei unbedingt auf Ihr Körperbefinden).*

Bewegen Sie die Hände immer ***im richtigen Abstand*** *und nur auf Höhe des mittleren Dantians in einer Halbkreisbewegung um den Körper und immer jeweils nur bis vor das mittlere Dantian beziehungsweise Gallenblase 30.*

Achten Sie darauf, dass Ihre ***Finger nicht zum Boden*** *zeigen (ausgenommen bei hohem Blutdruck), da dies den Blutdruck senkt und zu Müdigkeit führen kann.*

Hüftgelenke und Gelenke der Lendenwirbelsäule müssen während der Bewegungen ***ganz locker*** *sein, damit das Qi ohne Hindernisse die Schwelle zum Nieren-Herz-Meridian überspringen kann.*

Achten Sie bei der Wahl der ***Gehgeschwindigkeit*** *auf Ihren Körper. Richten Sie Rhythmus und Geschwindigkeit am Atemrhythmus aus.*

Beginnen Sie ***nicht mit einem zu großen Schritt*** *und beschreiten Sie zwei parallel verlaufende Linien.*

Steigern Sie die ***Übungsdauer*** *nur langsam.*

Beachten Sie die Regel ***»Rund, weich, weit«*** *(siehe ab Seite 91), besonders beim Wenden der Hände und Drehen des Oberkörpers.*

Drehen Sie sich sanft und geschmeidig *im Rhythmus und stets aus der Hüfte heraus.*

Auf ***Entspannung in Gelenken und Gliedmaßen*** *achten.*

Heben-Senken-Öffnen-Schließen

(Sheng Jiang Kai He Song Jing Gong)

升降開合功

Zeitaufwand: ca. 45–120 Minuten
Wichtige Energiepunkte: Laogong, oberes Dantian, mittleres Dantian, unteres Dantian, Danzhong, Chong-Mai-Meridian

Der Schwerpunkt dieser Übung liegt in dem jeweils dreimaligen Heben, Senken, Öffnen und Schließen, wodurch die Übung auch ihre Bezeichnung erhielt. Durch diese vier Körperbewegungen wird die innere Energie des Körpers aktiviert. Beim Heben und Schließen liegt das Körpergewicht dabei stets auf dem vorderen Fuß, beim Senken und Öffnen auf dem hinteren. Viele Erfahrungsberichte besagen, dass sich die Befindlichkeit in kürzester Zeit, oft sogar innerhalb weniger Tage verbessert. Wenn man die Übung langsam durchführt, kann man den Qi-Fluss regelrecht spüren, was meiner Ansicht nach bei dieser Übung im Gegensatz zu anderen Bewegungsabläufen mitunter am einfachsten bemerkbar ist. Besonders gut ist diese Übung auch für die Gelenke, die in der Traditionellen Chinesischen Medizin als Durchgangstore bekannt sind, durch die das Qi durch den gesamten Körper fließt. Stockt das Qi an einer oder mehreren Stellen und kann nicht unterbrechungsfrei durch den Körper fließen, kommt es zu körperlichen Beschwerden.

Üben Sie anfangs mit offenen Augen und dann, sobald dies möglich ist, mit durchgehend geschlossenen Augen.

Die Wirkung

Heben-Senken-Öffnen-Schließen …

- wirkt auf den gesamten Körperkreislauf stimulierend
- regt das Qi in seinem Kreislauf von unten nach oben und oben nach unten an (dadurch verbessert sich unter anderem das Kreislaufsystem)
- leitet bei Öffnen-Bewegung Qi von den inneren Organen in die Peripherie und in die Haut
- unterstützt bei Schließen-Bewegung den Qi-Fluss von der Peripherie ins Dantian
- fördert durch Öffnen-Schließen-Bewegungen mit zeitgleichem Vor- beziehungsweise Zurückbewegen des Körpers den Qi-Fluss im gesamten Körper
- sammelt bei den unterschiedlichen Bewegungen Qi aus allen Richtungen und Ebenen ein (Qi von Außen wird bei dieser Übung hauptsächlich über die Laogong-Punkte aufgenommen)
- entwickelt und reguliert die drei Wirkbereiche von Jing, Qi und Shen (beziehungsweise Erde, Mensch und Himmel)
- stärkt und harmonisiert beim Heben der Hände den Chong-Mai-Meridian (was unter anderem Schwäche und Müdigkeit entgegenwirkt und den Qi-Fluss aktiviert)
- balanciert Yin und Yang durch Spannen und Entspannen der Muskeln, Gewichtsverlagerung, Einbeziehen von rechts und links sowie oben und unten etc.
- lenkt bei Hocken, Heben und Beugen des Körpers das Qi vom unteren Dantian in Gehirnbereiche
- unterstützt den Körper verstärkt bei komplexen Regelungssystemen zur (Wieder-)Herstellung des inneren Energiegleichgewichts
- fördert die Wirkung des »kleinen himmlischen Kreislaufs« (verbreitete Übungsmethode aus dem stillen Qigong)
- stärkt den Nierenmeridian bei Fußbewegungen bei Hin- und Herwippen
- stärkt die Beine durch Gewichtsverlagerungen
- zeigt erfahrungsgemäß besonders bei Herzproblemen und chronischen Beschwerden eine sehr gute Wirksamkeit

So atmen Sie

Üben Sie zunächst die Bewegungsabfolge richtig ein und ergänzen Sie erst dann die dazugehörige Atmung. Sowohl das Ein- als auch das Ausatmen erfolgt durch die Nase. Zwischen der jeweiligen Ein- beziehungsweise Ausatmung sollte immer eine kleine Pause eingebaut werden. Da es sich bei dem Wechsel immer um das Ende einer Bewegungsabfolge handelt, wird dabei auch die jeweilige Bewegung kurzzeitig »eingefroren«.
Bei dieser Übung bietet es sich an, sich das immerwährende Prinzip von Yin und Yang ins Bewusstsein zu rufen, da es hier wundervoll und deutlich zum Ausdruck kommt. Einatmen ist ein Vorgang mit Yin-Charakter, welches für das Weibliche, Aufnehmende, Zusammenziehende und Speichernde (Erde) steht. Man sammelt mit der Einatmung Qi, lässt es im

Typgerecht üben

Der erste Teil (Bewegen in die Ausgangsstellung) ist für alle Übende gleich, die darauffolgenden Teile führen Sie bitte entsprechend Ihres derzeitigen Gesundheitszustands durch. Unterschieden wird dabei zwischen vier Grundformen:

- Standardform bei normalem Blutdruck
- Senkende Form bei hohem Blutdruck und hohen Blutwerten
- Hebende Form bei niedrigem Blutdruck, niedrigen Blutwerten, während einer Chemo-und/oder Strahlentherapie
- Ableitende Form bei tieferen Erkrankungen und akuten Entzündungen

In der Übungsbeschreibung ab Seite 138 wird die Standardform beschrieben, wobei ich in Klammern auf Abwandlungen der Bewegungen bei den anderen drei Grundformen hinweise, sofern es Unterschiede gibt. Zur besseren Anschauung findet sich am Ende des Kapitels eine Fotostrecke zu jeder der vier Grundformen (siehe ab Seite 150).
Der angegebene Körperabstand von 10 Zentimetern erhöht sich bei der senkenden und hebenden Form auf mindestens 15 Zentimeter, bei der ableitenden Form auf bis zu 30 Zentimeter. Grundsätzlich gilt, dass der Abstand umso größer sein sollte, je tiefer die Krankheit in den Körper eingedrungen beziehungsweise je »schwerer« der Gesundheitszustand ist. Beachten Sie bitte weiter auch die Geschwindigkeitsunterschiede beim Heben und Senken in der senkenden und hebenden Form, auf die in der Zusammenfassung hingewiesen wird.

Körper sinken und speichert es in wichtigen Energiezentren wie dem mittleren Dantian. Gleichzeitig sind alle während der Einatmung ausgeführten körperlichen Bewegungen zusammenziehend. Die Hände werden wieder geschlossen, die Laogong-Punkte bewegen sich zusammenziehend zueinander und das Körpergewicht geht nach vorn (gemäß der Yin-Yang-Theorie entspricht der vordere Körperbereich Yin, der hintere Rückenbereich dem Yang).
Das Ausatmen hat wiederum einen männlichen Yang-Charakter, der für Abgebendes, Aussendendes und Aktives steht. Daher wird bei den sich öffnenden, nach außen strebenden Bewegungen (Arme und Oberkörper) ausgeatmet (ebenfalls nach außen gerichtet, gemäß der Yin-Yang-Theorie entspricht Yin dem Inneren und Yang dem Äußeren sowie Yin dem Einatmen und Yang dem Ausatmen) und das Gewicht auf den hinteren Körperbereich verlagert.
Erreicht man einen Zustand der inneren Stille, ist dieser kontinuierliche, harmonische Wandel zwischen Yin und Yang spürbar. Die gesamte Übung wird dann zu einem harmonischen Wechsel sich ausgleichender Gegensätze, leer-voll, belastet-unbelastet, einatmen-ausatmen, heben-senken und so weiter.

Die Grundübung

Nach der Vorübung (siehe ab Seite 110) wird die Grundübung in eine bestimmte Himmelsrichtung (siehe ab Seite 89) durchgeführt. Beachten Sie dabei auch den entsprechenden »beginnenden Fuß« (siehe Seite 93).
Die Grundübung selbst wird in zehn Bewegungsabfolgen unterteilt:

- **Teil 1:** Bewegen in die Ausgangsstellung
- **Teil 2:** Zusammenführen der Hände bis vor das obere Dantian (Einatmen)
- **Teil 3:** Öffnen (Ausatmen) und Schließen (Einatmen) vor dem oberen Dantian
- **Teil 4:** Rückführen der Hände vor das mittlere Dantian (Einatmen)
- **Teil 5:** Öffnen (Ausatmen) und Schließen (Einatmen) vor dem mittleren Dantian
- **Teil 6:** Hochziehen der Hände bis Danzhong (Einatmen)
- **Teil 7:** Rückführen der Hände vor das untere Dantian mit Hocken
- **Teil 8:** Öffnen (Ausatmen) und Schließen (Einatmen) vor dem unteren Dantian
- **Teil 9:** Hochziehen der Hände bis Danzhong (Einatmen)
- **Teil 10:** Absenken der Hände zur Körperseite (Ausatmen)

Ist die Grundübung vollständig abgeschlossen, dreht sich der vordere Fuß um 90 Grad nach links, wenn Sie mit dem linken Fuß begonnen haben, beziehungsweise 90 Grad nach rechts, wenn Sie mit dem rechten Fuß begonnen haben. Achten Sie dabei darauf, dass die obere Brustwirbelsäule und das mittlere Dantian bei der Drehung auf einer geraden Linie ausgerichtet sind. Dann führen Sie die Grundübung erneut durch und wiederholen die Abfolge so lange, bis die Übung in alle Himmelsrichtungen ausgeführt wurde und Sie sich wieder in der Ausgangsstellung befinden. Bei der Drehung ist es wichtig, dass die Ferse des beginnenden Fußes stets auf derselben Stelle bleibt. Heben Sie lediglich den Fußballen, drehen Sie den Fuß auf der Ferse und setzen Sie den anderen Fuß einfach bequem hinterher, wobei Sie den richtigen Abstand beachten. Schließen Sie die Übung mit einem ein- oder dreimaligen »Öffnen-Schließen« ab und wiederholen Sie die Übung analog mit dem anderen Fuß ebenfalls in alle vier Himmelsrichtungen.
Ist dieses abgeschlossen, führen Sie mindestens 5 Minuten die Nachübung durch (siehe ab Seite 120). Sollte sich während der Übung Speichel gebildet haben, schlucken Sie diesen bitte vorab in drei Portionen.

Übungsablauf (Grundübung)

Teil 1: Bewegen in die Ausgangsstellung (Bild 1–4)

• Stehen Sie schulterbreit und entspannt in der Stellung, in der Sie die Vorübung beendet haben (siehe ab Seite 111). Verlagern Sie das Gewicht auf das rechte (linke) Bein und tippen Sie mit den linken (rechten) Zehen auf Höhe der Mitte des rechten Fußes fest auf den Boden, wobei ein kleiner Abstand zwischen den beiden Füßen gelassen werden sollte. Die rechte Hand sollte sich währenddessen in etwa 10 Zentimeter Abstand vor dem mittleren Dantian befinden, wobei die

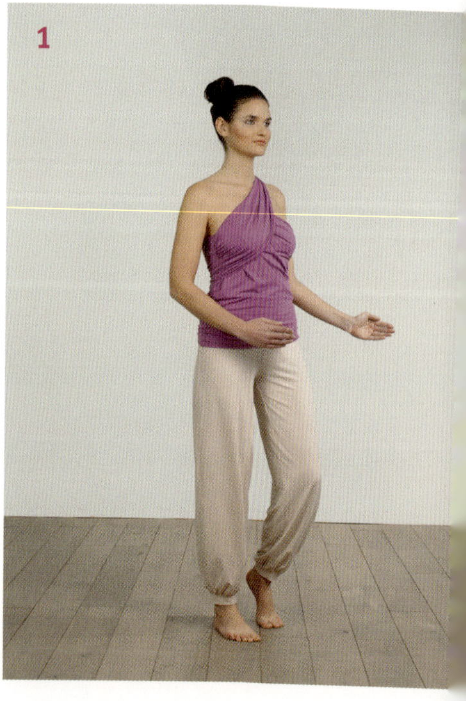

Handhaltung je nach Gesundheitszustand variiert (siehe ab Seite 70). Die linke (rechte) Hand befindet sich neben der linken Hüfte auf Höhe des Akupunkturpunktes Gallenblase 30. Sollten Sie am Übungstag verärgert und zornig gewesen sein oder Ihre Leber kürzlich durch Alkohol oder Nikotin beansprucht haben, tippen Sie bitte ausschließlich mit dem großen Zeh auf. In allen übrigen Fällen tippen Sie mit allen Zehen auf.

• Machen Sie nun einen kleinen Schritt nach vorn – etwa die Hälfte der Länge eines gewöhnlichen Schritts. Treten Sie zuerst mit der Ferse auf und rollen Sie dann den Fuß ab, sodass in der Endstellung die ganze Fußsohle auf dem Boden aufliegt. Beim Aufsetzen der Ferse ziehen Sie die Zehen so weit wie möglich zum Körper, ohne jedoch die Unterschenkel zu sehr anzuspannen. An Tagen, an denen Sie verärgert und zornig gewesen sind oder die Leber kürzlich beansprucht wurde,

Zehen anziehen

Wird der Unterschenkel beim Heranziehen der Zehen zu sehr angespannt, werden unnötig neue Blockaden und Spannungen in den Körper gebaut. Sollte es Ihnen daher anfangs nicht gelingen, die Zehen ohne Spannung anzuziehen, steigern Sie das Anziehen bitte ganz langsam und sanft. Die Entspannung des Unterschenkels ist wichtiger als das Anziehen der Zehen.

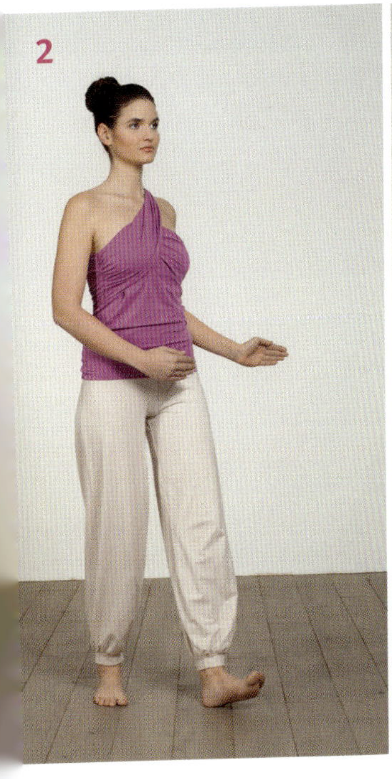

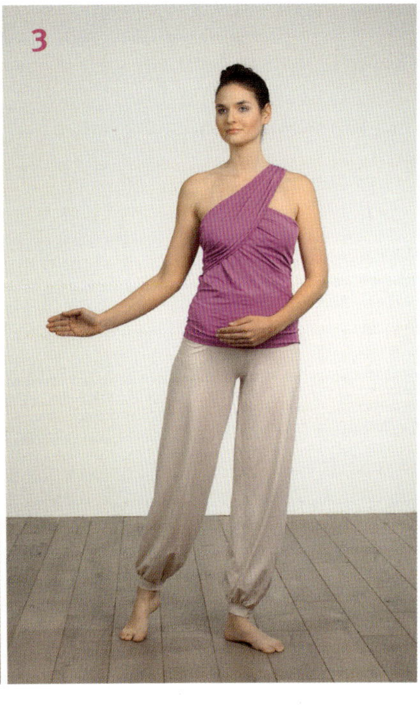

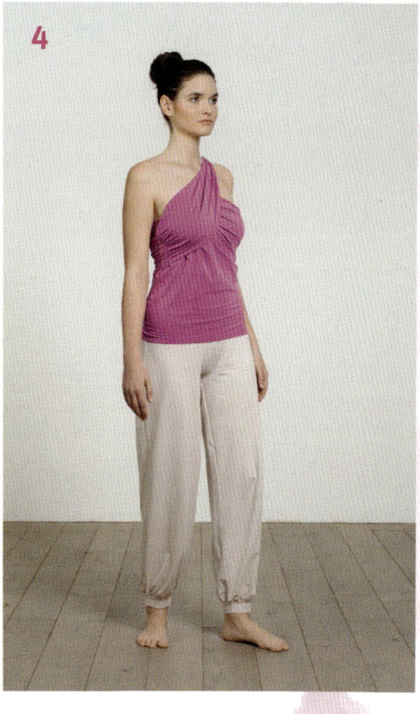

setzen Sie zuerst die Zehen auf und rollen dann langsam und sanft die Ferse zu Boden. Dies gilt auch, wenn Beschwerden in der Leber oder Milz vorliegen.

- Drehen Sie, während Sie den Fuß abrollen und gleichzeitig das Gewicht auf den linken (rechten) Fuß verlagern, Ihren Oberkörper mit Hüfte leicht zur rechten (linken) Seite. Heben Sie dabei die rechte (linke) Ferse und drehen Sie den Fuß leicht, sodass in der Endstellung sowohl der Abstand zum linken (rechten) Fuß als auch der im Folgenden beschriebene Winkel stimmt. Zeitgleich wandert die linke (rechte) Hand vor das mittlere Dantian und die rechte (linke) zur rechten (linken) Körperseite auf Höhe des Akupunkturpunkts Gallenblase 30. Achten Sie darauf, dass die Hände hierbei stets auf Höhe des mittleren Dantians bleiben und sich kreisförmig in einem Abstand von ungefähr 10 Zentimetern zum Körper bewegen. Als ungefähre Richtlinien für die Endstellung können Sie sich zwei Linien einprägen. Auf der ersten, die quer vor Ihnen verläuft, liegt die Ferse des linken (rechten) Fußes und die Spitze des rechten (linken) großen Zehs auf. Auf der zweiten, die im rechten Winkel zur ersten verläuft, liegen die Innenseiten der Füße. Der Winkel der Füße beträgt in der Endstellung jeweils etwa 45° nach außen (siehe Fußdiagramme bei den Übungsübersichten ab Seite 150).
- Drehen Sie anschließend den Körper wieder in eine gerade Stellung zurück und blicken Sie nach vorn. Ihr Körpergewicht befindet sich nun in der Mitte, der Blick ist geradeaus zum Horizont gerichtet und der Kopf gedanklich über den Baihui am Himmel aufgehängt. Bewegen Sie Ihre Arme zur Körperseite und lassen Sie sie locker hängen. Entspannen Sie dabei auch Ihre Schultern und Handgelenke.
- Lassen Sie beim Bewegen in die Ausgangsstellung die Atmung ganz natürlich fließen.

Teil 2: Zusammenführen der Hände bis vor das obere Dantian (Bild 5–8)

- Stellen Sie sich einen Halbkreis vor, der auf Höhe des mittleren Dantians um Ihren Körper herum verläuft. Führen Sie Ihre Hände entlang dieses Halbkreises vom Akupunkturpunkt Gallenblase 30 an der Körperseite bis vor das mittlere Dantian. Die Handflächen zeigen dabei zueinander, die Fingerspitzen sind nach vorn gerichtet (senkende Form: Handflächen zueinander, Fingerspitzen zu Boden, Finger nur leicht senken bei leichtem Bluthochdruck; hebende Form: Handflächen nach oben, Fingerspitzen nach vorn richten und während der Bewegung immer weiter zueinanderdrehen; ableitende Form: Handflächen zu Boden, Fingerspitzen nach vorn gerichtet und während der Bewegung immer weiter zueinanderdrehen). Achten Sie darauf,

5

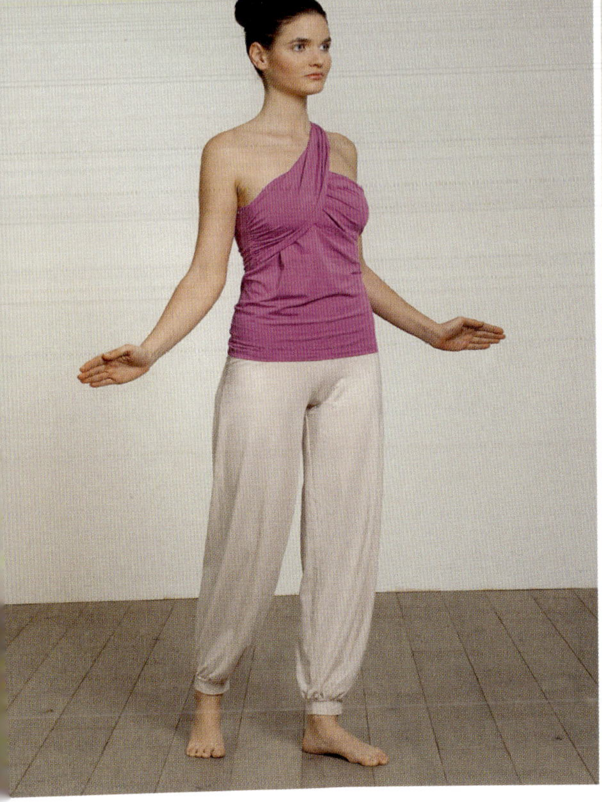

6

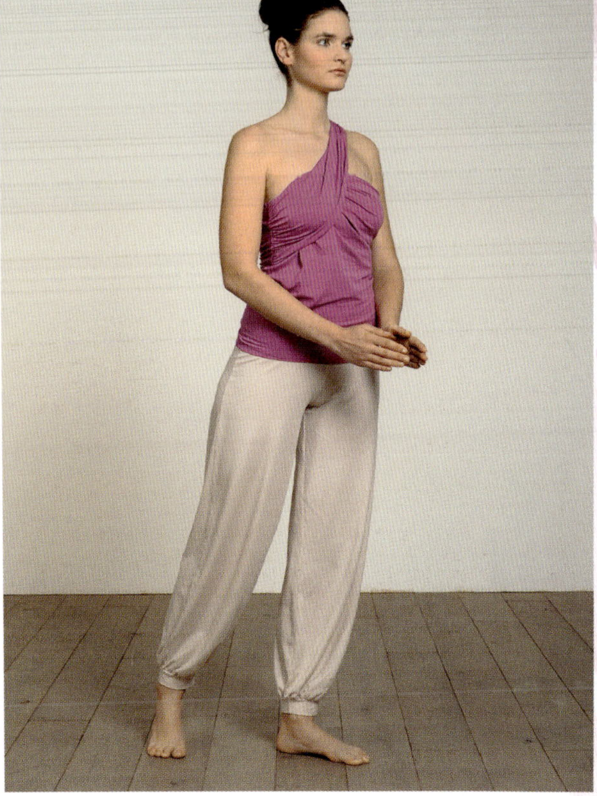

dass die Hände einen Abstand von mindestens 10 Zentimeter zum Körper beibehalten und sich die Finger beinahe berühren, wenn die Hände vor dem mittleren Dantian angekommen sind.

- Während Sie die Hände zusammenführen, verlagern Sie das Körpergewicht langsam auf den vorderen Fuß, sodass es in der Endstellung vollständig auf diesem liegt. Zeitgleich heben Sie langsam die Ferse des hinteren Fußes, sodass er in der Endstellung angehoben ist. Theoretisch könnte man in dieser Stellung den hinteren Fuß anheben, ohne umzufallen. Achten Sie darauf, die Wirbelsäule möglichst gerade zu halten und das vordere Knie nicht durchzustrecken.
- Drehen Sie nun die Handflächen zum Körper und heben Sie Ihre Hände entlang der Mittelachse des Körpers nach oben vor das obere Dantian (senkende Form: Handrücken zueinander; andere Formen: vorherige Handhaltung beibehalten). Der Meridian, an dem die Hände hierbei entlanggeführt werden, ist der Chong Mai, welcher über gemeinsame Energiepunkte mit dem Nierenmeridian verfügt und für die Speicherung und Zirkulation der Lebensenergie zuständig ist (senkende Form: entlang Körpermitte).

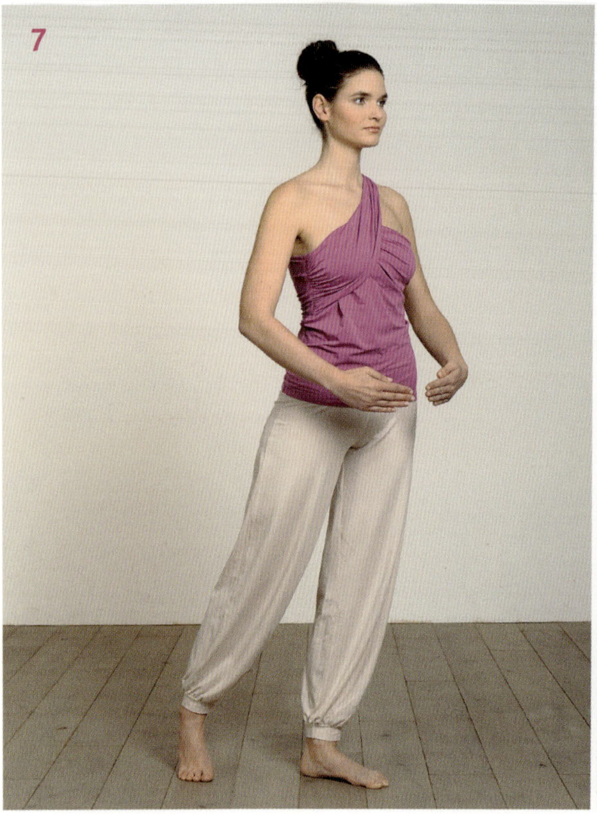

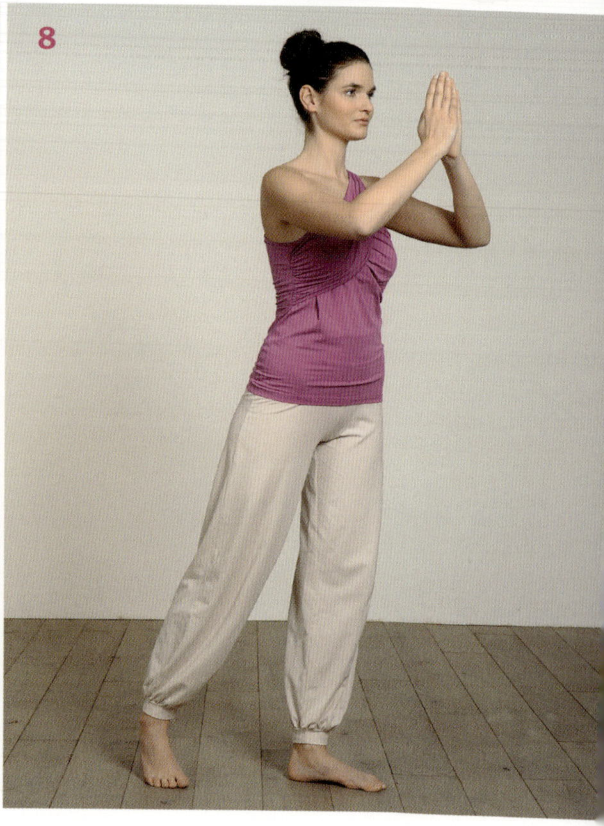

- Wenn sich die Hände ungefähr auf Schulterhöhe befinden, werden sie langsam aufgestellt, sodass die Finger nach oben zum Himmel und die Handflächen zueinanderzeigen (senkende Form: Hände auf Brusthöhe langsam aufstellen, sodass Handflächen zu Boden zeigen, Anheben fortsetzen, zeitgleich Finger weiter aufrichten, sodass sie in der Endstellung vor dem Gesicht nach oben zum Himmel zeigen; hebende Form: wenn Hände knapp unter Kinnhöhe, Finger langsam nach oben zum Himmel und Handrücken zueinanderzeigen lassen, auf Gesichtshöhe Handflächen zueinander in die Gebetshaltung drehen). Auf Gesichtshöhe bilden die Hände die sogenannte Gebetshaltung, bei der sich die Handwurzeln und Fingerspitzen leicht berühren. Die Handflächen bleiben in einem kleinen mittigen Abstand zueinander, damit sich das Qi zwischen den Laogong-Punkten konzentrieren kann. Die Fingerspitzen sollten sich in etwa auf Höhe des oberen Dantians befinden.
- Haben Sie einen niedrigen Blutdruck, heben Sie die Finger etwas über das obere Dantian. Ist Ihr Blutdruck besonders niedrig, können Sie Ihre Hände noch höher (Handwurzeln bis Stirnhöhe) heben. Analog befinden sie sich in der Endstellung unter dem oberen Dantian, wenn Ihr Blutdruck hoch ist.

Teil 3: Öffnen und Schließen vor dem oberen Dantian (Bild 9–12)

- Drehen Sie nun die Handflächen nach außen, während Sie langsam beginnen, das Gewicht auf den hinteren Fuß zu verlagern. Die Drehung der Handflächen wird mit einer Drehung der Handgelenke sanft eingeleitet. Stellen Sie sich einen Halbkreis um Ihren Kopf auf Höhe des oberen Dantians vor und bewegen Sie Ihre Hände auf dieser Kreislinie bis etwa schulterbreit zur Seite. Dieser Vorgang, bei dem die Handflächen möglichst ganz weit zur Seite zeigen, wird als Öffnen bezeichnet. Drehen Sie Ihre Handflächen allerdings immer nur so weit, dass keine Spannungen in den Armen entstehen.
- Ist das Öffnen abgeschlossen, ruht das Gewicht vollständig auf dem hinteren Fuß. Den vorderen Fuß, dessen Ferse gehoben ist, könnten Sie also theoretisch anheben, ohne das Gleichgewicht zu verlieren. Der Oberkörper sollte in dieser Endstellung leicht nach hinten geneigt sein. Achten Sie jedoch darauf, nicht zu sehr ins Hohlkreuz zu gehen.

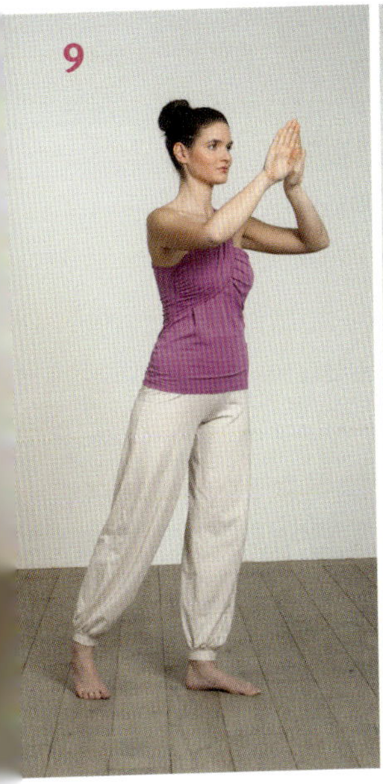
9

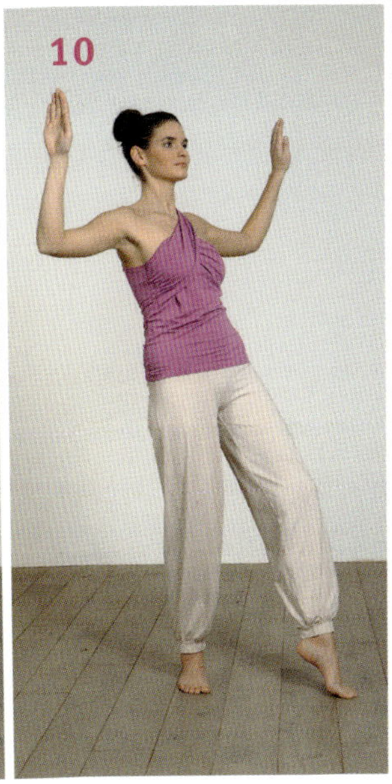
10

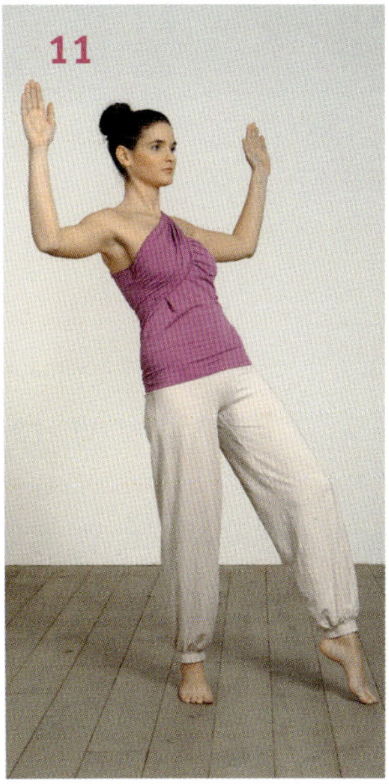
11

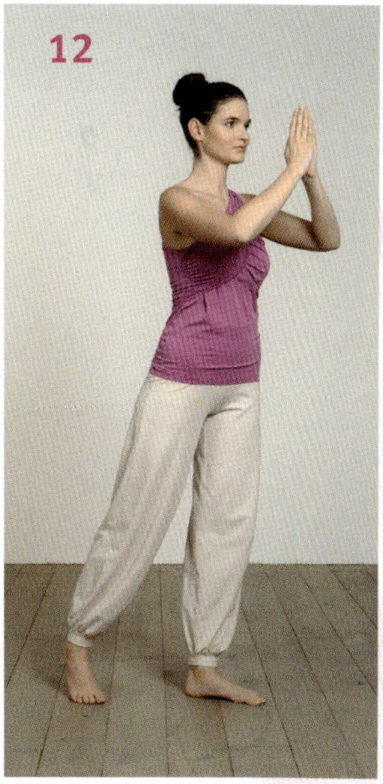
12

• Drehen Sie nun die Handflächen wieder ein und beginnen Sie dabei, das Gewicht auf den vorderen Fuß zu verlagern und die Hände auf Höhe des oberen Dantian zurück in die Gebetshaltung zu führen. Senken Sie dabei langsam die Ferse des vorderen Fußes. Die Finger zeigen während dieses Schließen-Vorgangs die ganze Zeit über nach oben. Die Endstellung entspricht der Anfangsstellung vor dem Öffnen. Wie auch bei anderen Übungen wird bei dem Öffnen ausgeatmet, beim Schließen eingeatmet.

Teil 4: Rückführen der Hände vor das mittlere Dantian (Bild 13)

• Senken Sie die Hände nun entlang des Chong Mai (senkende Form: entlang Körpermitte; hebende Form: gedachte vertikale Linie zur Schulter) bis vor das mittlere Dantian, während Sie weiterhin einatmen. Die Gebetshaltung wird dabei langsam aufgelöst, sodass auf etwas über Brusthöhe die Fingerspitzen wieder zueinander und die Handflächen zum Körper zeigen (senkende Form: auf Brusthöhe zeigen die Handflächen zu Boden, kurz vor dem mittleren Dantian die Finger zu Boden; hebende Form: Handflächen zwischen Brust- und Kinnhöhe nach oben, Fingerspitzen zueinander; ableitende Form: Handflächen zu Boden, Fingerspitzen zueinander). Beachten Sie, dass bei der hebenden Form das Senken der Hände im Vergleich zum Heben schneller erfolgen muss. Je niedriger Ihr Blutdruck, desto größer sollte der Geschwindigkeitsunterschied zwischen Heben und Senken sein. Bei Bluthochdruck ist die Geschwindigkeit des Hebens größer als die des Senkens. Während dieser Bewegung wird das Gewicht wieder auf den hinteren Fuß verlagert.

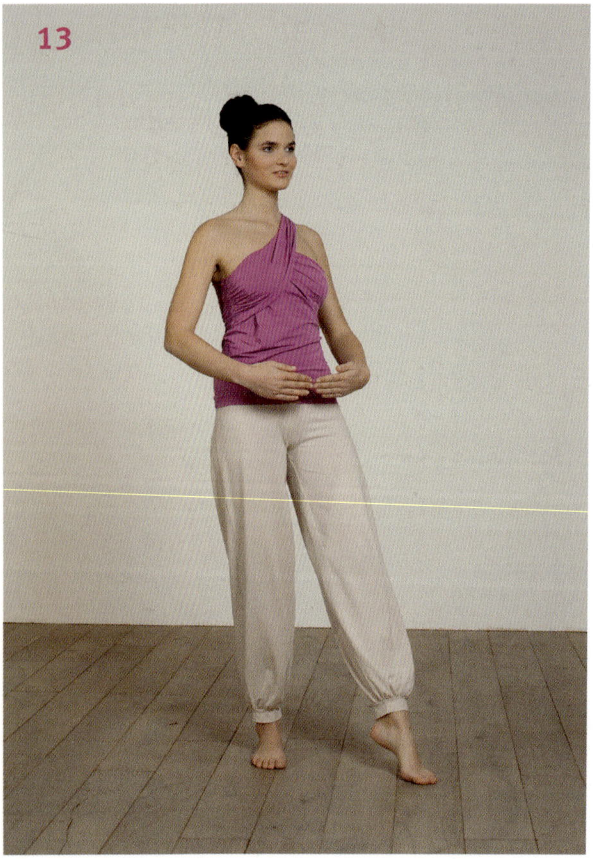

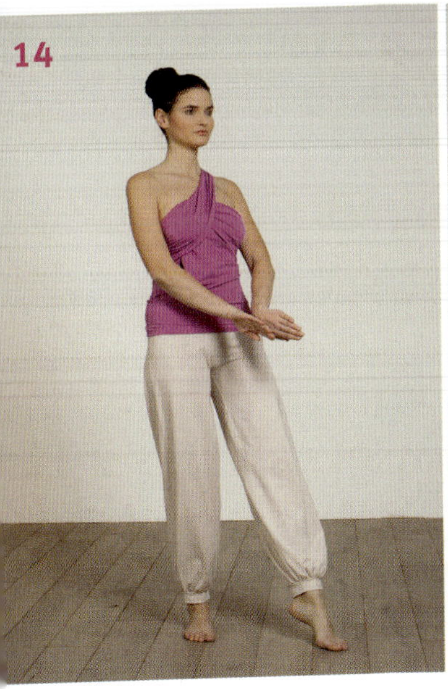

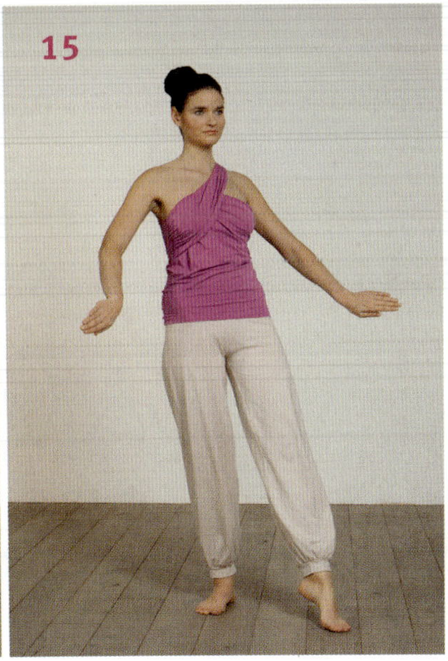

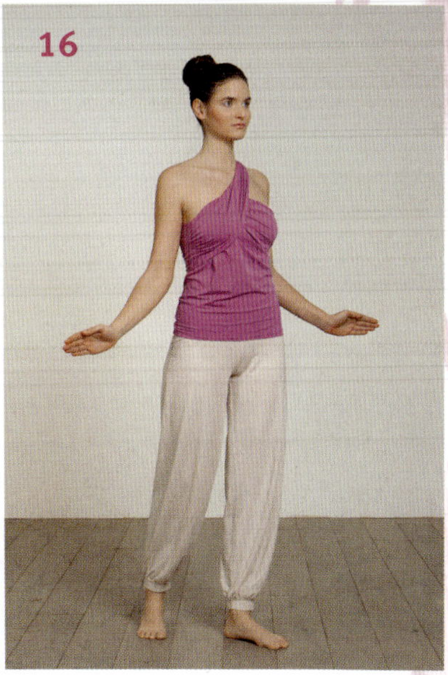

Teil 5: Öffnen und Schließen vor dem mittleren Dantian (Bild 14–16)

- Drehen Sie, sobald sich Ihre Hände vor dem mittleren Dantian und das Körpergewicht auf dem hinteren Fuß befindet, die Handflächen vor dem mittleren Dantian nach außen, sodass die Handrücken zueinanderzeigen (senkende Form: Handrücken zueinander, Fingerspitzen zu Boden, Finger nur leicht senken bei Bluthochdruck; hebende Form: Handflächen nach oben, Fingerspitzen nach vorn richten; ableitende Form: Handflächen zum Boden, Fingerspitzen nach vorn richten)..
- Stellen Sie sich einen Halbkreis vor, der in etwa 10 Zentimeter Entfernung zum Körper auf Höhe des mittleren Dantians verläuft, und bewegen Sie Ihre Hände auf dieser Kreislinie bis etwas mehr als Schulterbreite nach außen. Atmen Sie während der Öffnen-Bewegung aus. Die Fingerspitzen zeigen dabei vom Körper weg (senkende Form: Fingerspitzen zum Boden, Handrücken zueinander; andere Formen: vorherige Handhaltung beibehalten) und das Körpergewicht ruht in der Endstellung vollständig auf dem hinteren Fuß, während die Ferse des vorderen Fußes angehoben ist.
- Halten Sie die Endposition und den Atem kurz, und drehen Sie dann die Handgelenke wieder, sodass die Handflächen zueinanderzeigen (senkende Form: zusätzlich Fingerspitzen zum Boden; andere Formen: bisherige Handhaltung). Während sich das Gewicht wieder auf den vorderen Fuß verlagert, bewegen sich die Hände auf Höhe des mittleren Dantians wieder bis vor das mittlere Dantian. Eingeleitet wird diese Bewegung mit dem Beginnen des Einatmens. Heben Sie zeitgleich die Ferse des hinteren Fußes.

17

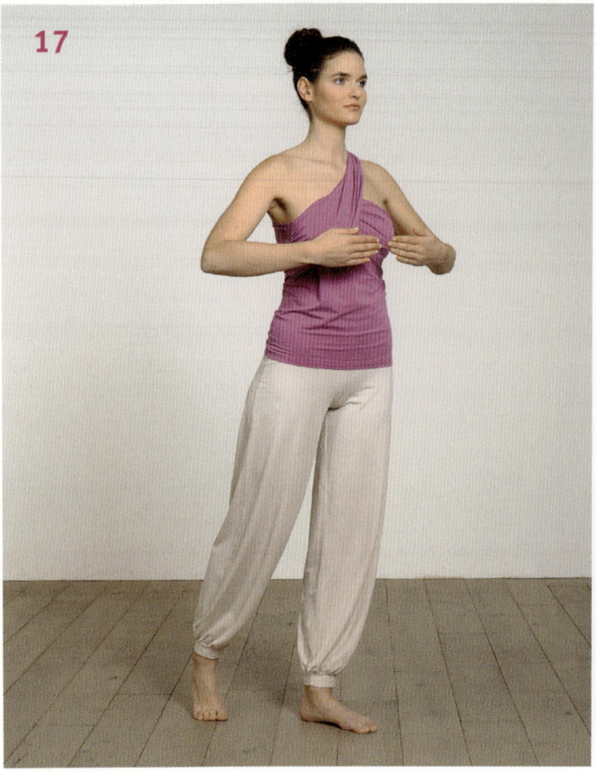

18

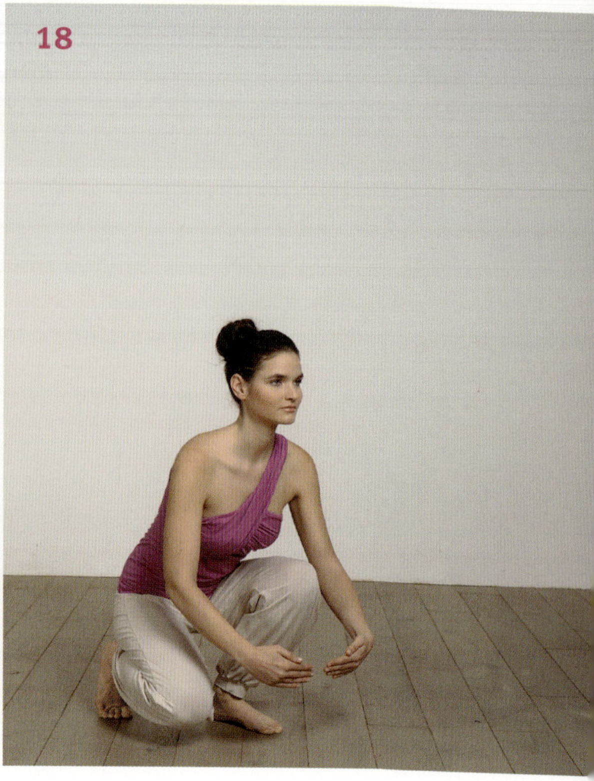

Teil 6: Hochziehen der Hände bis Danzhong (Bild 17)

- Wenn sich die Handflächen beinahe berühren, drehen Sie sie zum Körper hin und heben sie bis auf Brusthöhe, während Sie weiter einatmen (senkende Form: Handrücken zueinander, Finger zum Boden; andere Formen: bisherige Handhaltung).
- Sobald sich die Hände vor dem Energiepunkt Danzhong befinden, liegt das Gewicht vollständig auf dem vorderen Fuß und die Knie sind leicht gebeugt.

Teil 7: Führen der Hände vor das untere Dantian mit Hocken (Bild 18)

- Gehen Sie nun in die Hocke (hebende Form: leicht in die Knie gehen, als würden Sie sich auf einen unsichtbaren Barhocker setzen; nicht zu tief zu senken, jedoch in Endstellung etwas tiefer stehen als zuvor) und senken Sie zeitgleich die Hände entlang des Chong-Mai-Meridians (senkende Form: Körpermitte) nach unten bis vor das untere Dantian. Die Handflächen zeigen dabei zum Körper (senkende Form: Handrücken zeigen zu Beginn und am Ende der Bewegung zueinander mit Fingern zum Boden, während der Bewegung Handrücken nach oben; hebende Form: Handflächen nach oben; ableitende Form: Handflächen zum Boden) und das Gewicht liegt nach Möglichkeit hauptsächlich auf dem vorderen Fuß.

19

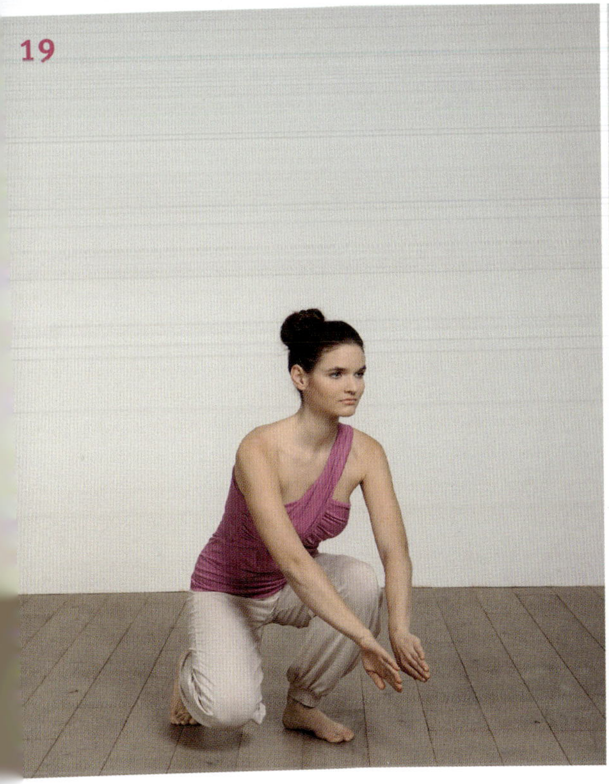

20

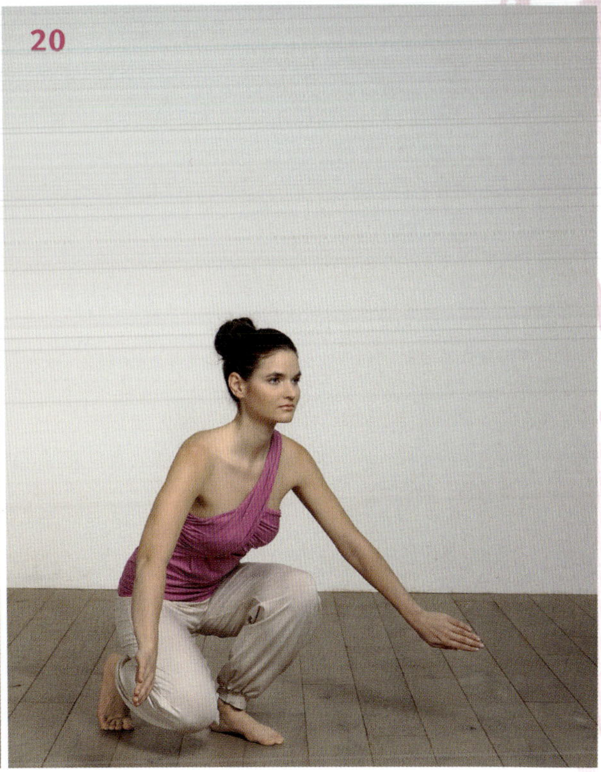

• Gehen Sie möglichst so weit in die Hocke, dass der Oberschenkel des vorderen Beins mindestens parallel zum Boden steht und sich das untere Dantian etwas unter Kniehöhe befindet. Dies ist allerdings besonders am Anfang schwer. Lassen Sie sich daher Zeit und überanstrengen Sie sich nicht. Besonders bei Knieproblemen sollte man nicht zu tief in die Hocke gehen. Lassen Sie in solchen Fällen lediglich den Körper etwas in die Knie gehen. In jedem Fall sollte jedoch die Ferse des hinteren Fußes angehoben werden und der Oberkörper möglichst durchgestreckt sein. Bei der senkenden Form bietet es sich zusätzlich an, sich beim Senken eine Grube vor dem Körper vorzustellen, in die man Energie hineinsinken lässt. Diese Vorstellung unterstützt das Sinken des Blutdrucks.

Teil 8: Öffnen und Schließen vor dem unteren Dantian (Bild 19–22)

• Befinden sich die Hände auf Höhe des unteren Dantians, drehen Sie die Handgelenke erneut so, dass die Handrücken zueinanderzeigen (senkende Form: Finger zusätzlich zum Boden; andere Formen: vorherige Handhaltung beibehalten).

• In einer Halbkreisbewegung führen Sie die Hände auf gleichbleibender Höhe bis etwa Schulterbreite auseinander und halten diese Endposition mit dem Atem kurz.

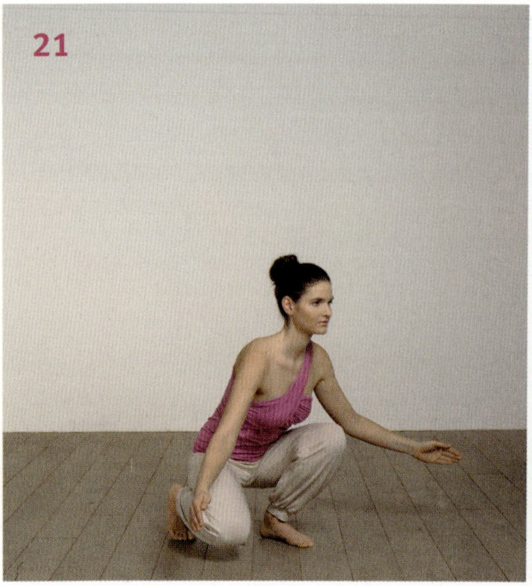

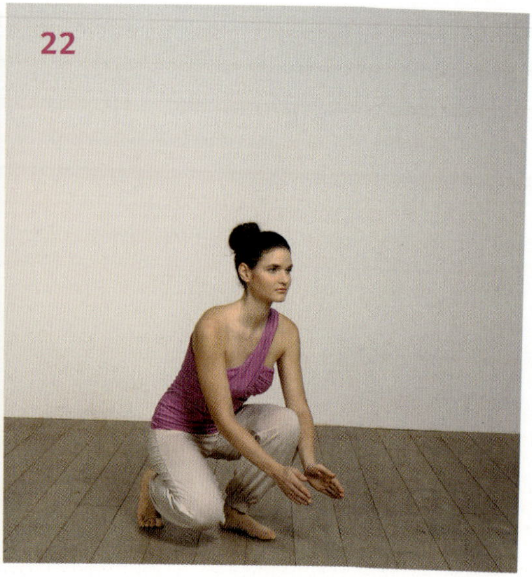

- Anschließend drehen Sie die Handgelenke wieder so, dass die Handflächen zueinanderzeigen (senkende Form: zusätzlich Finger zum Boden; andere Formen: bisherige Handhaltung beibehalten) und führen die Hände wieder bis vor das untere Dantian zusammen, bis sich die Handflächen beinahe berühren. Wie zuvor atmen Sie bei der Öffnen-Bewegung aus und bei der Schließen-Bewegung ein.

Teil 9: Hochziehen der Hände bis Danzhong (Bild 23 und 24)

- Drehen Sie die Handflächen wieder zum Körper (andere Formen: bisherige Handhaltung beibehalten) und richten Sie den Körper langsam auf, während das Gewicht auf dem vorderen Fuß liegt. Beginnen Sie zeitgleich mit dem Aufrichten damit, Ihre Hände bis auf die Höhe des Danzhong zu heben und das Einatmen so lange fortzusetzen, bis die Bewegung abgeschlossen ist. Die Kraft für das Aufrichten schöpft der Körper hauptsächlich aus dem unteren Rückenbereich. Wichtig ist, dass sich zuerst der Körper hebt und die Hände ihm dann entlang des Chong-Mai-Meridian folgen (senkende Form: entlang Körpermitte) . Stellen Sie sich vor, Sie würden Qi von unten bis zur Brustmitte hochziehen. Es ist wichtig, dass Sie die Hände nach oben bewegen. Werden sie gleich auf Brusthöhe gebracht und auch beim Aufrichten dort gehalten, können Sie die Energie nicht hochziehen.

23

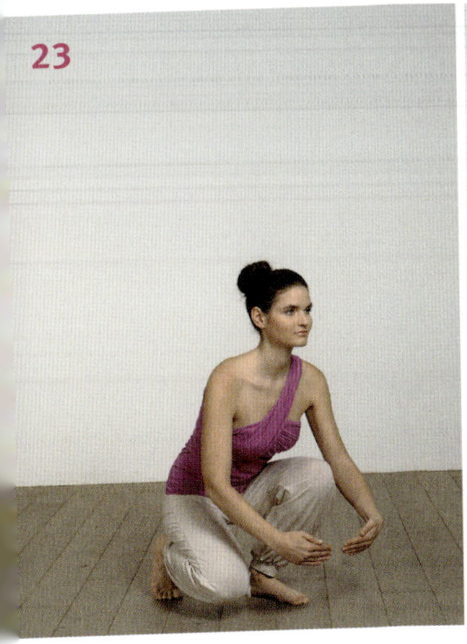

24

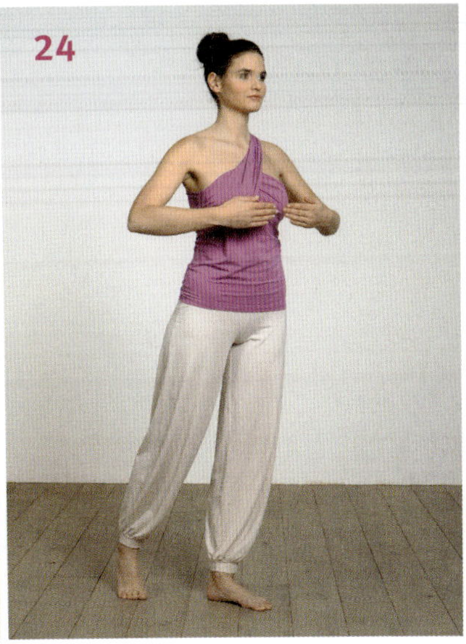

25

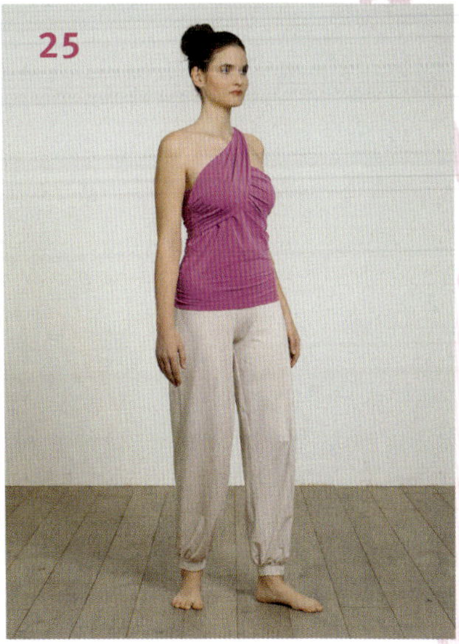

Teil 10: Absenken der Hände zur Körperseite (Bild 25)

Senken Sie nun die Hände entlang des Chong Mai (senkende Form: entlang Körpermitte) und verlagern Sie dann langsam das Gewicht in die Mitte zwischen die Beine. Die Hände werden ab Höhe des mittleren Dantians natürlich zur Körperseite bewegt und hängen in der Endstellung locker seitlich herunter (senkende Form: Handhaltung löst sich auf ungefährer Bauchnabelhöhe auf, Handflächen zum Boden, Bewegung fließend weiter vorsetzend Hände zur Seite).

Die Übung im Überblick

- Vorübung (siehe ab Seite 110)
- Grundübung jeweils einmal in jede Himmelsrichtung mit dem beginnenden Fuß (bei Beginn mit linkem Fuß Drehung nach links, bei Beginn mit rechtem Fuß Drehung nach rechts)
- ein- oder dreimaliges »Öffnen-Schließen« (siehe ab Seite 72)
- Grundübung jeweils einmal in jede Himmelsrichtung mit dem anderen Fuß (bei Beginn mit linkem Fuß Drehung nach links, bei Beginn mit rechtem Fuß Drehung nach rechts)
- Nachübung (siehe ab Seite 120)

Heben-Senken-Öffnen-Schließen (Übersicht)

»Ein« = einatmen, »Aus« = ausatmen, »Halten« = Atem halten
Leserichtung von links nach rechts, jeweils auf einer Seite

Fußbelastung

schwarz	100% Belastung	**rosa**	30% Belastung
weiß	0% Belastung	**grau**	50% Belastung
pink	70% Belastung		

Standardform

Anzuwenden bei **normalem Blutdruck**

Wichtig:
- Gleiche Geschwindigkeit bei Senken und Heben
- Hände bis oberes Dantian
- Beim Heben und Senken Handflächen zum Körper

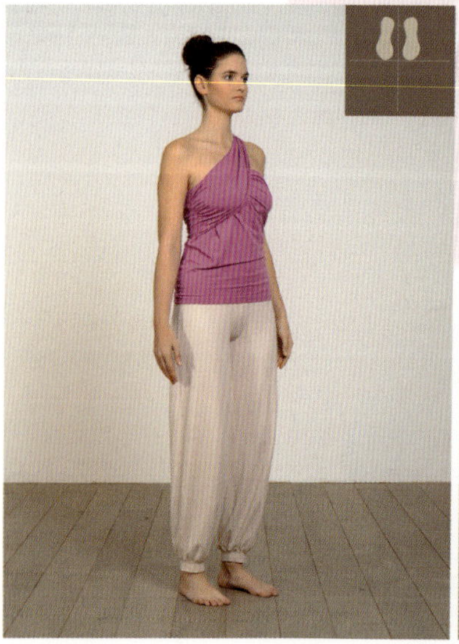
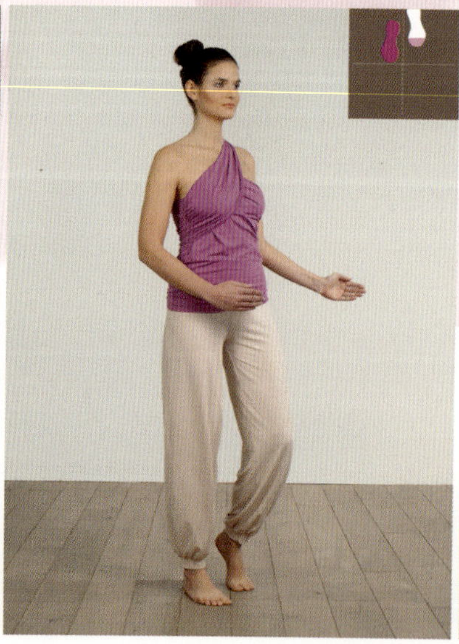
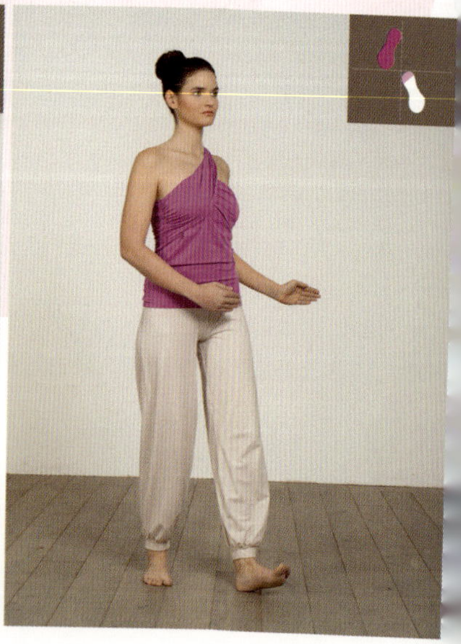

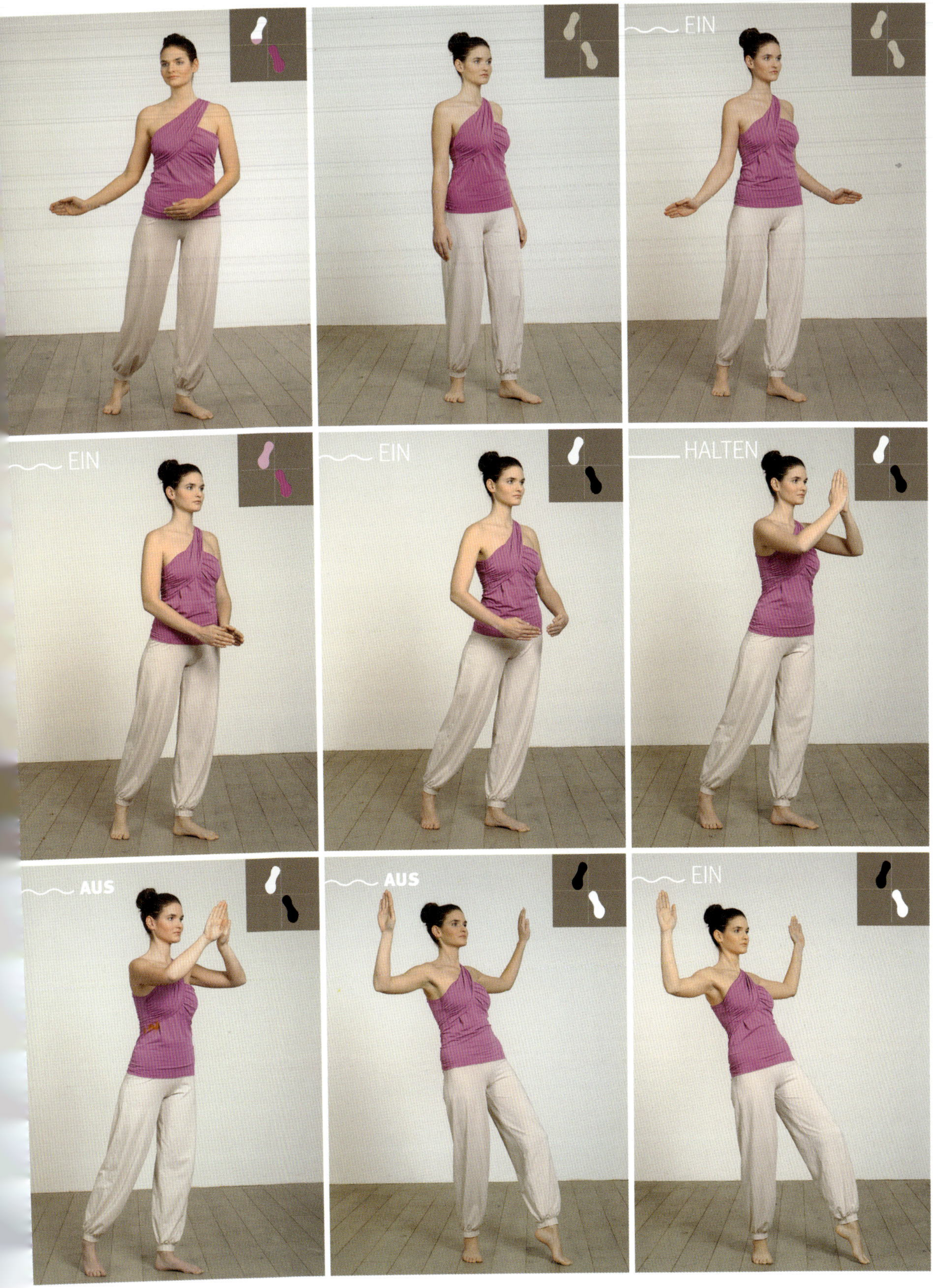
EIN
EIN
EIN
HALTEN
AUS
AUS
EIN

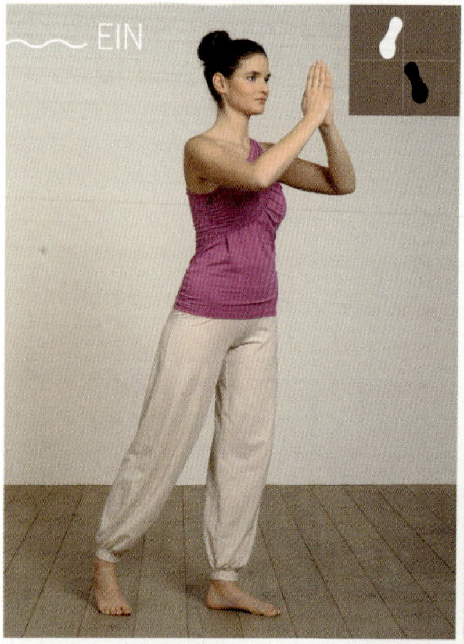
EIN
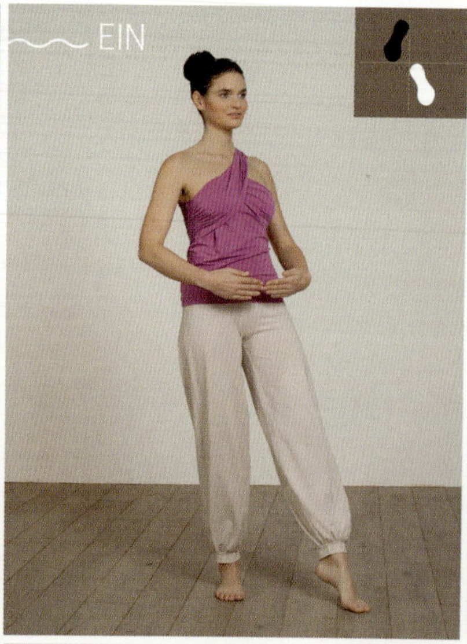
EIN
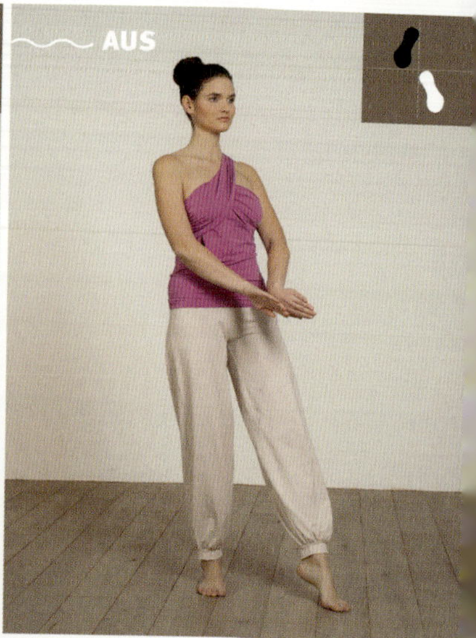
AUS
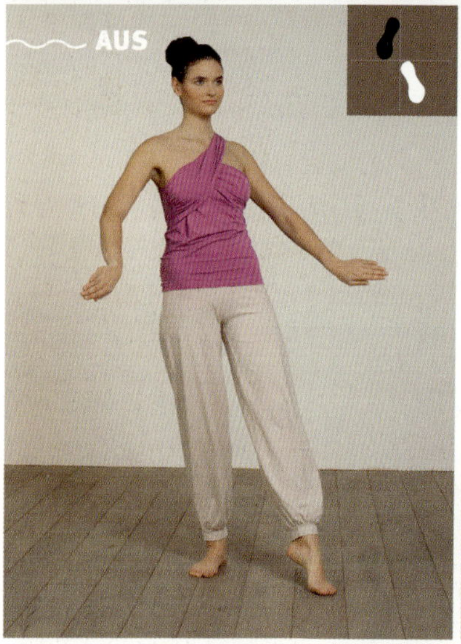
AUS
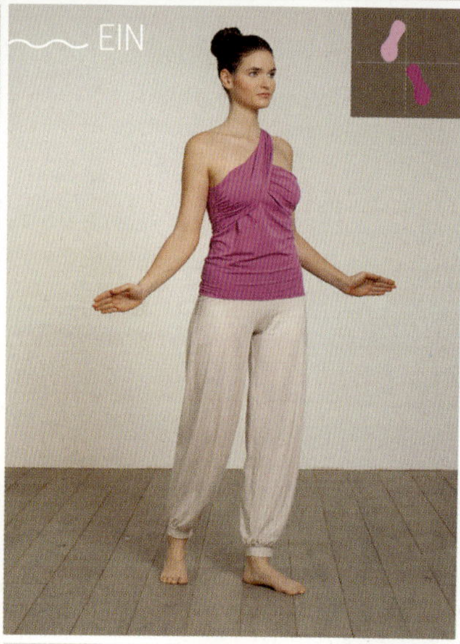
EIN
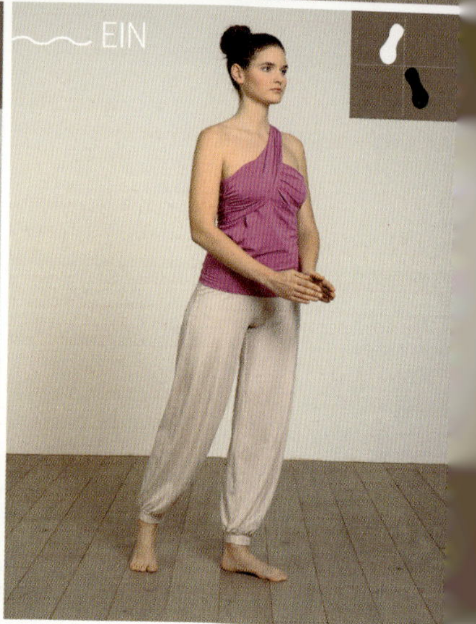
EIN
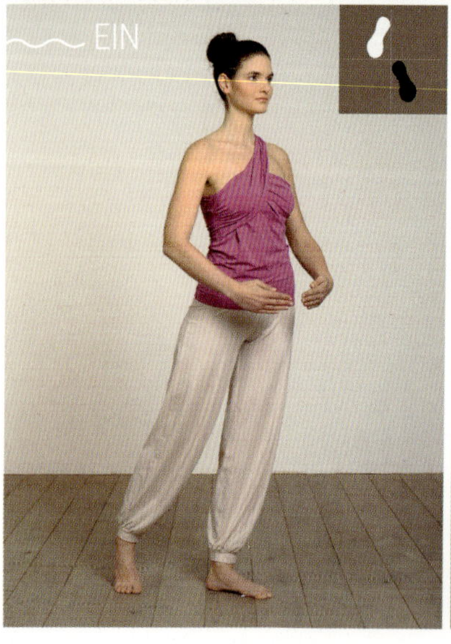
EIN
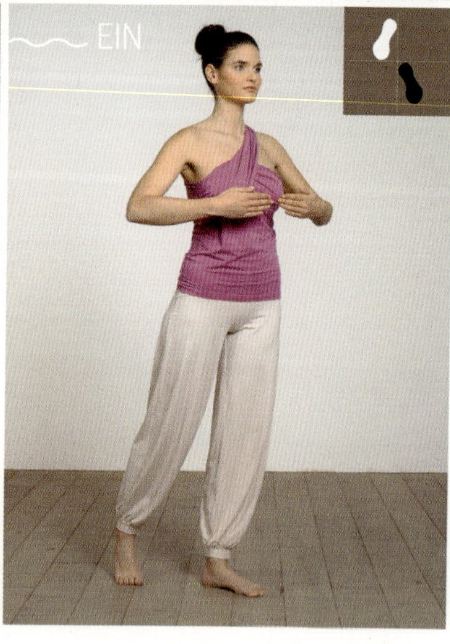
EIN
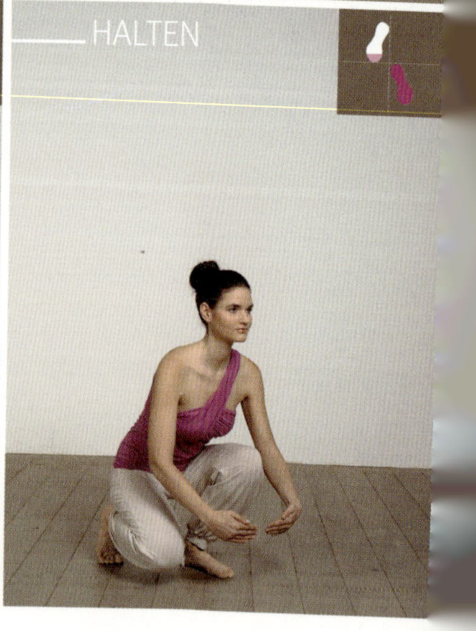
HALTEN

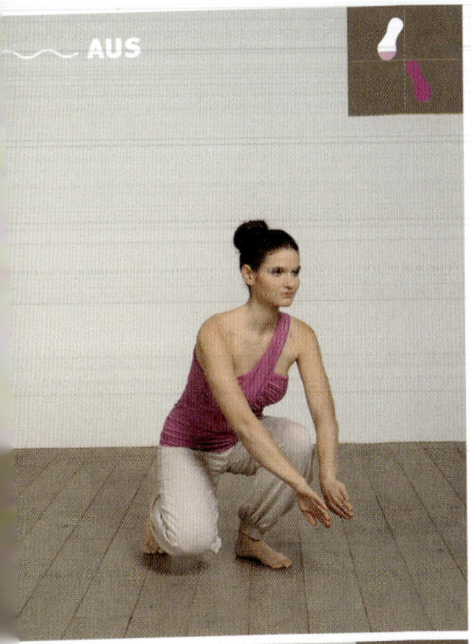
AUS
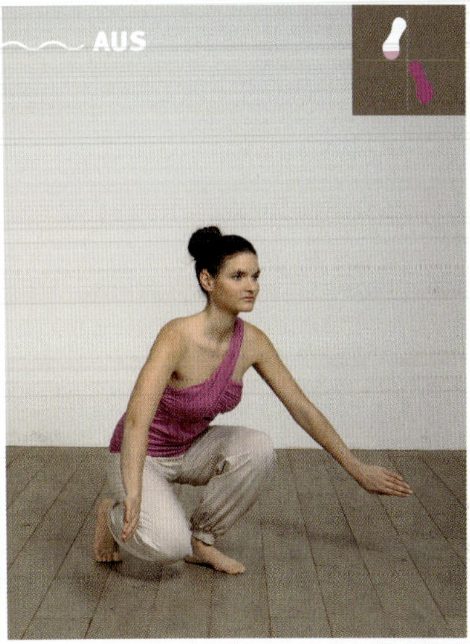
AUS
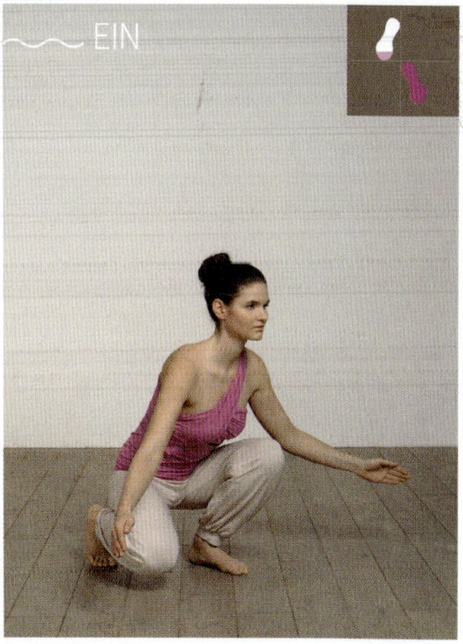
EIN
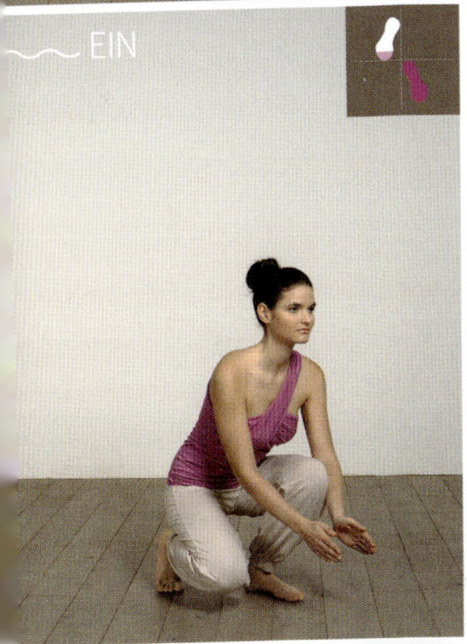
EIN
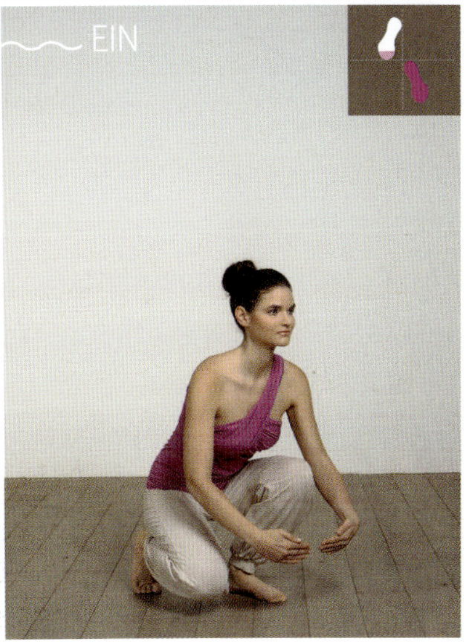
EIN
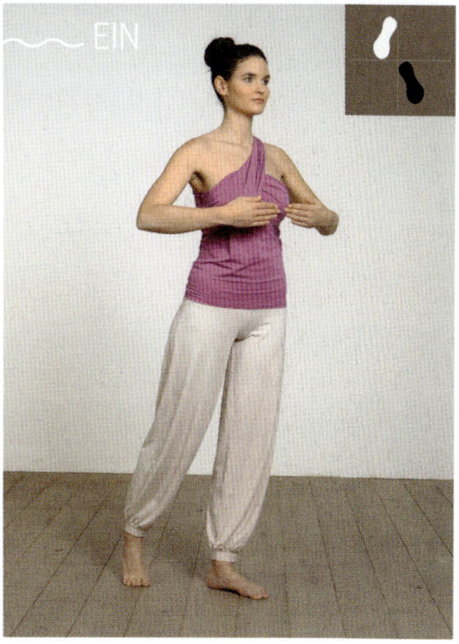
EIN
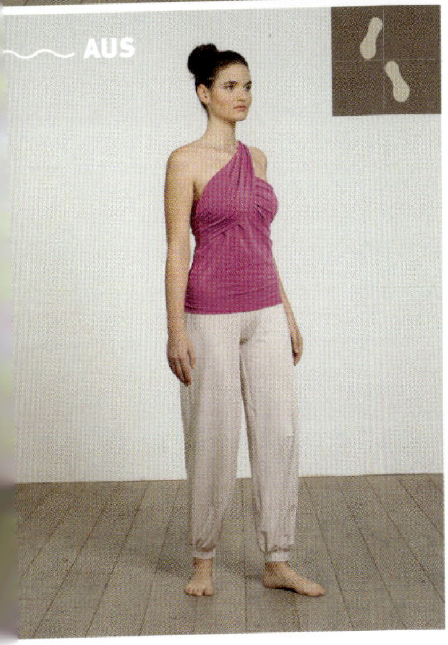
AUS

Senkende Form

Anzuwenden bei **hohem Blutdruck**

Wichtig:
- Langsam senken, schnell heben (je höher der Blutdruck, desto größer der Geschwindigkeitsunterschied)
- Hände unter oberes Dantian
- Beim Heben Handrücken zueinander, Finger nach unten
- Beim Senken Handfläche nach unten

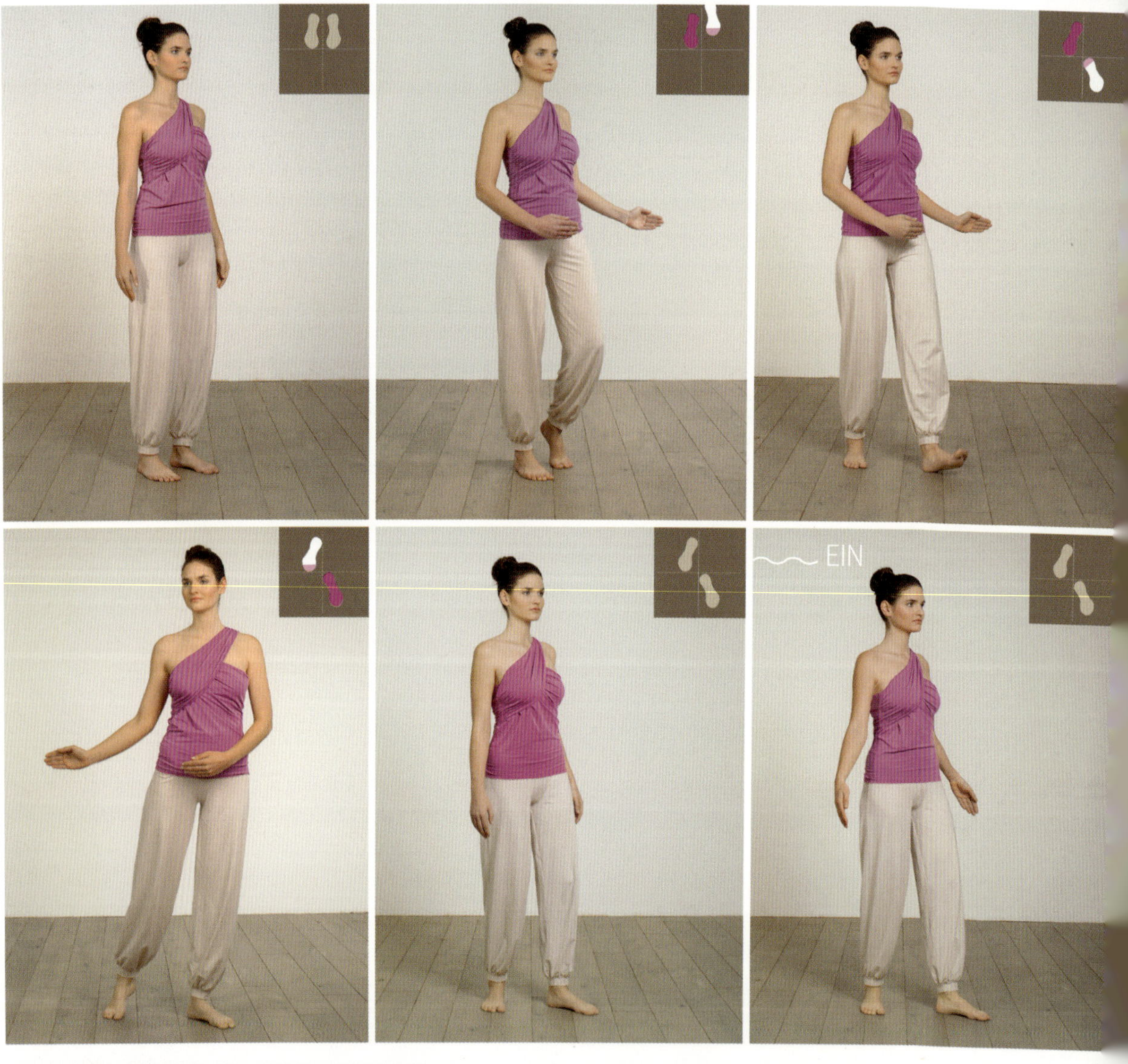

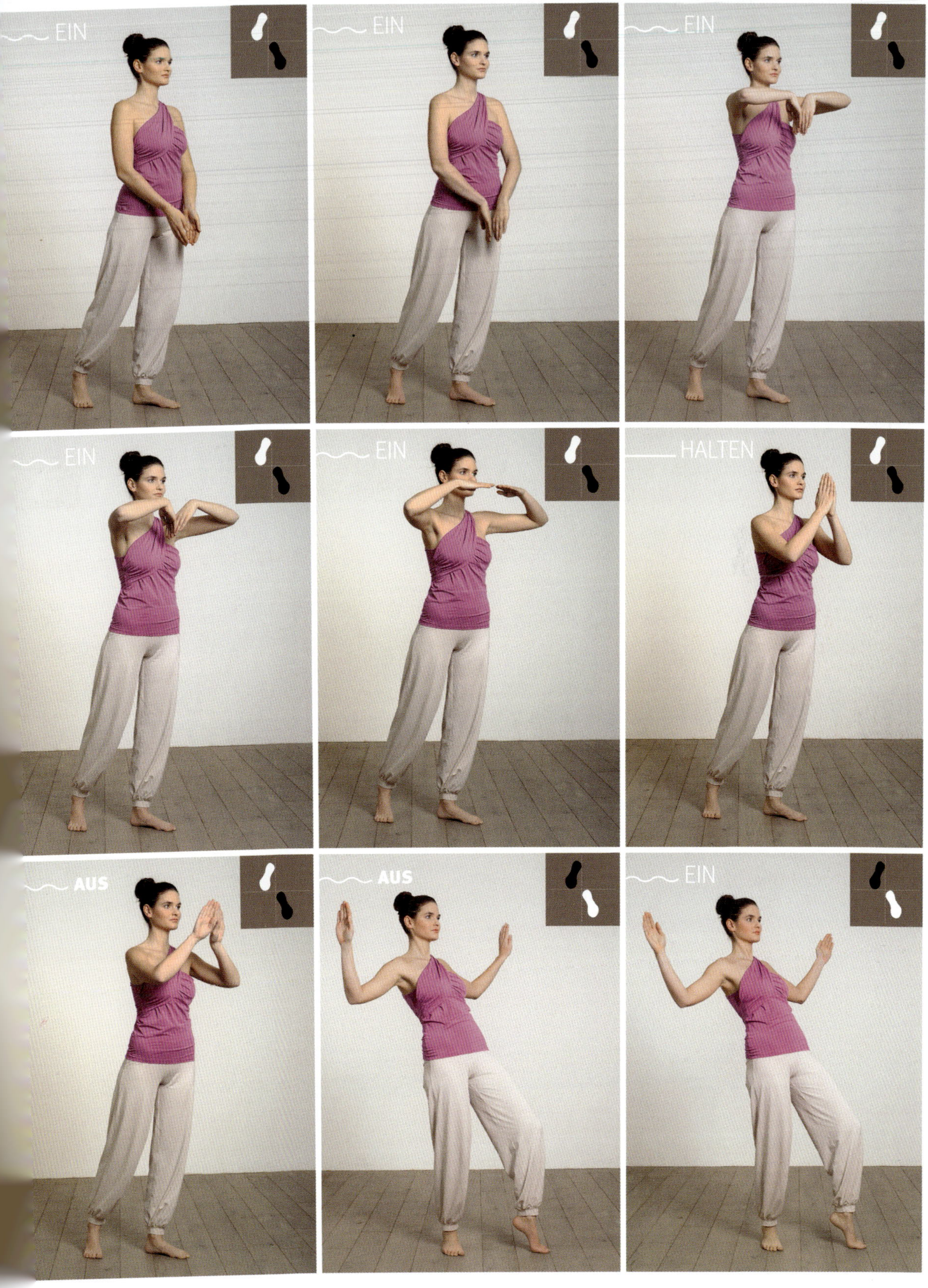
EIN
EIN
EIN
EIN
EIN
HALTEN
AUS
AUS
EIN

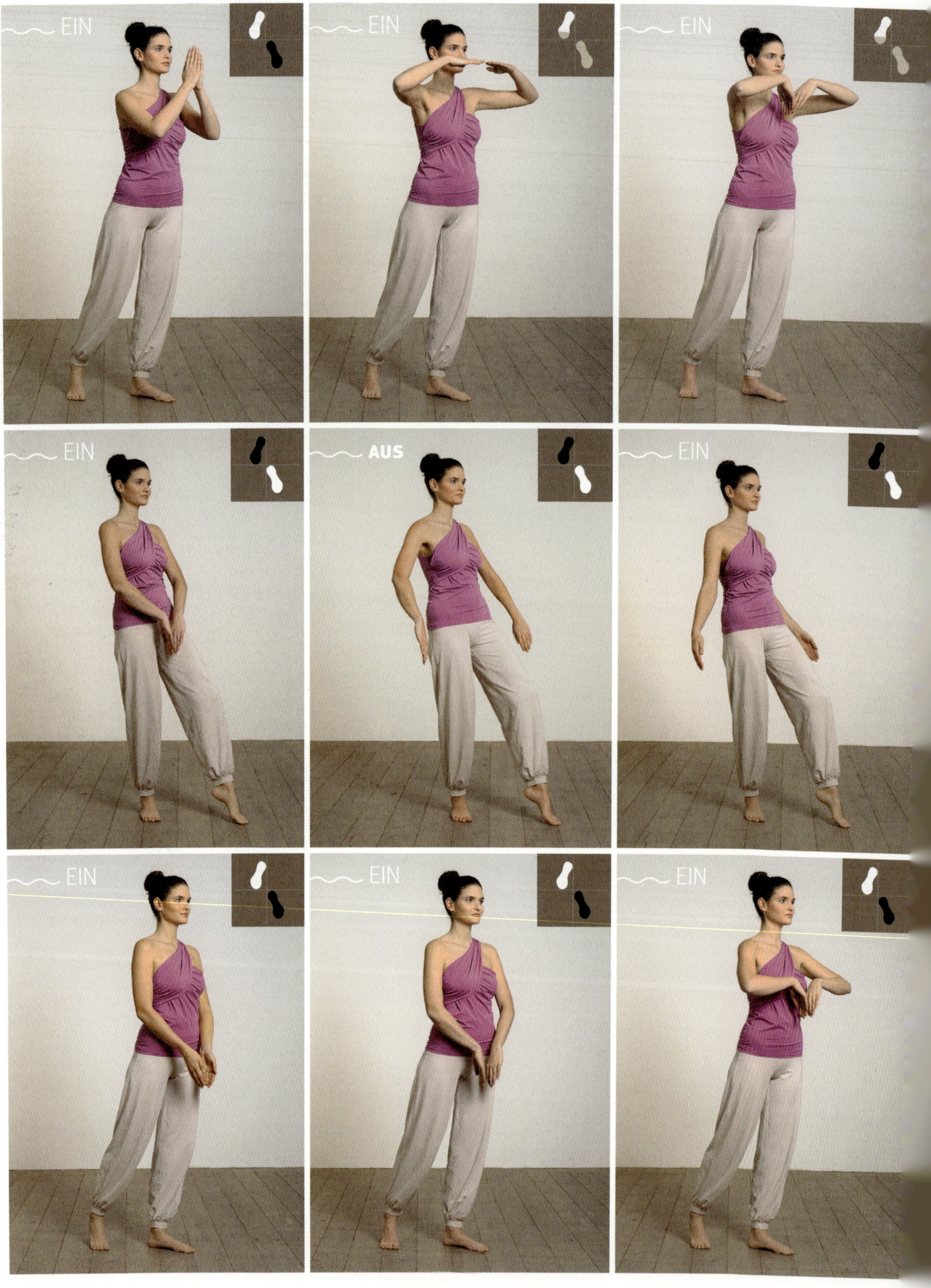
EIN
EIN
EIN
EIN
AUS
EIN
EIN
EIN
EIN

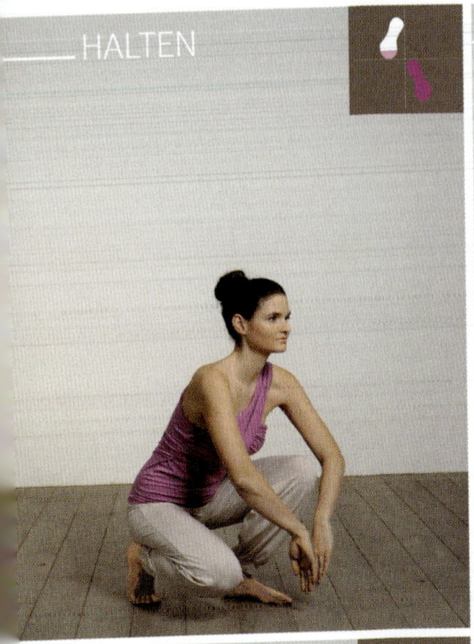
HALTEN

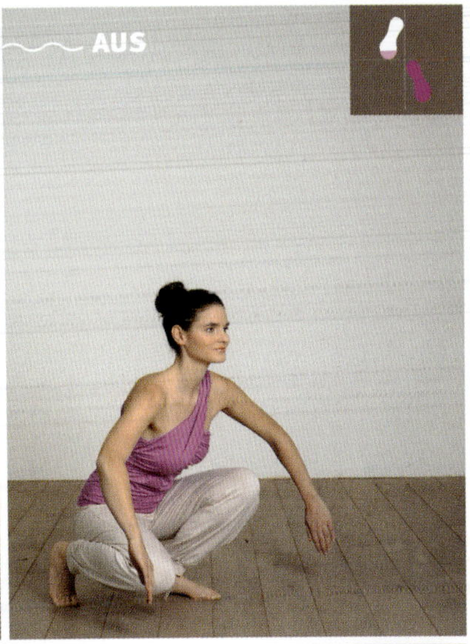
AUS

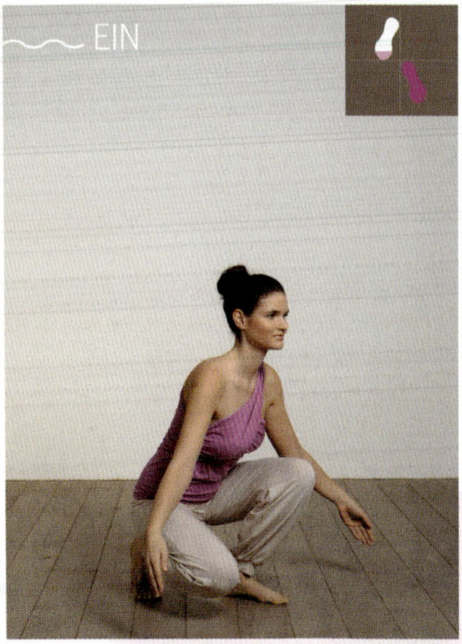
EIN

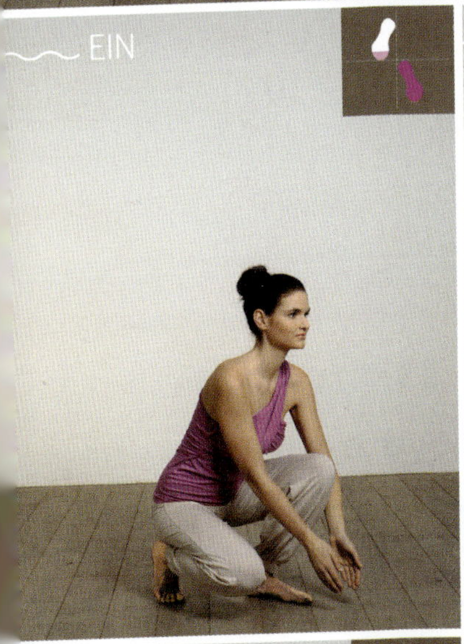
EIN

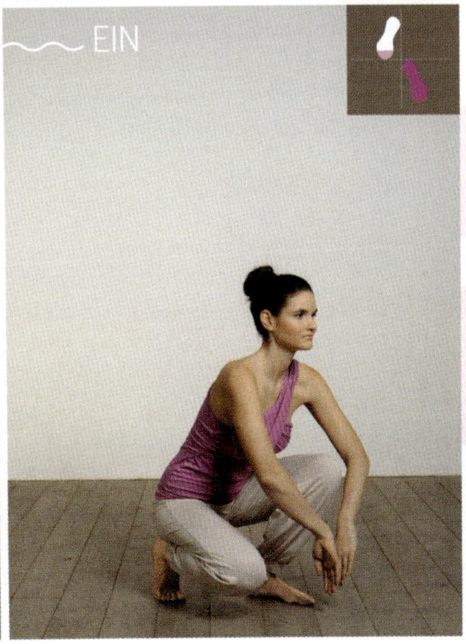
EIN

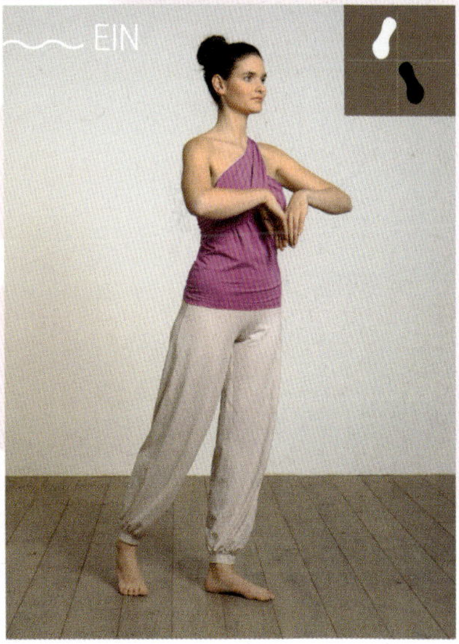
EIN

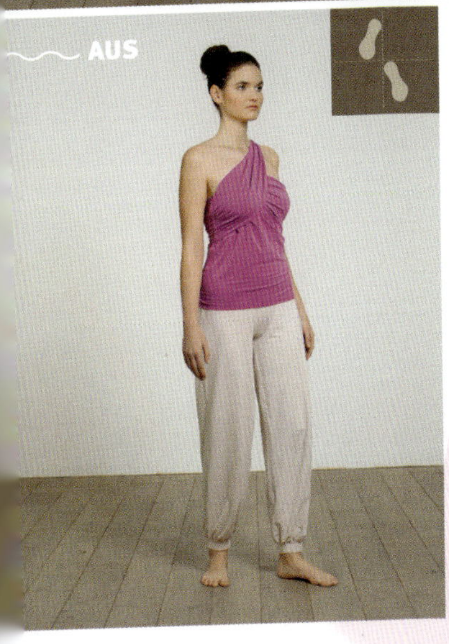
AUS

Hebende Form

Anzuwenden bei **niedrigem Blutdruck, niedrigen Blutwerten, während einer Chemo- und/oder Strahlentherapie**

Wichtig:
- Schnell senken, langsam heben (je tiefer der Blutdruck, desto größer der Geschwindigkeitsunterschied)
- Beim Öffnen Handflächen nach oben, beim Schließen zueinander oder bei sehr niedrigen Werten: Handflächen beim Schließen vor dem mittleren und unteren Dantian nach oben (diese Variante ist in der folgenden Bilderreihe dargestellt); auf eigenes Befinden achten und angenehmste Variante wählen
- Beim Öffnen/Schließen vor dem unteren Dantian nicht so weit in die Hocke gehen, sondern nur leicht in die Knie, als würde man auf einem unsichtbaren Barhocker sitzen
- Hände über oberes Dantian heben, wenn der Blutdruck besonders niedrig ist, noch höher
- Hände ungefähr auf Halshöhe so drehen, dass die Finger nach oben und die Handrücken zueinanderzeigen, vor Gesicht in die Gebetshaltung drehen

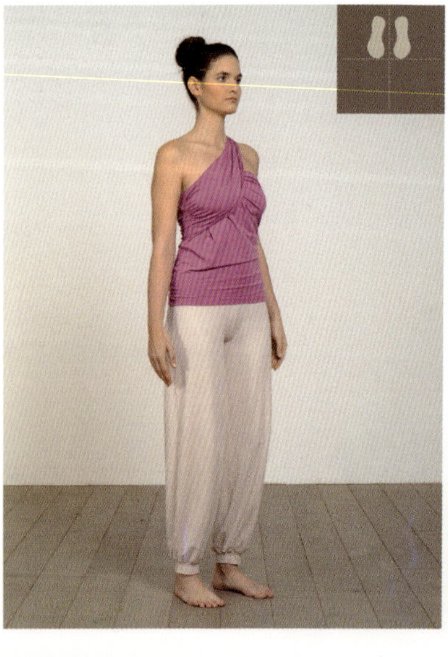
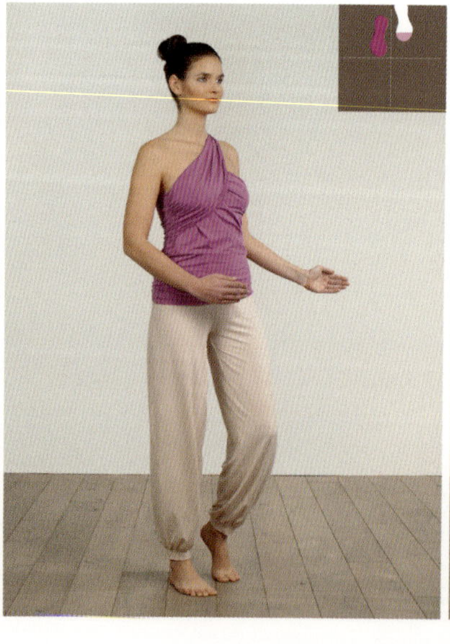
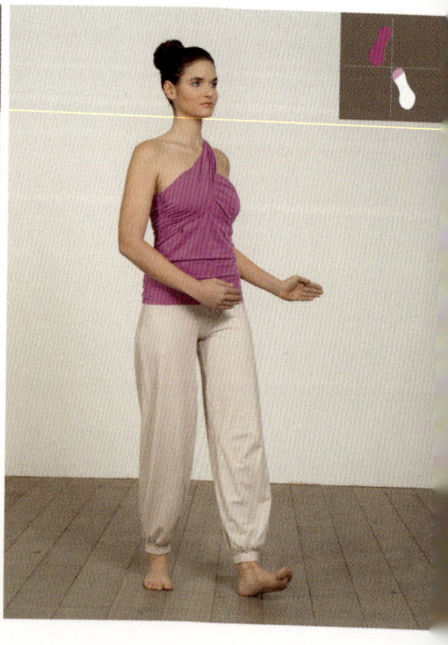

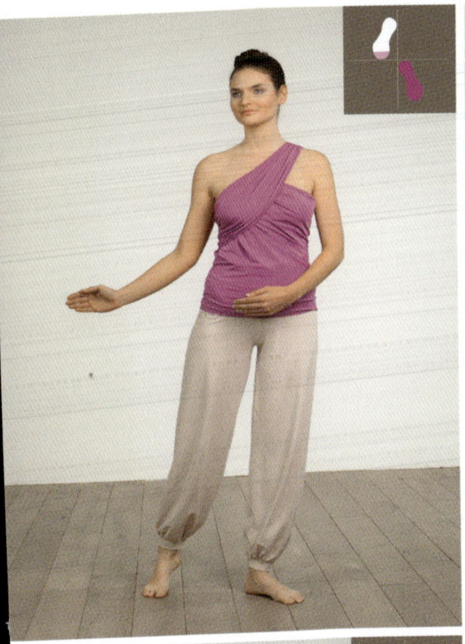

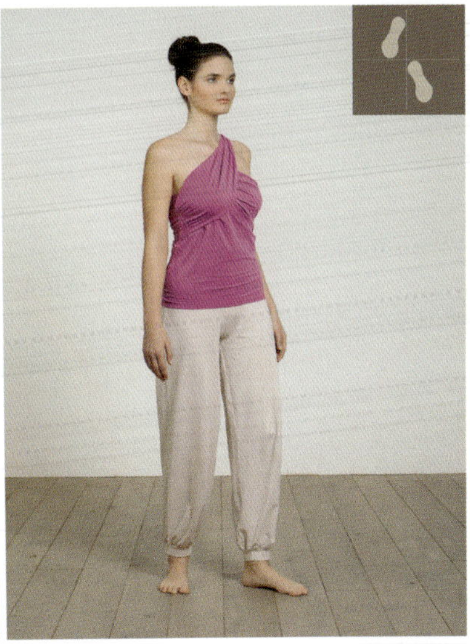

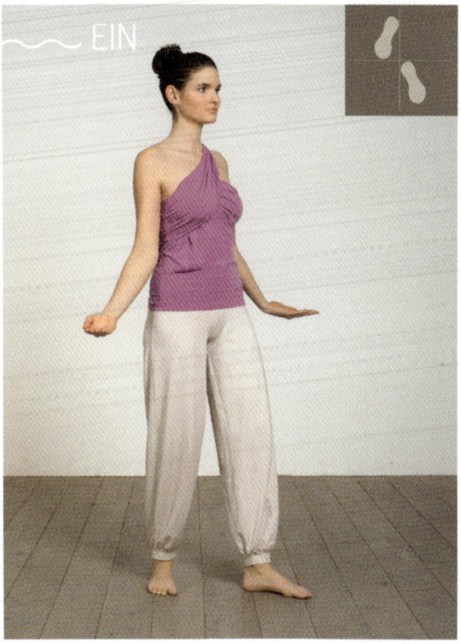
EIN

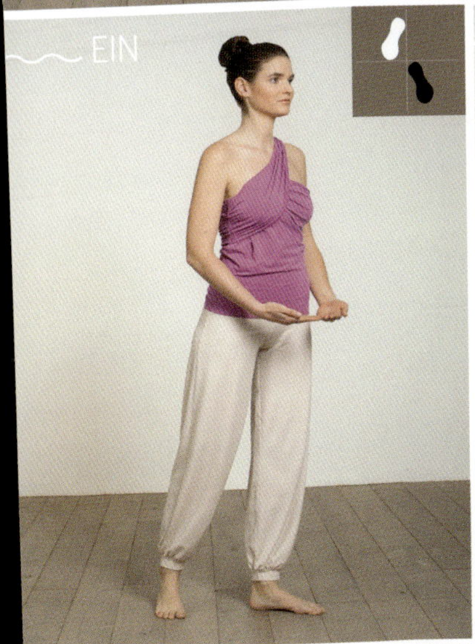
EIN

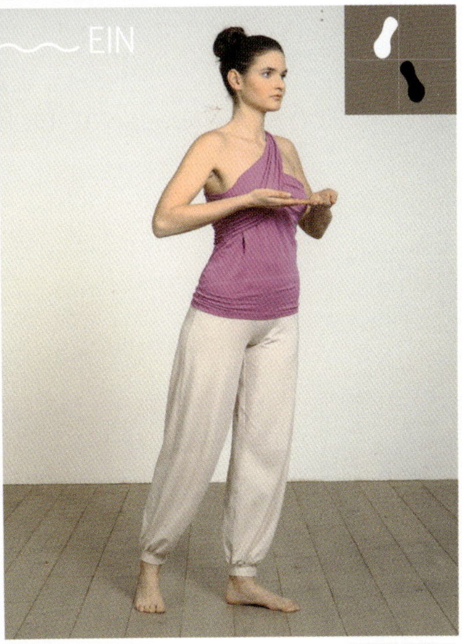
EIN

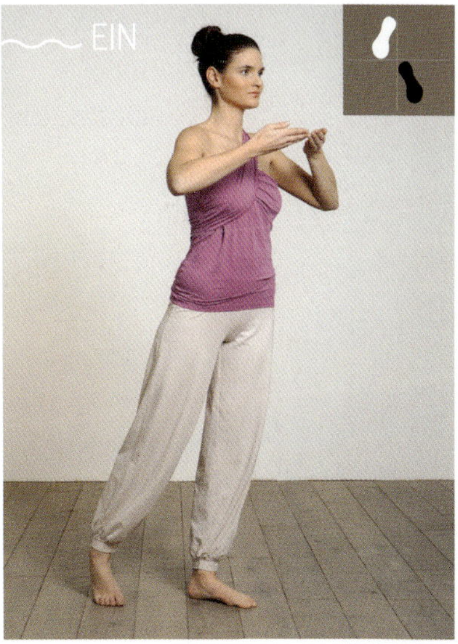
EIN

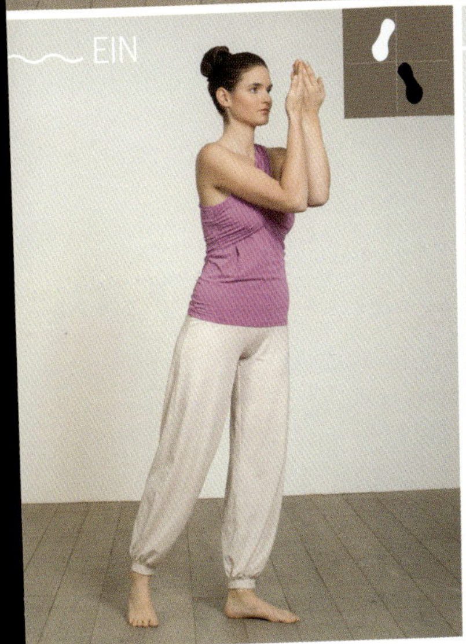
EIN

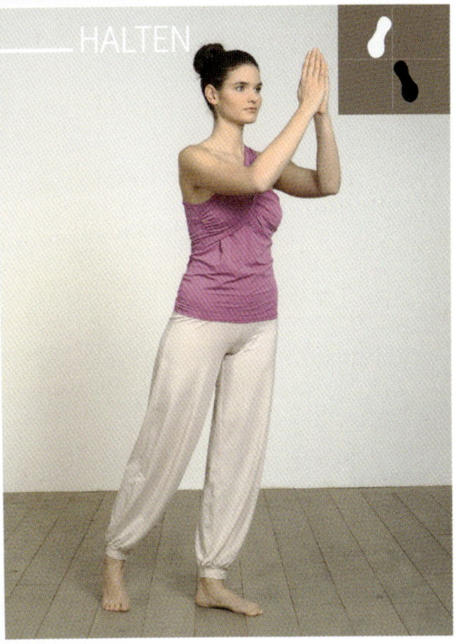
HALTEN

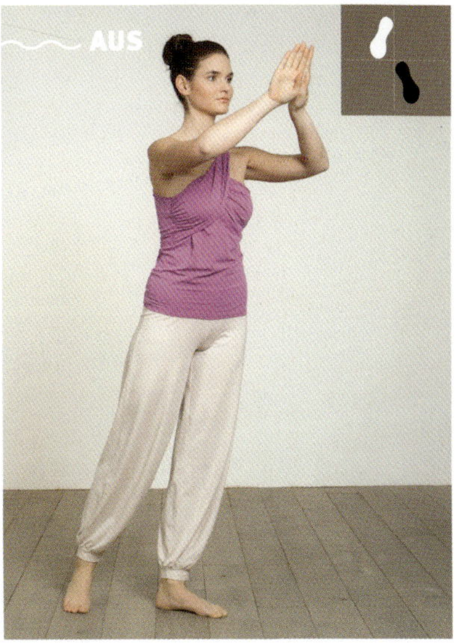
AUS

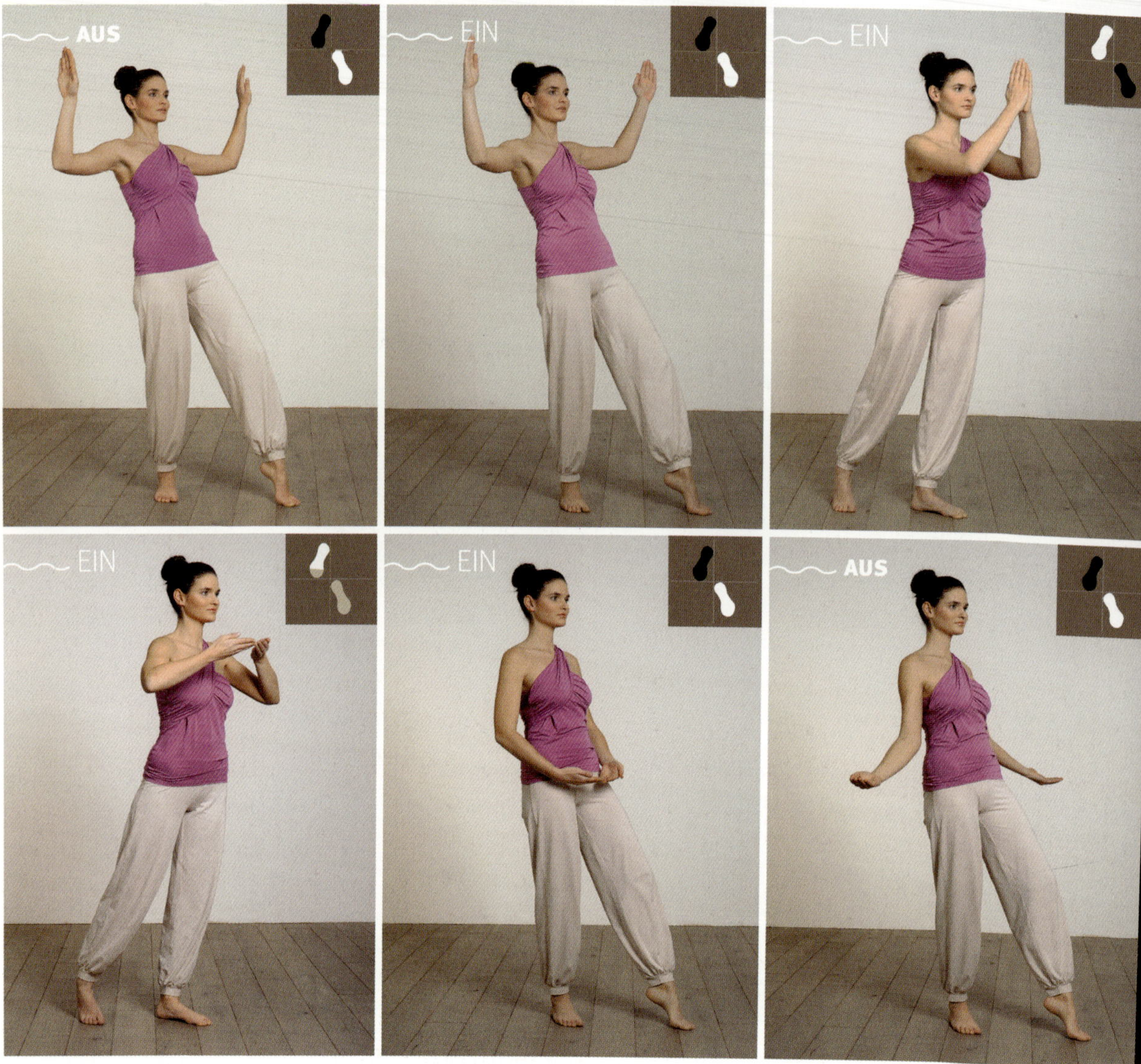

»Arbeite stetig an deiner inneren Entwicklung und es wird der Moment kommen, in dem es anstrengender wird, in der Knospe zu verharren als das Risiko der Blüte einzugehen.«

BERNADETT GERA

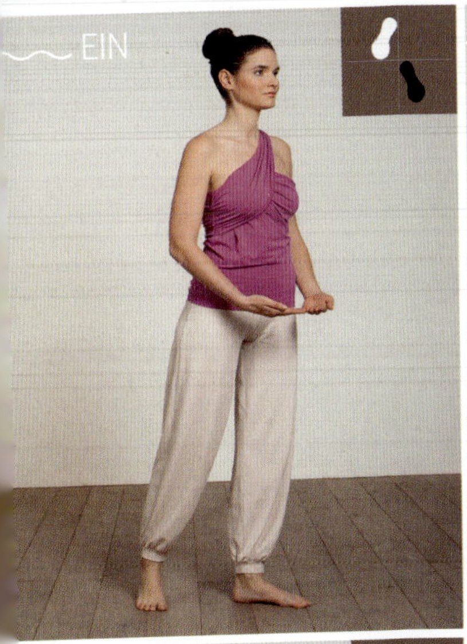
EIN

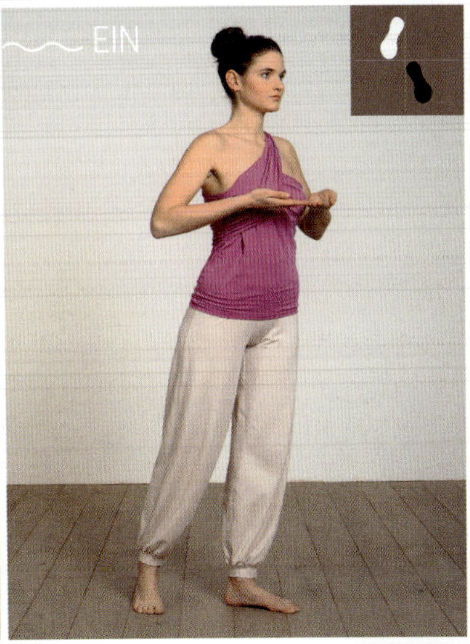
EIN

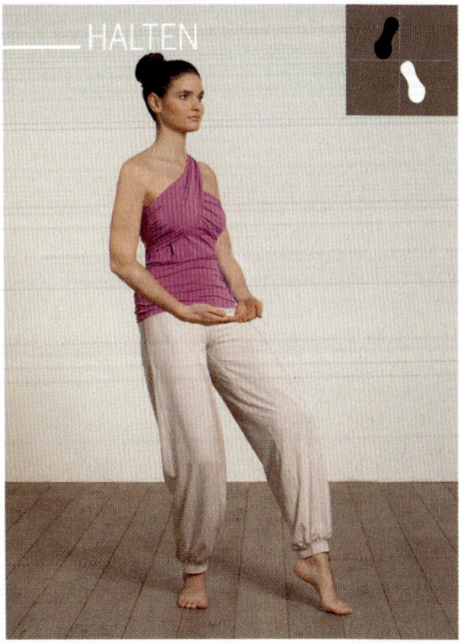
HALTEN

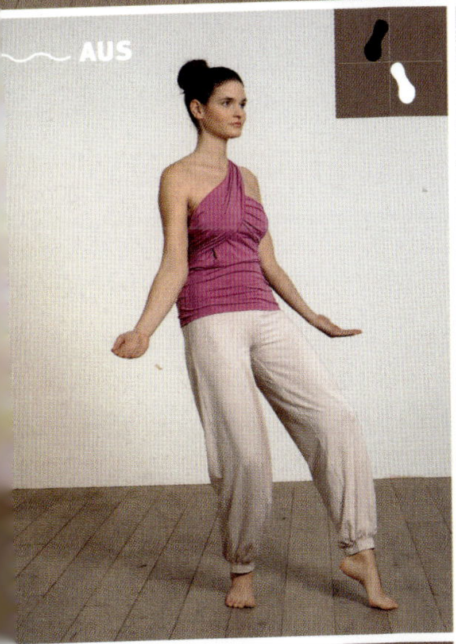
AUS

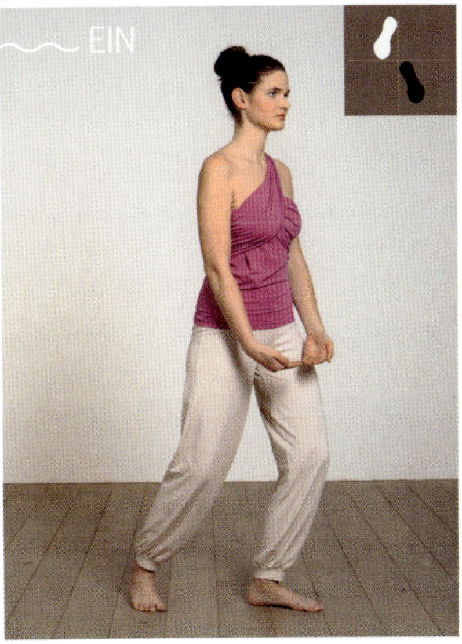
EIN

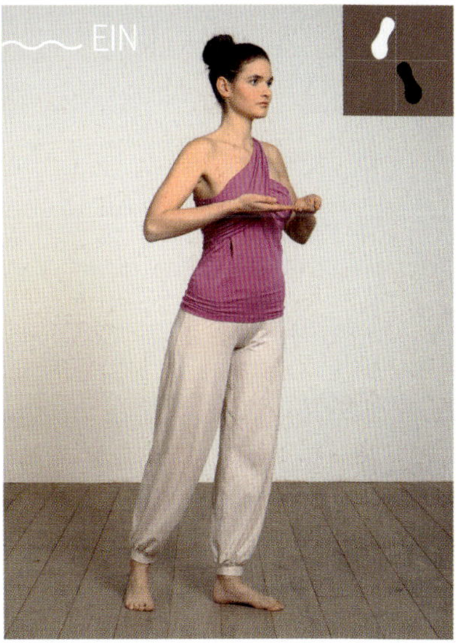
EIN

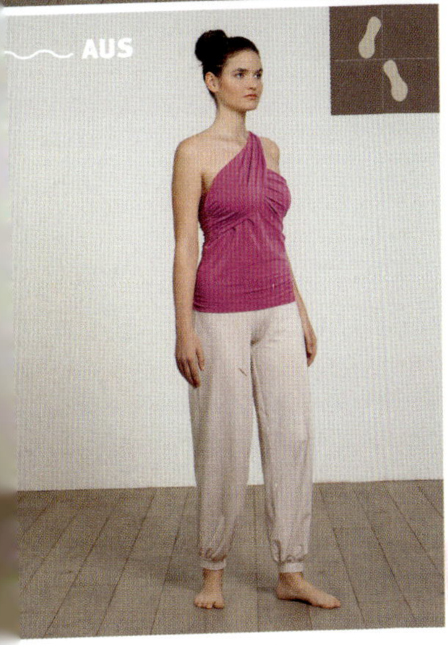
AUS

Ableitende Form

Anzuwenden bei **tieferen Erkrankungen**

Wichtig:
- Gleiche Geschwindigkeit bei Senken und Heben
- Hände bis oberes Dantian heben
- Handflächen zu Boden bei Öffnen, Schließen, Heben und Senken

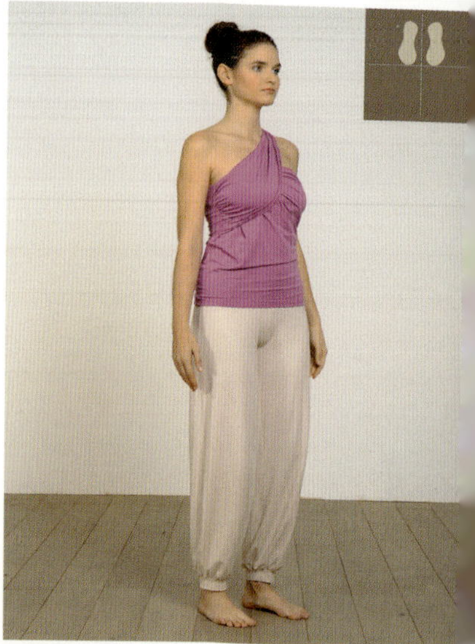

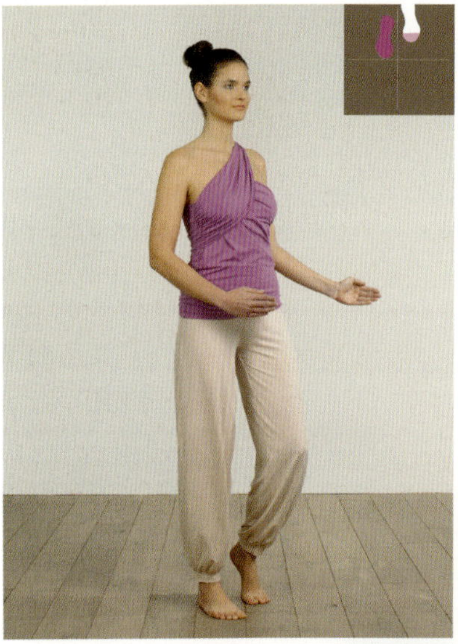

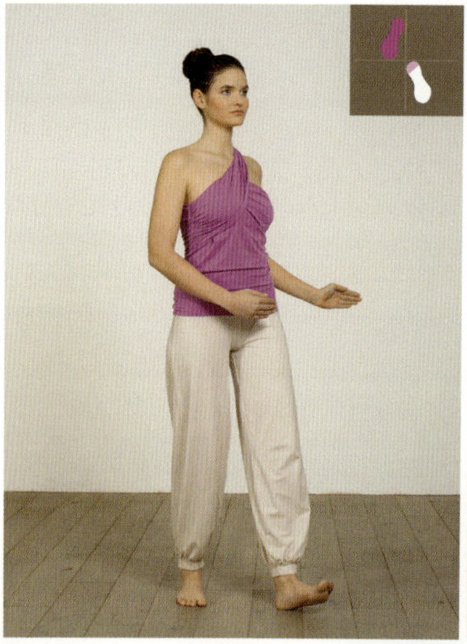

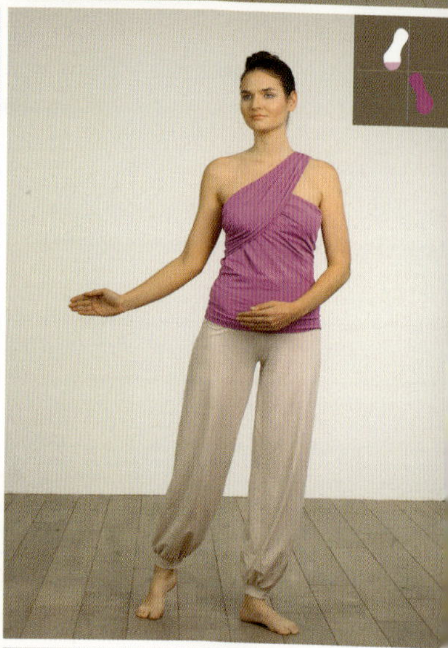

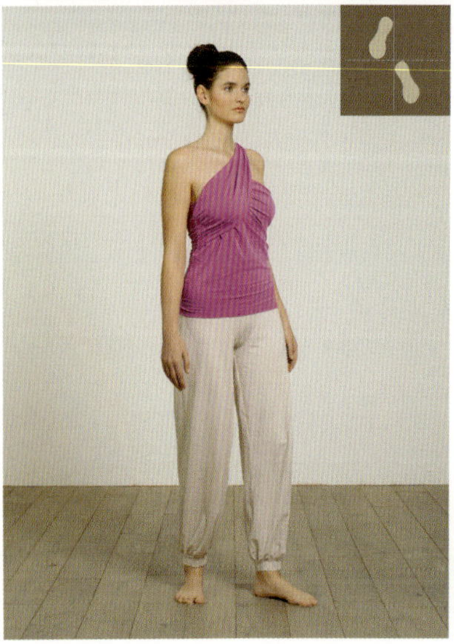

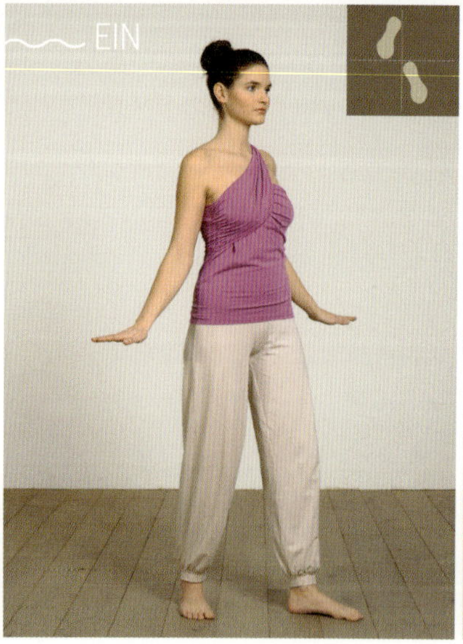

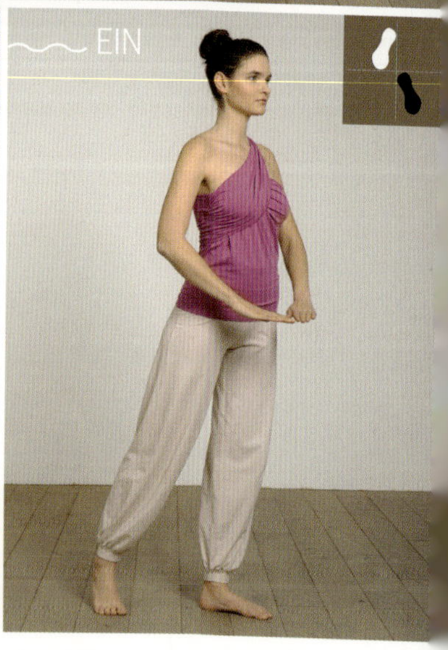

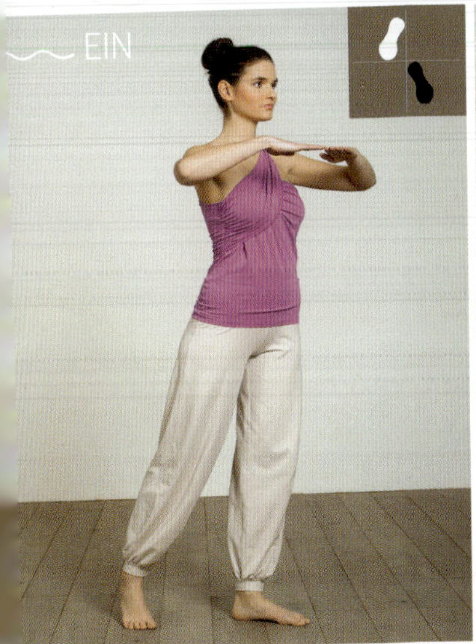
EIN
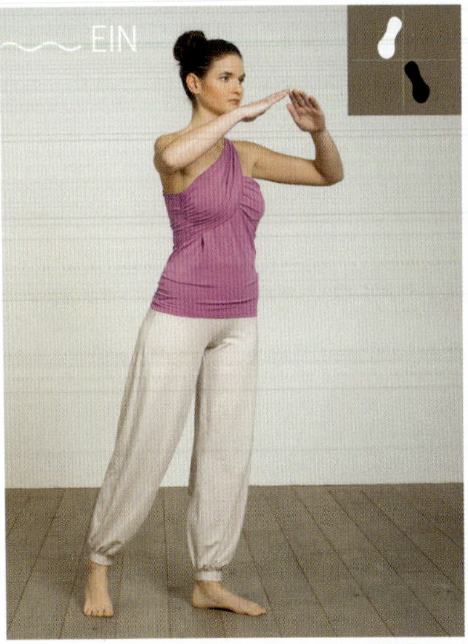
EIN
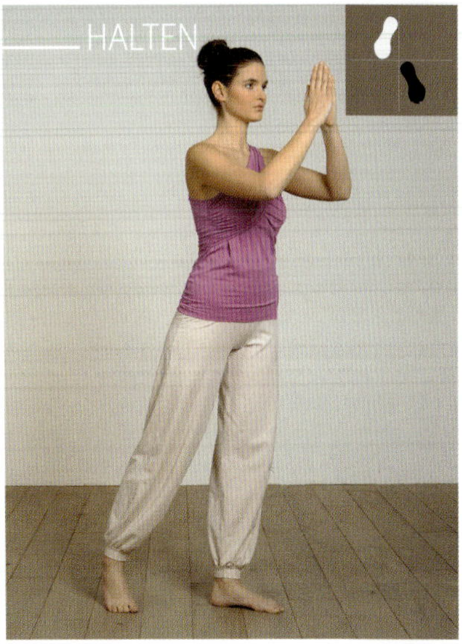
HALTEN
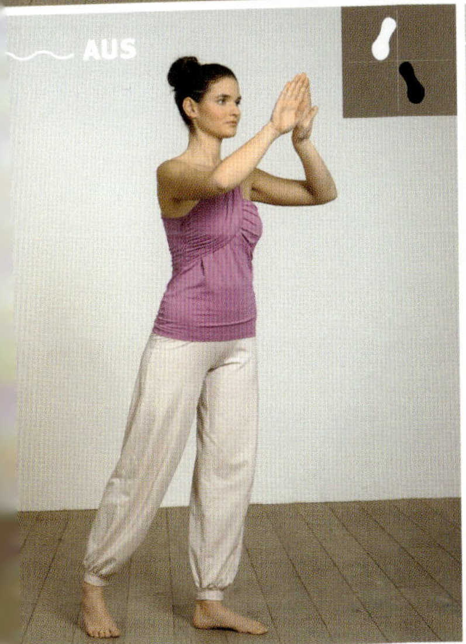
AUS
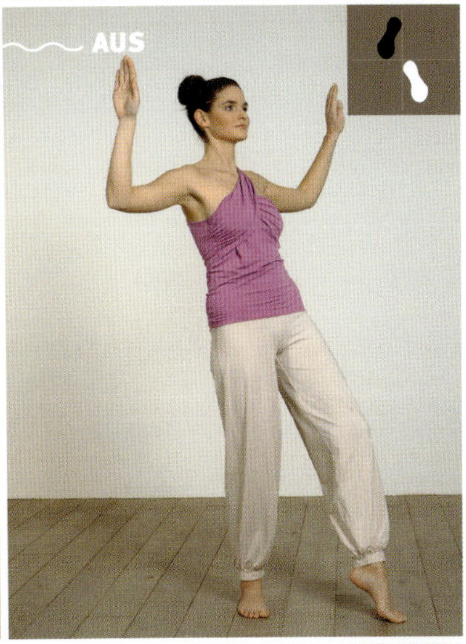
AUS
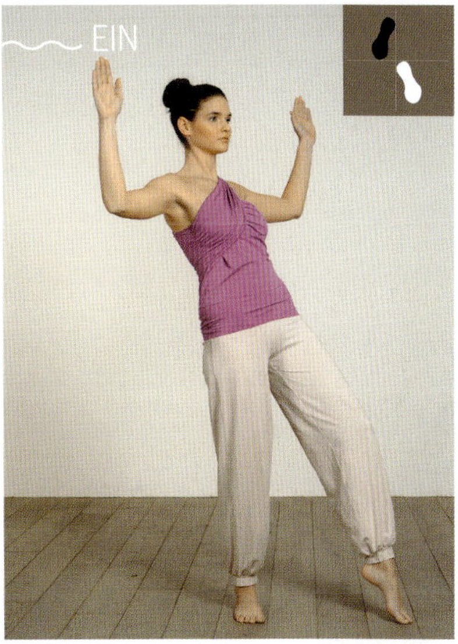
EIN
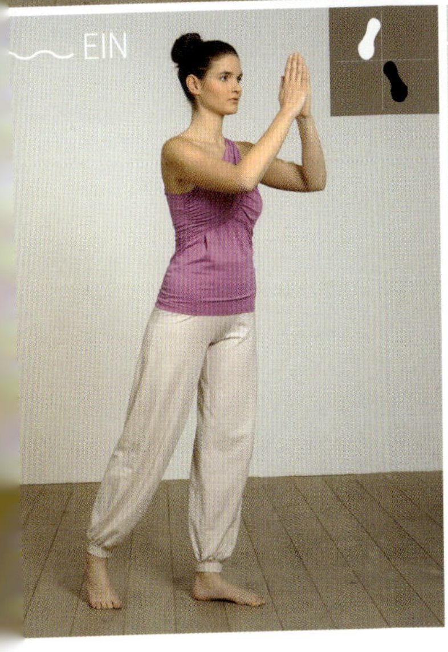
EIN
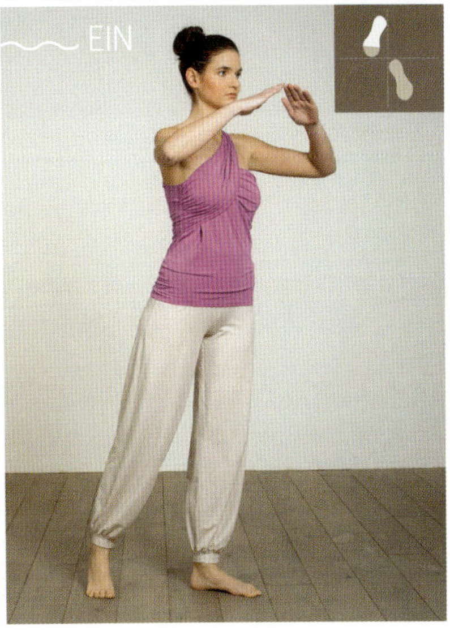
EIN
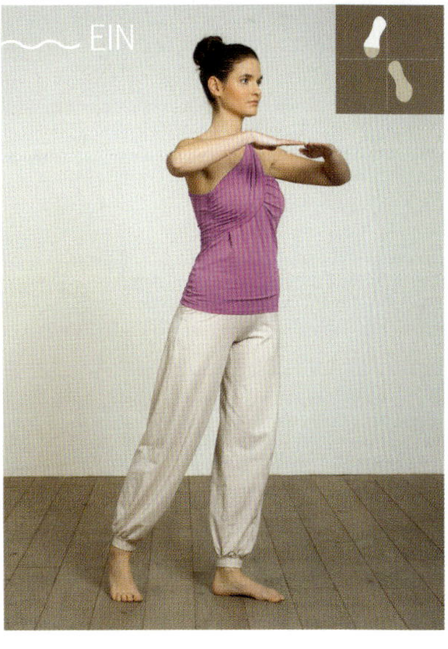
EIN

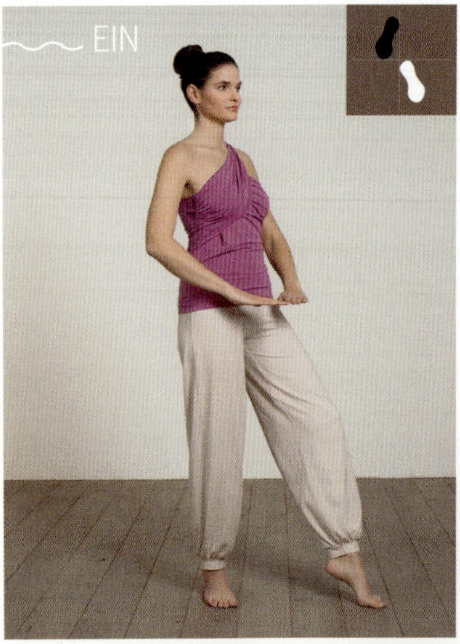
EIN
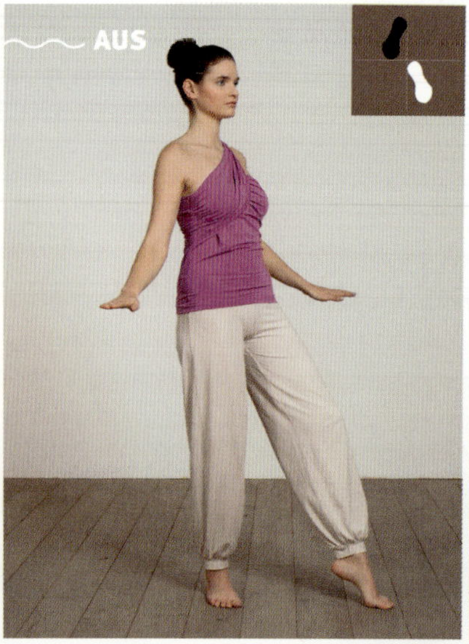
AUS
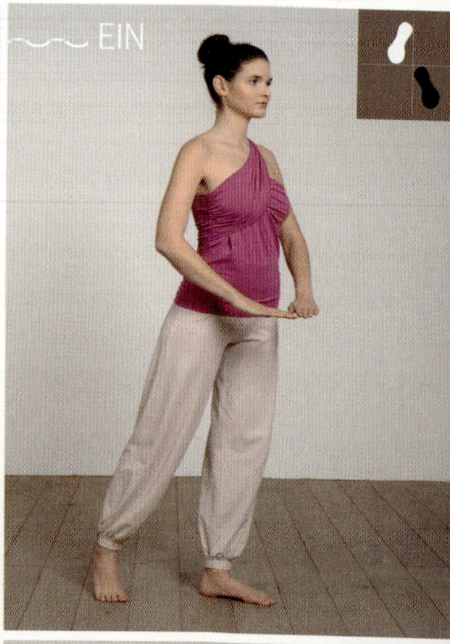
EIN
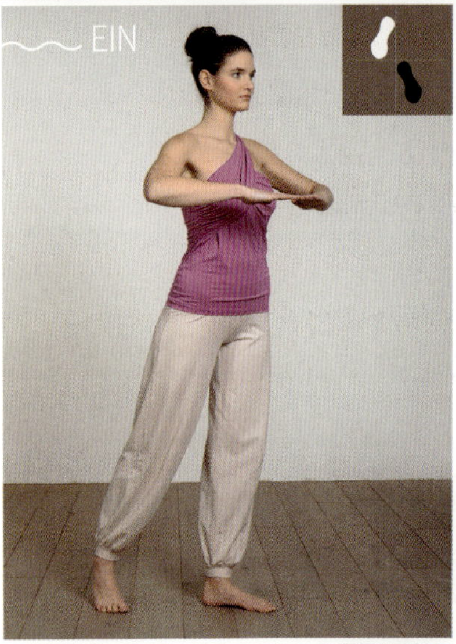
EIN
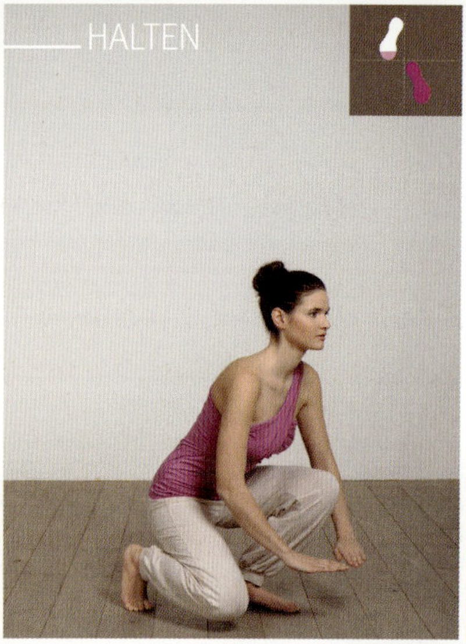
HALTEN
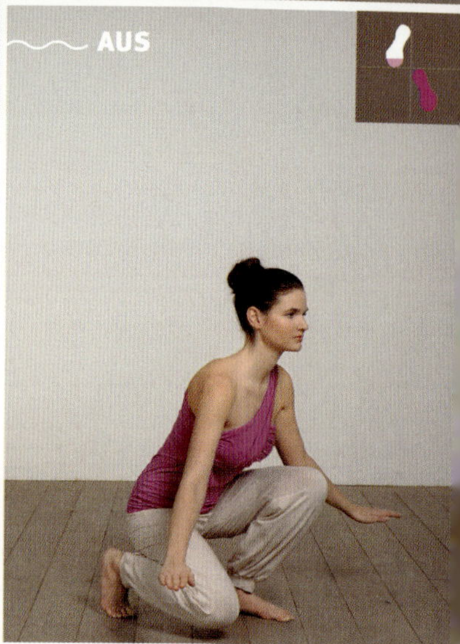
AUS
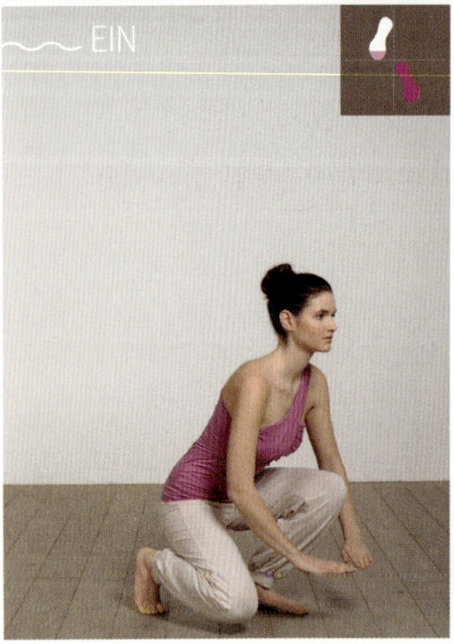
EIN
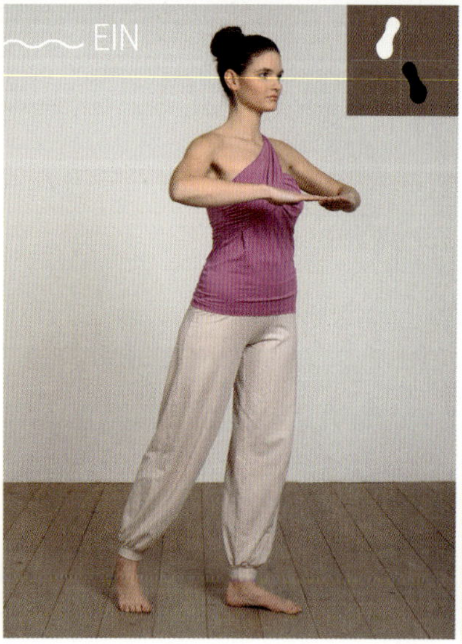
EIN
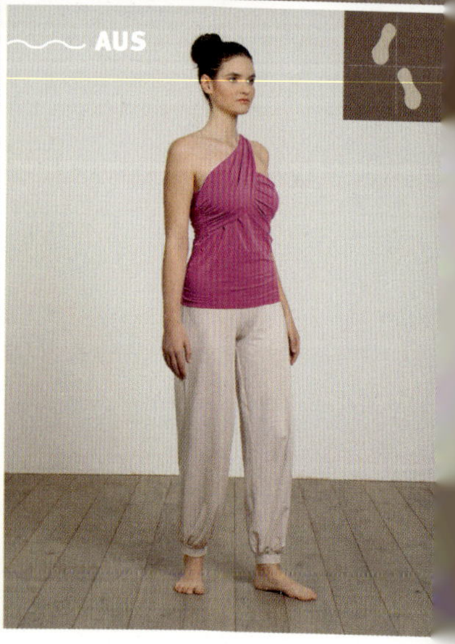
AUS

Alles Wichtige auf einen Blick

Achten Sie auf den ***beginnenden Fuß*** *und die* ***individuelle Ausrichtung*** *(Himmelsrichtung). Drehen Sie sich beim Wechsel der Himmelsrichtung nur auf der Ferse des vorderen Fußes.*

Gehen Sie bei Erkrankungen oder Beschwerden unterhalb des Zwerchfells, bei tiefen Blutwerten beziehungsweise tiefem Blutdruck und während der Menstruation und Schwangerschaft ***nicht in die Hocke****, sondern nur leicht in die Knie.*

Öffnen Sie die Hände *auf Höhe des dritten Auges etwas mehr als schulterbreit (bei niedrigem Blutdruck über dem dritten Auge, bei hohem darunter).*

Das Gewicht ruht beim Runtergehen beziehungsweise beim Hocken zwischen den Beinen oder nur ***auf dem vorderen Fuß*** *– je nachdem, was Ihnen angenehmer ist.*

Bei Herz- oder Leberbeschwerden *öffnen Sie die Hände beim Öffnen vor dem oberen Dantian lediglich bis kurz vor Schulterbreite.*

Führen Sie diese Übung anfangs mit offenen Augen, dann nach Möglichkeit ***mit durchgehend geschlossenen Augen*** *durch.*

Meridianmassage

(Jing Luo An Mo Gong)

經絡按摩功

Zeitaufwand: ca. 30 Minuten

Die Meridianmassage kann sowohl als eigenständige Übung als auch als Vorübung für andere Hauptübungen durchgeführt werden. Als eigenständige Übung empfiehlt sie sich besonders morgens für einen guten Start in den Tag oder in der Mittagspause als Regeneration nach dem Mittagstief. Darüber hinaus kann sie bei Thrombosen und Krampfadern hilfreich eingesetzt werden. Der Sinn der Übung ist, dem gesamten Organismus Energie zuzuführen, beziehungsweise die vorhandene Energie zu aktivieren. Zu diesem Zweck werden alle Meridiane stimuliert.

Handhaltungen

Bei der Meridianmassage werden drei unterschiedliche Handhaltungen angewendet: Kneten, Klopfen und Streichen. Jede davon hat eine andere Auswirkung auf den Körper.

Kneten

Mit der ersten Handhaltung wird das sogenannte Kneten ausgeführt. Es dient dazu, die Meridiane zu stimulieren und so den Fluss beziehungsweise die Zirkulation des Qi zu verbessern. Greifen Sie dazu mit der gesamten Handfläche um die jeweiligen Körperglieder und massieren Sie die Bereiche in die im Folgenden beschriebene Richtung. Achten Sie darauf, dass sich Ihre Hand dabei nie vollständig vom jeweiligen Bereich löst. Es sollte immer Körperkontakt bestehen bleiben. Lassen Sie auch möglichst keinen Bereich aus.

Gleiten Sie mit der Handfläche langsam eine durchgehende Linie nach oben beziehungsweise nach unten, während Sie die Bereiche kräftig durchkneten. Liegen Thrombosen oder Metastasen im Körper vor, sollten Sie nur mit leichtem Druck kneten. Genauso sollten Sie während einer Schwangerschaft den Bereich zwischen Knöchel und Knie an den Beininnenseiten nur sanft stimulieren. In allen anderen Fällen kneten Sie bitte möglichst kräftig. Dies gilt auch, wenn Schmerzen auftreten. Diese weisen in der Regel lediglich auf eine Qi-Blockade und Energiemangel hin.

Klopfen

Mit der zweiten Handhaltung wird das sogenannte Klopfen ausgeführt. Die Wissenschaft hat inzwischen bestätigt, dass unser Körper nicht an der äußeren Hautschicht endet, sondern dass wir uns in einem ununterbrochenen Austausch mit unserer Umgebung befinden. Das Klopfen dient dazu, verstärkt Energie von außen in die Meridiane zu bringen.

Formen Sie dazu die Hand wie für ein Tier mit geschlossenem Schnabel bei einem Schattenspiel. Alle Finger berühren sich. Durch diese Handhaltung wird die Energie, die in den Körper geführt werden soll, konzentriert und gewinnt an Stärke und Intensität. Es ist vergleichbar mit der Wirkung einer Lupe, mit der man die Kraft der Sonnenstrahlen bündeln und so eine ungeheure Konzentration und Wirkung ausüben kann. Falls Sie Schmerzen in den Fin-

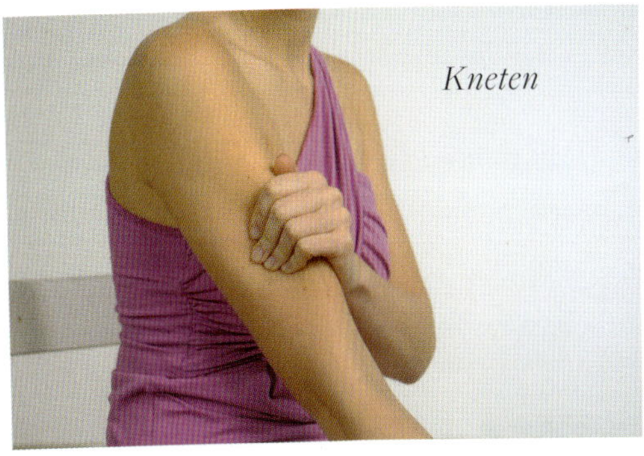
Kneten

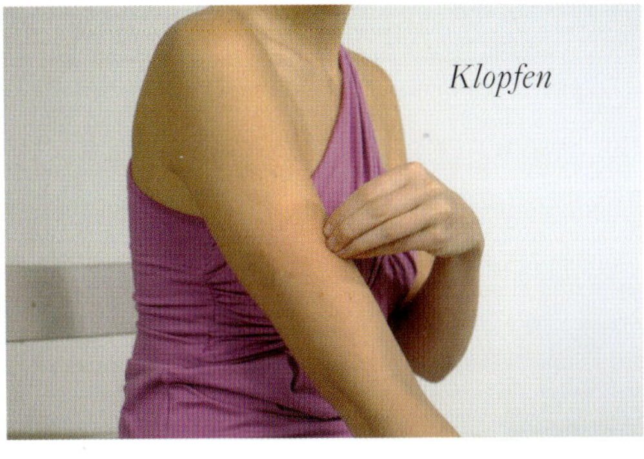
Klopfen

gern haben oder diese sehr empfindlich sind, weichen Sie auf die dritte Handhaltung aus und klopfen mit der ganzen Hand- oder Fingerfläche. Achten Sie darauf, möglichst durchgängig zu klopfen und lassen Sie keinen Bereich aus. Weiter sollte die Kraft den Fingern aus gelockerten und entspannten Handgelenken zugeführt werden.

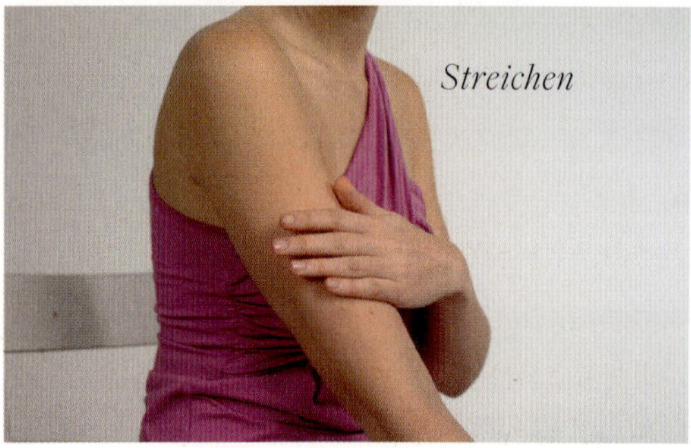
Streichen

Streichen

Mit der dritten Handhaltung werden die stimulierten Energiepunkte wieder geschlossen, sodass das Qi im Körper gespeichert werden kann. Hierzu streichen Sie einfach mit Ihrer Handfläche den jeweiligen Körperbereich nach oben beziehungsweise unten entlang.

Den Meridianen folgen

Bei der Meridianmassage stimulieren Sie Qi immer entlang seiner Fließrichtung im Körper. Ein Stimulationsdurchgang besteht aus einem beginnenden Kneten, einem daraufhin folgenden Klopfen und abschließenden Streichen.

Ab Seite 32 wurde beschrieben, in welche Richtung das Qi im Körper entlang der Meridiane fließt. Achten Sie unbedingt darauf, niemals entgegengesetzt zu der Fließrichtung zu kneten, zu klopfen oder zu streichen. Dies könnte leicht zu Störungen im Energiegleichgewicht des Körpers führen und unnötige Blockaden und Spannungen aufbauen. Kneten, klopfen und streichen Sie daher stets

- an den Innenseiten der Arme nach unten (Yin-Meridiane der Arme: Lungenmeridian Fei Jing, Herzbeutelmeridian Xin Bao Jing, Herzmeridian Xin Jing)
- an den Außenseiten der Arme nach oben (Yang-Meridiane der Arme: Dünndarmmeridian Xiao Chang Jing, Dickdarmmeridian Da Chang Jing, Dreifach-Erwärmer-Meridian San Jiao Jing)
- an den Außenseiten der Beine nach unten (Yang-Meridiane der Beine: Magenmeridian Wei Jing, Blasenmeridian Pang Guang Jing, Gallenblasenmeridian Dan Jing)
- an den Innenseiten der Beine nach oben (Yin-Meridiane der Beine: Nierenmeridian Shen Jing, Lebermeridian Gan Jing und Milzmeridian Pi Jing)

Übungsablauf

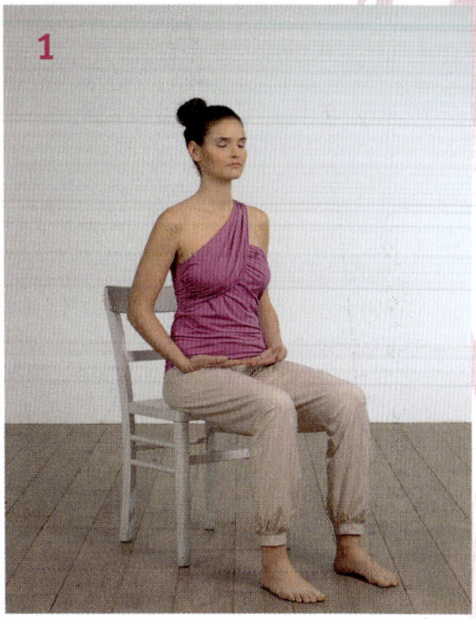

- Setzen Sie sich möglichst aufrecht und ohne sich anzulehnen auf einen bequemen Stuhl. Empfehlenswert ist es, sich auf das vordere Drittel der Sitzfläche zu setzen. Stellen Sie Ihre Beine so auf, dass Ober- und Unterschenkel einen rechten Winkel bilden und stellen Sie die Fußsohlen vollständig auf den Boden auf.

Bild 1: Führen Sie die Vorübung (siehe ab Seite 110) im Sitzen durch, während Ihre Hände locker auf den Oberschenkeln ruhen. Vergessen Sie dabei nicht die Qi-Atmung und das Öffnen-Schließen. Bei tiefem Blutdruck zeigen die Handflächen nach oben, bei hohem oder normalem Blutdruck nach unten. Die Finger zeigen in beiden Fällen stets leicht nach innen. Entspannen Sie sich so weit es geht und energetisieren Sie Ihre Hände, indem Sie beispielsweise die Handflächen stark aneinanderreiben.

- Beginnen Sie mit einem beliebigen Arm, einen Stimulationsdurchgang an der Innenseite nach unten durchzuführen. Legen Sie den Arm dazu locker und entspannt auf den Oberschenkel. Die Handfläche zeigt nach oben. Kneten Sie zuerst die Yin-Meridiane von oben (Achselhöhle) nach unten (Fingerspitze).

Plötzliche Schmerzen

Treten während der Übung Schmerzen auf, ist dies ein Zeichen dafür, dass das Energiegleichgewicht in dem zum jeweiligen Meridian gehörenden Körperbereich nicht ausgeglichen ist. So treten etwa bei Frauen während der Wechseljahre oftmals Schmerzen an der Außenseite der Arme auf, da nicht selten ein Ungleichgewicht im Dreifach-Erwärmer-Meridian besteht. Merken Sie sich alle Körperstellen, an denen während der Meridianmassage Schmerzen aufgetreten sind und führen Sie nach Abschluss der Übung erneut drei Stimulationsvorgänge an den betreffenden Abschnitten durch. Gerne können Sie die entsprechenden Bereiche auch im Tagesverlauf mehrfach massieren. Lassen Sie sich nicht von Schmerzen verunsichern und massieren Sie nach Möglichkeit trotzdem kräftig. Die Schmerzen lassen nach, sobald der Qi-Fluss in dem Meridian wieder harmonisiert ist.

2

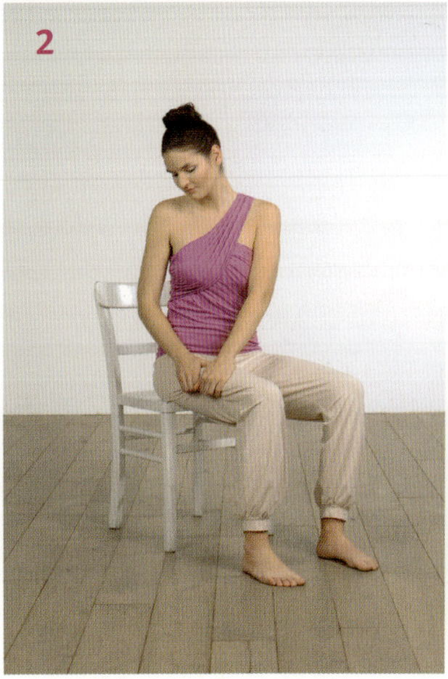

3

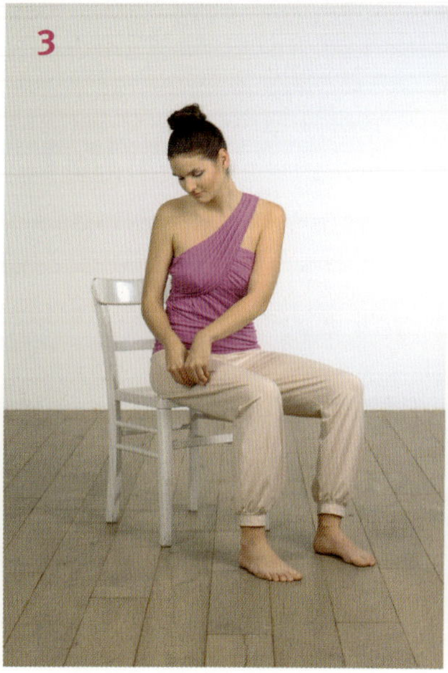

4

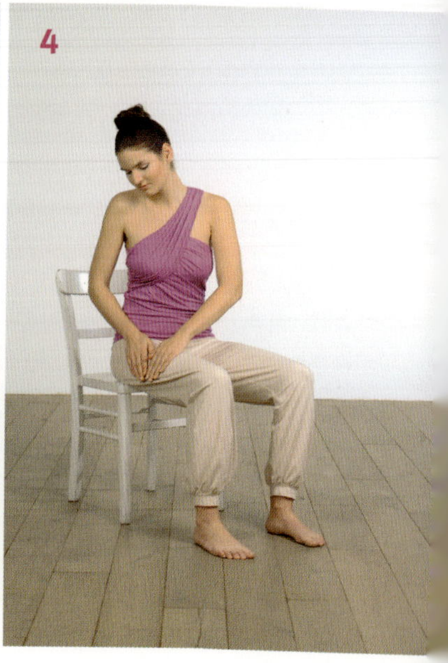

- Drehen Sie dann den Handrücken nach oben und kneten Sie von der Fingerspitze bis zu den Schultern an der Außenseite des entsprechenden Arms nach oben. Klopfen und streichen Sie nacheinander auf dieselbe Weise.
- Haben Sie den Stimulationsvorgang dreimal hintereinander ausgeführt, gehen Sie zum anderen Arm über und kneten, klopfen und streichen auch diesen in der entsprechenden Reihenfolge. Führen Sie dies erneut insgesamt dreimal aus.

Bild 2–4: Die Yang-Meridiane der Arme gehen in die Yang-Meridiane der Beine über, die hauptsächlich am Rücken und an den Körperseiten vom Kopf zu den Füßen verlaufen. Daher beginnt das Kneten, Klopfen und Streichen der Beine an den Außenseiten. Nehmen Sie dafür beide Hände und kneten Sie gleichzeitig von der Hüfte bis zu den Füßen an der Außenseite eines Beins nach unten. Kneten Sie von der äußeren Fußseite entlang der Zehen zur inneren Fußseite und schließen Sie – wie schon bei den Fingern – alle Zehen in den Knetvorgang ein. Führen Sie die Bewegung an der Innenseite der

Finger nicht vergessen

Kneten, klopfen und streichen Sie bei den Durchgängen immer auch die Finger. An jedem Finger verläuft ein anderer Meridian. Sollte in einem Körperbereich eine Blockade, Spannung, Entzündung oder ähnliches vorliegen, bearbeiten Sie bitte immer den Finger, an dem der dazugehörige Meridian verläuft. Liegt nichts dergleichen vor, wechseln Sie bei jedem neuen Durchführen der Übung die Finger.

Beine nach oben fort. Wenn Sie auf Höhe der Geschlechtsorgane angelangt sind, gehen Sie zum Klopfen und anschließenden Streichen über. Führen Sie diese Bewegungen, wie beim Kneten, an den Außenseiten der Beine nach unten und an den Innenseiten nach oben aus.

- Nach drei Stimulationsdurchgängen bearbeiten Sie den anderen Fuß auf die gleiche Weise.

Den Körper schützen

Wenn Sie denken, dass Sie am Übungstag oder am darauffolgenden Tag in eine Situation geraten, bei der Sie ärgerlich oder zornig werden könnten, stimulieren Sie nach Abschluss der Meridianmassage zusätzlich den Leber- und Gallenblasenmeridian. Indem Sie seine Durchlässigkeit steigern, schützen Sie sich, weil sich die negativen Emotionen nicht so sehr im Körper festsetzen können. Genauso können Sie folgende zusätzliche Stimulationsdurchgänge an verschiedenen Meridianen durchführen:

- Trauer oder Mobbingsituationen: Lungenmeridian
- Angst: Nierenmeridian
- Melancholie und ständiges Grübeln: Milz- und Magenmeridian
- hysterische und übermäßige Freude: Herz- und Dünndarmmeridian

Weitere Hinweise, welche zusätzliche Meridianstimulierung bei welchen Beschwerden empfehlenswert ist, entnehmen Sie bitte dem Kapitel zu Meridianen (siehe ab Seite 32).

Meridianmassage in Kurzübersicht

- Vorübung im Sitzen (siehe ab Seite 110)
- 3-mal je einmal Kneten, Klopfen, Streichen an der Arminnenseite nach unten, anschließend an der Armaußenseite nach oben
- 3-mal je einmal Kneten, Klopfen, Streichen an der anderen Arminnenseite nach unten, anschließend an der Armaußenseite nach oben
- 3-mal je einmal beidhändiges Kneten, Klopfen, Streichen an der Beinaußenseite nach unten, anschließend an der Beininnenseite nach oben
- 3-mal je einmal beidhändiges Kneten, Klopfen, Streichen an der anderen Beinaußenseite nach unten, anschließend an der Beininnenseite nach oben
- Nachübung (siehe ab Seite 120) sitzend ausführen

Achtung: Falls Sie die Meridianmassage als Vorübung ausführen, entfällt die Nachübung.

Hand-Stab-Übung

(Song Rou Xiao Gun Gong)

鬆揉小棍功

Zeitaufwand: ca. 45 Minuten
Wichtige Energiepunkte: Laogong, mittleres Dantian, unteres Dantian, Baihui, Yamen, Ren Mai, Du Mai

Die Hand-Stab-Übung ist die Hauptübung bei Erkrankungen der Luftwege, wie Asthma bronchiale, (chronische) Bronchitis, Lungenemphyseme, Lungenkrebs und Lungenmetastasen. Sie sorgt zum einen für Elastizität und Durchgängigkeit der Blutgefäße, zum anderen für eine signifikante Erhöhung der Elastizität der Lungenbläschen.

Ergänzend beziehungsweise zur Anwendung über kürzere Zeiträume eignet sie sich sehr gut bei Herzproblemen, Gelenkentzündungen und Magenbeschwerden. Eine Ausnahme stellen Herzbeschwerden mit nervöser Ursache dar. Bei ihnen sollte zuerst die Übung »Heben-Senken-Öffnen-Schließen« (siehe ab Seite 134) eingesetzt werden und die Hand-Stab-Übung lediglich als kurzzeitige Ergänzung dienen.

Wenn Sie an Krampfadern oder Thrombosen leiden, sollte diese Übung Ihre Lieblingsübung werden. Weiter ist sie sehr gut zu Beginn einer Erkältung und bei leichtem Fieber. Setzen Sie sie jedoch keinesfalls bei hohem Fieber ein! Frauen dürfen diese Übung zudem nicht während der Periode praktizieren.

Die Wirkung

Die Hand-Stab-Übung ...

- stärkt das Gehirn, den Kreislauf und die Herzfunktion
- steigert die Elastizität und Anzahl der Lungenbläschen sowie die Elastizität der Blutgefäße und Meridiane
- fördert die Entspannung in den Fingern (Anfangs- und Endpunkte wichtiger Meridiane) und die Qi-Durchlässigkeit der Handgelenke (besserer Qi-Fluss in verschiedenen Meridianen und verbesserte Energieaufnahme und -abgabe über Laogong-Punkte)
- stimuliert den Leber- und Gallenblasenmeridian durch Körperdrehung bei der drehenden Form sowie beim Auftippen (unter anderem Förderung der Entgiftungsprozesse)
- reguliert die Yin- und Yang-Energien des Körpers durch Spannen und Entspannen der Muskeln, Gewichtsverlagerung etc.
- löst Qi- und Blutblockaden
- beseitigt Nebenwirkungen (zum Beispiel falsch fließendes Qi), die bei unkorrekter Ausführung von Qigong-Übungen oder anderen Übungen, die mit feinstofflicher Energie arbeiten, entstanden sind
- stärkt Beine und Füße durch Gewichtsverlagerungen

Der Körper braucht Zeit

Weil energetische Arbeit immer mehr zu einem Trend geworden ist, werden viele Schulungen von Lehrern angeboten, die nicht über ein tiefer gehendes Hintergrundwissen verfügen. Durch falsche Atemtechniken oder Übungen, die für den jeweiligen Körper ungeeignet sind, wird der freie Qi-Fluss weiter blockiert oder bestehende Blockaden zu schnell gelöst. Dadurch wird der physische Körper überfordert und belastet. Bedenken Sie, dass es immer einen Grund dafür gibt, wenn Energiezentren oder Leitbahnen »verstopft« sind. Geben Sie daher Ihrem Körper die Zeit, die er selbst braucht, um Ungleichgewichte zu harmonisieren. Entstandenen Nebenwirkungen kann durch die Hand-Stab-Übung entgegengewirkt werden. Schon Frau Guo Lin setzte sie als Hauptübung zur Beseitigung von derartigen Nebenwirkungen ein.

Vorbereitungsübung

Für die Hand-Stab-Übung ist es empfehlenswert, besonders die Schulter-, Ellbogen-, Hand- und Kniegelenke zu lockern.

Vorübung

Bild 1: Führen Sie die Vorübung (siehe ab Seite 110) einige Minuten lang mit dem Stab durch. Frauen halten diesen dabei auf Höhe der Stabmitte in der linken Hand, Männer in der rechten, wobei sich Daumen und Mittelfinger berühren. Lassen Sie Ihre Arme seitlich hängen, schließen Sie die Augen und entspannen Sie Ihren Körper.

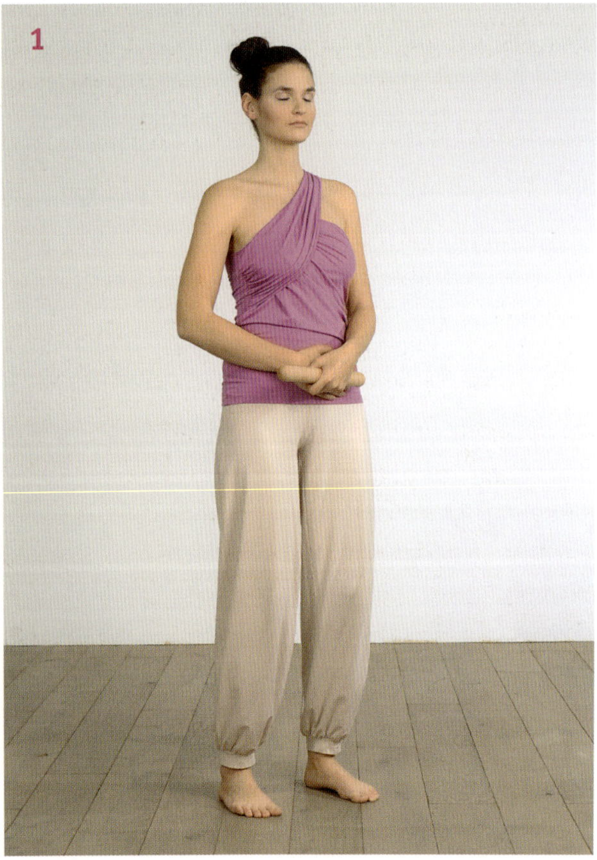

- Legen Sie bei der dreimaligen Qi-Atmung (siehe ab Seite 65) Ihre Hände auf das mittlere Dantian, sodass die Hand, die den Stab umgreift, oben liegt (bei Frauen die linke, bei Männern die rechte Hand). Hierbei sollte der Daumenballen auf dem Handrücken der unteren Hand aufliegen. Wenn Sie eine Handhaltung (Shenshu-, Dai-Mai- oder hängende Form) verwenden, führen Sie diese wie gewohnt durch, während Sie den Stab in der entsprechenden Hand halten.

Bild 2–5: Führen Sie anschließend dreimal die Öffnen-Schließen-Übung (siehe ab Seite 72) in Ihrer jeweiligen Handhaltung durch, wobei Sie weiterhin den Stab in der Hand halten.

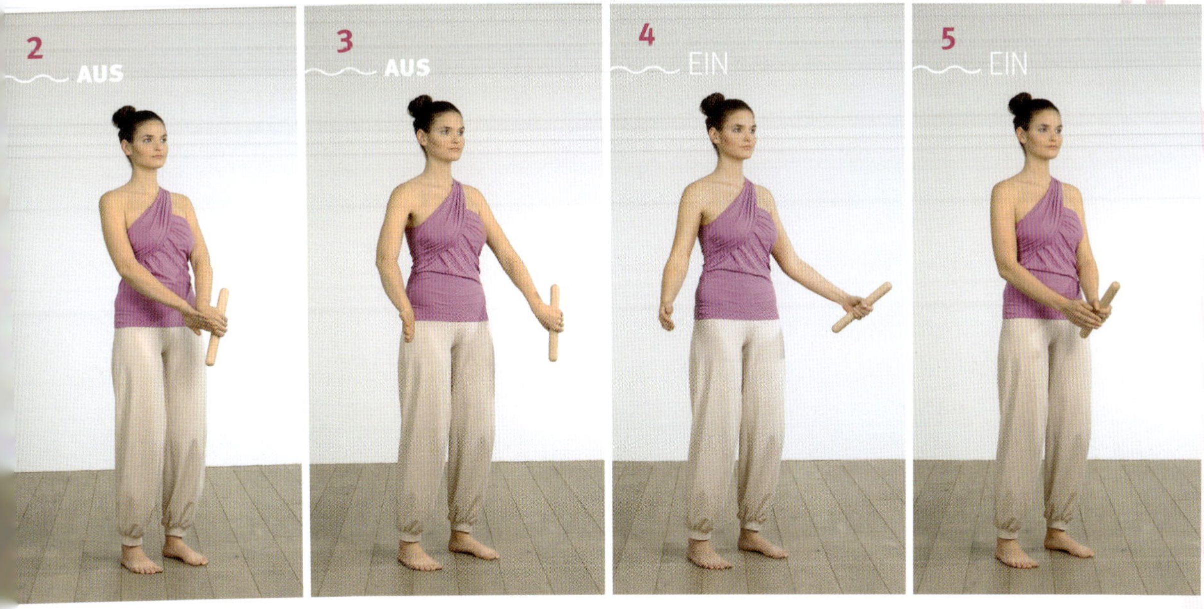

»Ein« = einatmen, »Aus« = ausatmen

Der Stab

Idealerweise sollte der verwendete Stab aus Pfefferholz sein, eine Holzart, die in der Traditionellen Chinesischen Medizin seit jeher gegen Thrombose eingesetzt wird und die Wirkung dieser Übung unterstützen kann. Finden Sie keinen Stab aus Pfefferholz, sollten Sie sich einen Stab aus Buche oder einem anderen harten Massivholz anfertigen lassen. Weiches Holz ist ungeeignet.
Der Stab für diese Übung sollte etwa 50 Zentimeter lang sein und einen Durchmesser von 3 bis 3,5 Zentimetern haben. Die Enden müssen abgerundet sein, damit Sie den Stab bei der Übung zwischen den Handflächen bestmöglich bewegen können. Auf diese Rundung ist unbedingt zu achten, da die Übung zwei der wichtigsten Energiepunkte des Körpers stimuliert: die Laogong-Punkte. Geeignete Stäbe können Sie unter anderem über www.guo-lin-qigong.com beziehen.

Übungsablauf – Anfangsschritt mit Stabdrehung

Die Hauptübung der Hand-Stab-Übung besteht aus vier Übungsteilen: der ersten »aufrechten Form«, der zweiten »hockenden Form«, der dritten »drehenden Form« und der vierten »Kopfpunkte-Form«. Führen Sie die vier Formen nacheinander aus und drehen Sie dabei den Stab durchgehend. Der Anfangsschritt wird bei allen vier Formen gleich durchgeführt. Daher wird er an dieser Stelle vorab beschrieben und in den jeweiligen Übungsbeschreibungen lediglich als »Anfangsschritt« bezeichnet.

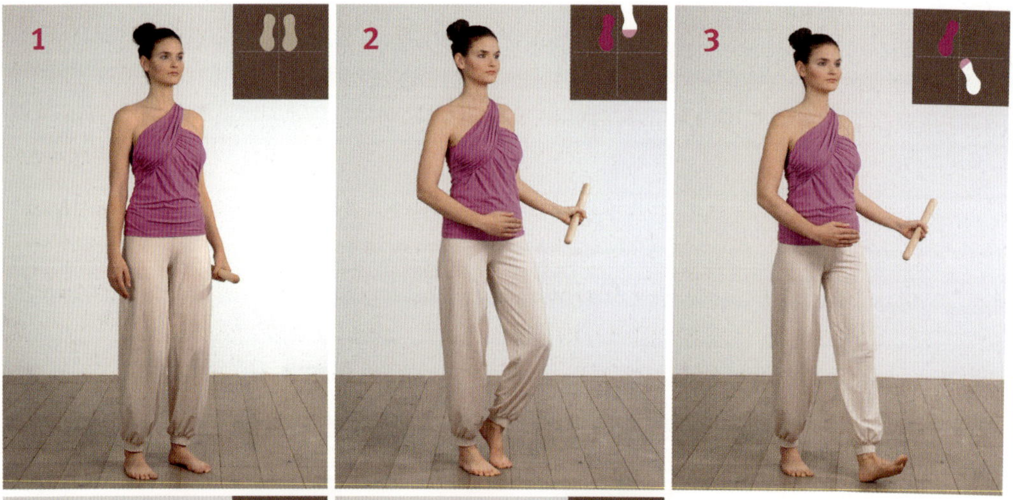

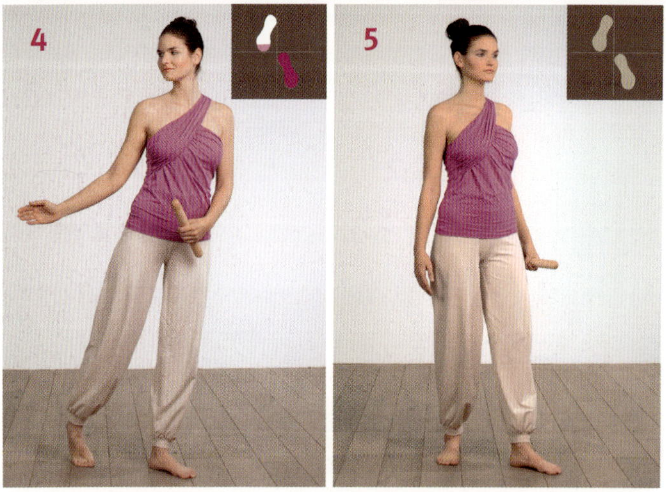

Fußbelastung

schwarz	100% Belastung
weiß	0% Belastung
pink	70% Belastung
rosa	30% Belastung
grau	50% Belastung

Bild 1: Frauen halten bei Beginn den Stab mittig in der linken Hand, während der linke Arm an der Körperseite herunterhängt. Männer halten den Stab mittig in der rechten Hand, während der rechte Arm an der Körperseite herunterhängt.

Bild 2–5: Tippen Sie nun mit dem linken (rechten) Fuß auf Höhe der Mitte des rechten (linken) Fußes auf und gehen Sie dann einen kleinen Schritt nach vorn, wobei Sie zuerst mit der Ferse aufsetzen. Während Sie den Fuß abrollen, bewegen Sie die Hände zur anderen Seite und drehen den Oberkörper leicht mit. Nach Abschluss des Schritts stehen Sie in der Ausgangsstellung des Heben-Senken-Öffnen-Schließens. Atmen Sie dabei ganz natürlich.

Bild 6: Drücken Sie das rechte Stabende auf den Laogong-Punkt der rechten Hand, das linke Stabende auf den Laogong-Punkt der linken Hand, sodass sich der Stab mit seinen Enden zwischen den Handflächen und horizontal zum Körper auf Höhe des mittleren Dantians befindet. Legen Sie alle vier Finger auf den Stab, als wollten Sie ihn umformen. Anschließend legen Sie den Daumen auf den Zeigefinger. Achten Sie darauf, dass Ihre Finger nur leicht und sanft aufliegen und keinen Druck auf den Stab ausüben.

Bild 7 und 8: Drehen Sie den Stab mit den Handgelenken vor dem mittleren Dantian und atmen Sie dabei tief ein. Achten Sie darauf, dass die Drehung nur aus den Handgelenken kommt und Sie nicht Ihre Finger zu Hilfe nehmen. Dadurch werden die Handgelenke zusätzlich gelockert und mehr und mehr geöffnet. Dies wiederum führt dazu, dass das Qi, das in den Laogong-Punkten in den Handflächen aktiviert wird, wesentlich besser in die Arme und restlichen Körperbereiche fließen kann. Versuchen Sie, die Ellbogen ruhig und den Stab horizontal zum Boden zu halten. Wenn Sie die drehenden Bewegungen ausführen, sollten Ihre Handgelenke um etwa 45 Grad versetzt sein, während sich die Handflächen die ganze Zeit über gegenüberstehen.

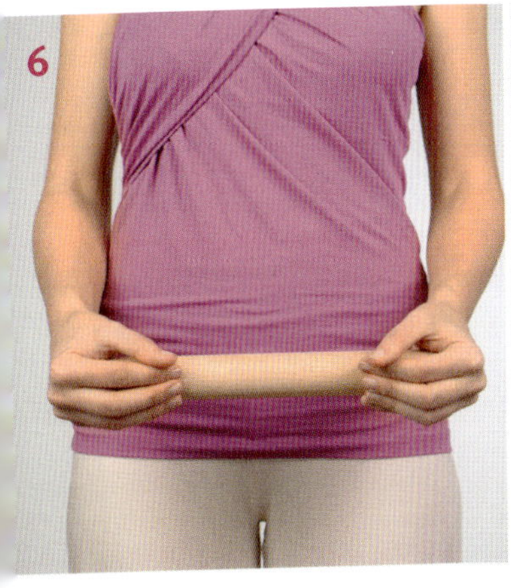

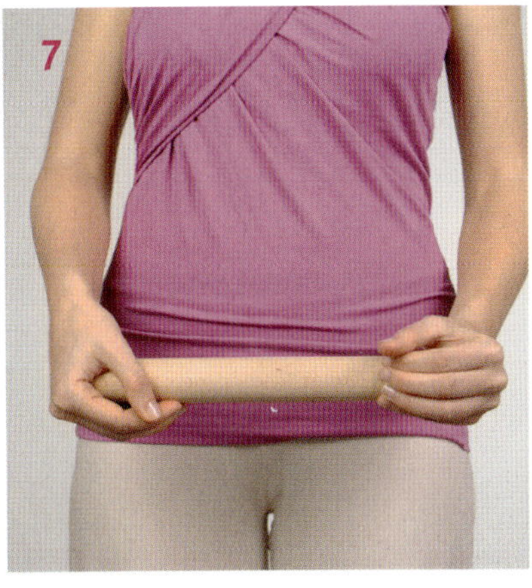

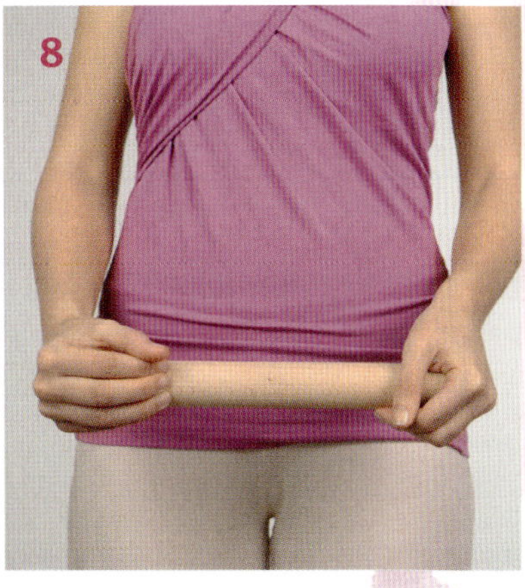

- Wenn Sie die Übungspraxis neu beginnen, drehen Sie den Stab für einige Minuten in dieser Anfangsstellung vor dem mittleren Dantian, bevor Sie mit der Übung fortfahren. Diese Zeitspanne kann nach einigen Wochen regelmäßigen Übens reduziert werden. Achten Sie während der gesamten Übung darauf, dass der Stab immer waagerecht bleibt und ein Abstand von 10 bis 15 Zentimeter zum Körper eingehalten wird. Die Zeitspanne kann nach einigen Wochen regelmäßigen Übens reduziert werden.

Unterschiedliche Formen

Das Drehen kann sowohl als aufbauende, als auch ableitende oder regulierende Form ausgeführt werden.

Form	Anzuwenden bei ...	Drehrichtung
Aufbauende Form	niedrigen Blutwerten und niedrigem Blutdruck	Nach vorn, vom Körper weg drehen
Ableitende Form	hohen Blutwerten und hohem Blutdruck, Beschwerden mit Yang-Überschuss, tieferen Erkrankungen	Nach hinten, zum Körper hin drehen
Regulierende Form	normalen Blutwerten, tieferen Erkrankungen bei gleichzeitig niedrigen Blutwerten oder niedrigem Blutdruck	Zwischen den Drehrichtungen wechseln, indem Sie • die Drehrichtung bei jedem Bewegungswechsel ändern oder • abwechselnd immer erst zweimal nach vorn drehen, dann zweimal nach hinten Die Wirkung ist dieselbe. Entscheiden Sie sich daher für die Variante, die Ihnen leichter fällt.

Übungsablauf »Aufrechte Form«

Bild 1: Verlagern Sie nach dem Anfangsschritt das Körpergewicht langsam nach vorn und atmen Sie dabei aus. In der Endstellung sollte Ihr Gewicht vollständig auf dem linken (rechten) Fuß liegen, die ganze linke (rechte) Fußsohle den Boden berühren und die Ferse des rechten (linken) Fußes angehoben werden.

- Wenn genug Lungenkapazität vorhanden ist und Sie noch nicht wieder einatmen müssen, halten Sie die Position einige Sekunden und drehen den Stab währenddessen durchgehend weiter. Diese Zeitspanne wird sich mit der Zeit mehr und mehr vergrößern. Erzwingen Sie anfangs nichts und überanstrengen Sie Ihren Körper (beziehungsweise Ihre Lunge) nicht.

Bild 2: Während Sie mit der Einatmung beginnen, wippen Sie langsam zurück und verlagern dabei das Körpergewicht auf den rechten (linken) Fuß, bis es vollständig auf diesem liegt. Heben Sie die Ferse des linken (rechten) Fußes an und drehen Sie den Stab einige Sekunden in dieser Endstellung weiter.

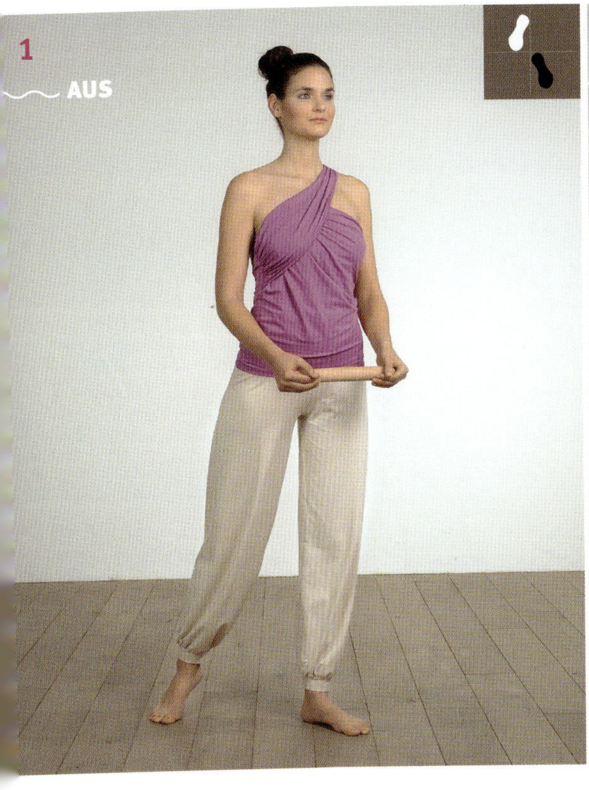

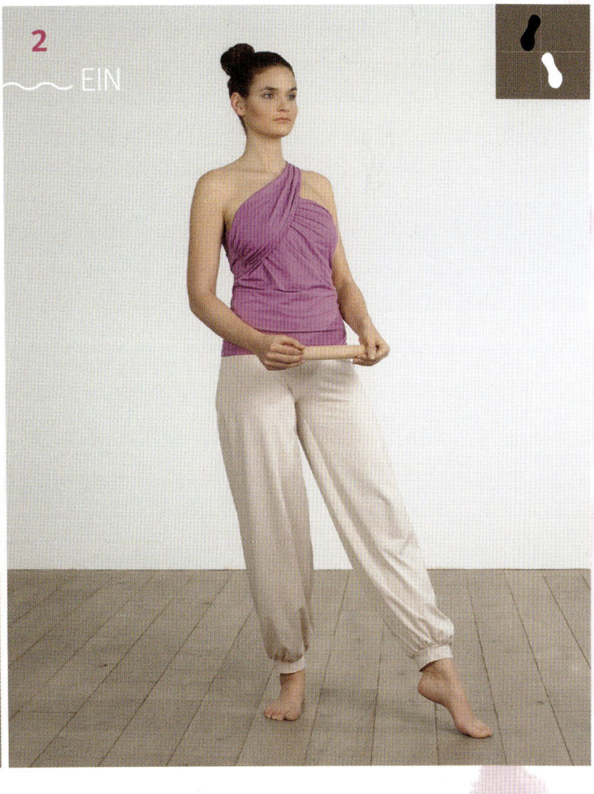

- Wippen Sie langsam ausatmend wieder in die Mitte zurück. Verweilen Sie jedoch nicht lange in dieser Position, damit der Übergang zwischen den Wiederholungen fließend ist. Wiederholen Sie das beschriebene Vor- und Zurückwippen weitere dreimal, bis Sie die Übung insgesamt viermal durchgeführt haben.
- Setzen Sie den hinteren, rechten (linken) Fuß parallel zum linken (rechten), sodass Sie etwa schulterbreit stehen.
- Führen Sie das »Öffnen-Schließen« vor dem mittleren Dantian anfangs dreimal, nach einigen Wochen Übungszeit einmal durch und wiederholen Sie die Übung analog (Bewegung und Anzahl der Wiederholungen) mit dem anderen Fuß.
- Führen Sie abschließend dreimal »Öffnen-Schließen« durch.
- Legen Sie Ihre Hände auf das mittlere Dantian (beziehungsweise Körperseite oder Shenshu, siehe Seite 62).

Alles Wichtige auf einen Blick: Aufrechte Form

- **Halten Sie den Kopf immer aufrecht am Baihui aufgehängt und richten Sie den Blick zum Horizont.**
- **Heben Sie die Fersen beim Hin- und Herwippen immer an und achten Sie auf die Gewichtsverlagerungen.**
- **Drehen Sie den Stab kontinuierlich und nur aus den Handgelenken.**
- **Drehen Sie den Stab durchgehend auf Höhe des mittleren Dantians und halten Sie ihn immer waagerecht.**
- **Strecken Sie die Knie nie ganz durch.**

Übungsablauf »Hockende Form«

Die hockende Form ist besonders für die Regulierung von Blutwerten und Blutdruck verantwortlich. Daher kann sie bei Diabetes-Patienten zeitweise als eigenständige Übung in die Übungsabläufe integriert werden.

Bild 1: Verlagern Sie nach dem Anfangsschritt das Körpergewicht langsam nach vorn und atmen Sie hierbei im Gegensatz zur ersten Form ein. Der Oberkörper beugt sich ein wenig vor, die hintere rechte (linke) Ferse wird angehoben.

Bild 2: Sobald das Körpergewicht komplett auf dem vorderen Fuß liegt, gehen Sie so weit in die Knie, wie es angenehm ist und solange das Körpergewicht auf dem linken (rechten) Fuß bleiben kann. Atmen Sie währenddessen langsam aus. Drehen Sie den Stab einige Sekunden auf Höhe des mittleren Dantians.

Bild 3: Richten Sie sich anschließend auf, während das Gewicht weiterhin auf dem vorderen Fuß lastet und atmen Sie beim Hochgehen ein. Ist dies zu anstrengend, verlagern Sie Ihr Gewicht etwas auf den rechten (linken) Fuß, der Großteil des Gewichts sollte jedoch auf dem vorderen Fuß lasten.

Bild 4: Wenn Sie sich vollständig aufgerichtet haben, wippen Sie zurück und verlagern dabei das Körpergewicht auf den rechten (linken) Fuß, bis es vollständig auf diesem liegt. Atmen Sie während des Hintergehens ab der Mitte langsam aus und gehen Sie etwas in die Knie. Heben Sie wie bei der vorherigen Übung die Ferse des vorderen Fußes in der Endstellung an.

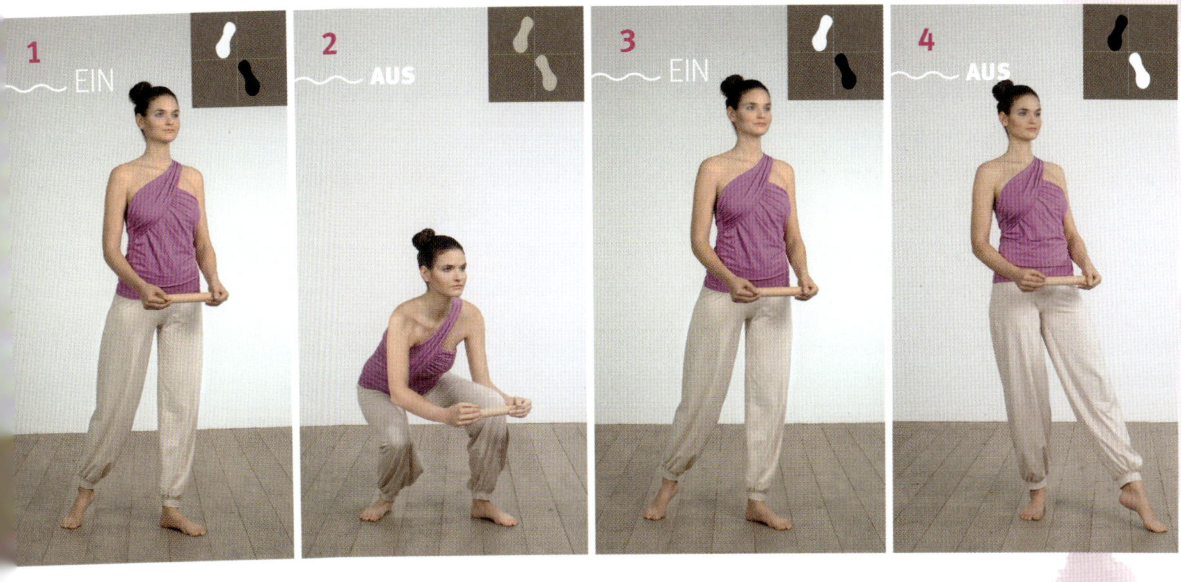

In die Hocke gehen

Mit der Zeit sollte es Ihnen gelingen, dass der linke (rechte) Unterschenkel senkrecht und der linke (rechte) Oberschenkel horizontal steht. Überanstrengen Sie sich jedoch nicht und versuchen Sie, die beschriebene Endstellung nicht zu ehrgeizig zu erreichen. Zusätzlich sollten mit der Zeit beide Füße in der Endstellung komplett auf dem Boden aufgesetzt werden. Anfangs kann die Ferse jedoch noch angehoben werden.

- Führen Sie auch diese Übung insgesamt viermal aus. Halten Sie Ihre Position zwischen den Atemzügen so lang es Ihre Lungenkapazität erlaubt, ohne bis zum Anschlag ein- oder auszuatmen. Zwischen der Stellung auf Foto 4 und Foto 1 beziehungsweise der letzten und der ersten Stellung der darauffolgenden Wiederholungssequenz, atmen Sie langsam ein.
- Setzen Sie den hinteren, rechten (linken) Fuß nach Abschluss der Übung parallel zum linken (rechten) Fuß und führen Sie »Öffnen-Schließen« vor dem mittleren Dantian durch – anfangs dreimal, nach einigen Wochen Übungszeit einmal.
- Nun führen Sie die Übung ebenso mit dem anderen Fuß aus.
- Führen Sie abschließend dreimal das »Öffnen-Schließen« durch.

Alles Wichtige auf einen Blick: Hockende Form

- Gehen Sie bei hohem Blutdruck langsam in die Knie und richten Sie sich schnell wieder auf. Bei niedrigem Blutdruck gilt umgekehrt: schnell in die Knie, langsam wieder hoch.
- Setzen Sie nach einiger Übungszeit beim Hocken beide Füße ganz auf dem Boden auf.
- Bei Krankheiten im unteren Dreifach-Erwärmer gehen Sie nur ein wenig in die Knie (»flach« hocken), weil die Organe sonst etwas gepresst werden. Dies gilt etwa bei Gebärmutter-, Nieren- und Eierstockkrebs, Magensenkung, Anusvorfall und Gehirntumor.
- Gehen Sie beim Zurückwippen ein wenig in die Knie.
- Frauen verspüren während der Wechseljahre oftmals ein Hitzegefühl, wenn sie bei der hockenden Form in die Hocke gehen. In diesem Fall klopfen Sie tagsüber öfter den Dreifach-Erwärmer-Meridian ab – je stärker er schmerzt, desto öfter. Alternativ können Sie die Meridianmassage verstärkt im Bereich des Dreifach-Erwärmers anwenden. Dies fördert die Regulierung des Hormonspiegels.

Übungsablauf »Drehende Form«

Bild 1: Verlagern Sie nach dem Anfangsschritt das Körpergewicht langsam nach vorn, bis es vollständig auf dem linken (rechten) Fuß liegt. Heben Sie die Ferse des rechten (linken) Fußes an und verweilen Sie einige Augenblicke in dieser Stellung.

- Drehen Sie nun die rechte (linke) Ferse so weit ein, bis sie im rechten Winkel, also senkrecht, zum linken (rechten) Fuß steht.

Bild 2: Setzen Sie die rechte (linke) Ferse ab und gehen Sie langsam in die Knie. Beginnen Sie, den Oberkörper um 45 Grad in

Atmung

Wenn Sie erst mit der Hand-Stab-Übung beginnen, müssen Sie bei der drehenden Form nicht auf Ihre Atmung achten. Atmen Sie lediglich möglichst ruhig und gleichmäßig.

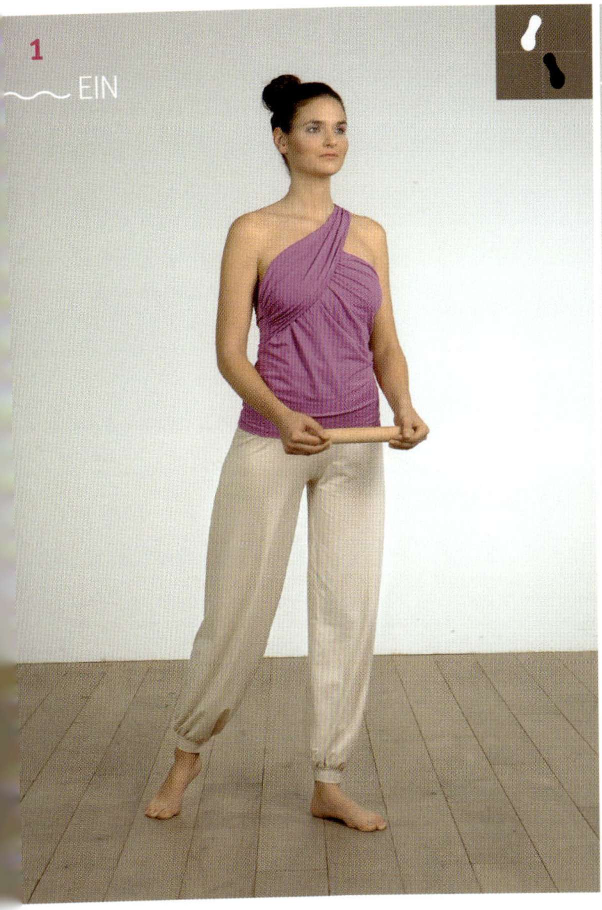

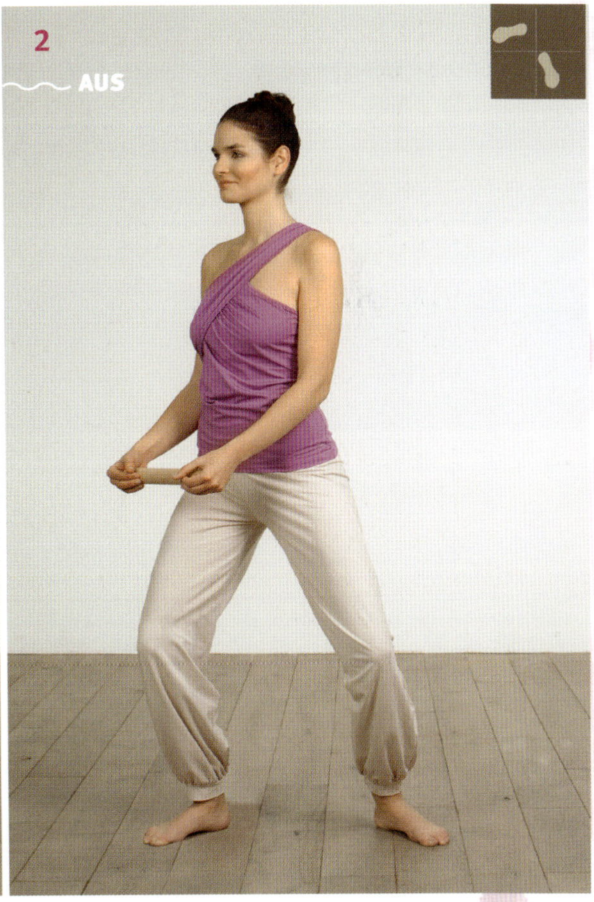

der Lendenwirbelsäule nach rechts (links) zu drehen, und verlagern Sie dabei das Gewicht langsam auf den rechten (linken) Fuß. Achten Sie darauf, dass Sie den Stab weiterhin auf Höhe des mittleren Dantians drehen. Dazu können Sie die Ellbogen leicht senken.

- Richten Sie Ihren Oberkörper nun langsam mit gerader Wirbelsäule in die Richtung des rechten (linken) Fußes wieder auf und beugen Sie ihn in der Endstellung leicht.

Bild 3: Drehen Sie während dieser Bewegung den linken (rechten) Fuß so ein, dass beide Füße parallel stehen und heben Sie die Ferse des linken (rechten) Fußes immer weiter vom Boden. Verweilen Sie einige Sekunden in dieser Position, während Sie den Stab weiter drehen.

- Setzen Sie nun die Ferse des linken (rechten) Fußes wieder im 90-Grad-Winkel zum rechten Fuß auf und drehen Sie den Oberkörper langsam in die ursprüngliche Richtung zurück, während Sie wie im zweiten Schritt leicht gehockt sind. Hierbei verlagern Sie das Körpergewicht langsam wieder auf den linken (rechten) Fuß.

Bild 4: Drehen Sie die Ferse des rechten (linken) Fußes in die ursprüngliche Richtung und richten den Oberkörper wieder auf.

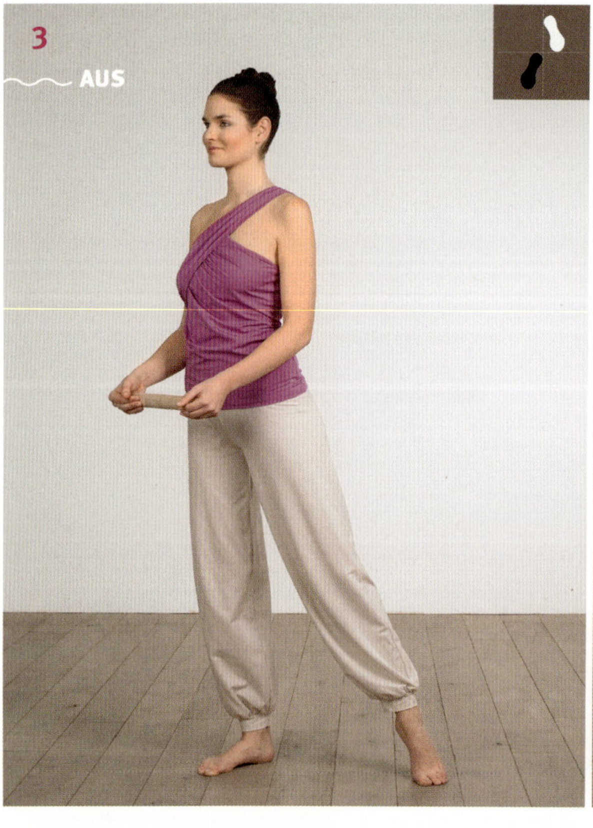

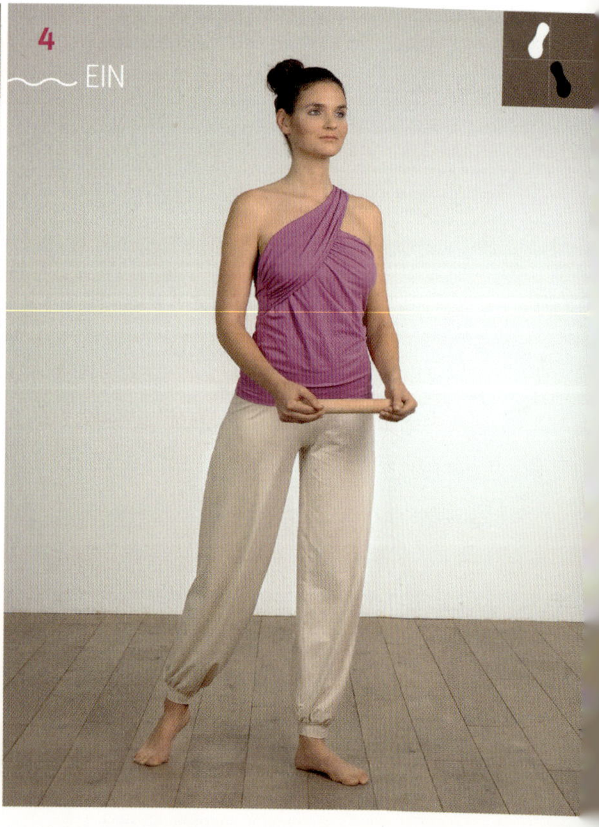

Bild 5: Verlagern Sie Ihr Körpergewicht langsam auf den rechten (linken) Fuß und beugen Sie dabei den Oberkörper mit gerader Wirbelsäule leicht nach hinten. Heben Sie ab der Mitte die Ferse des linken (rechten) Fußes immer weiter an. Verweilen Sie wieder einige Sekunden in dieser Position und gehen Sie dann in die Mitte zurück.

- Wiederholen Sie die Übung weitere dreimal, bis Sie sie insgesamt viermal durchgeführt haben.
- Stellen Sie anschließend den hinteren, rechten (linken) Fuß schulterbreit parallel zum linken (rechten) Fuß und führen Sie anfangs dreimal, nach einigen Wochen Übungszeit einmal, das »Öffnen-Schließen« aus.
- Wiederholen Sie die Übung dann analog mit dem anderen Fuß und schließen Sie mit dreimaligem »Öffnen-Schließen« die drehende Form ab.

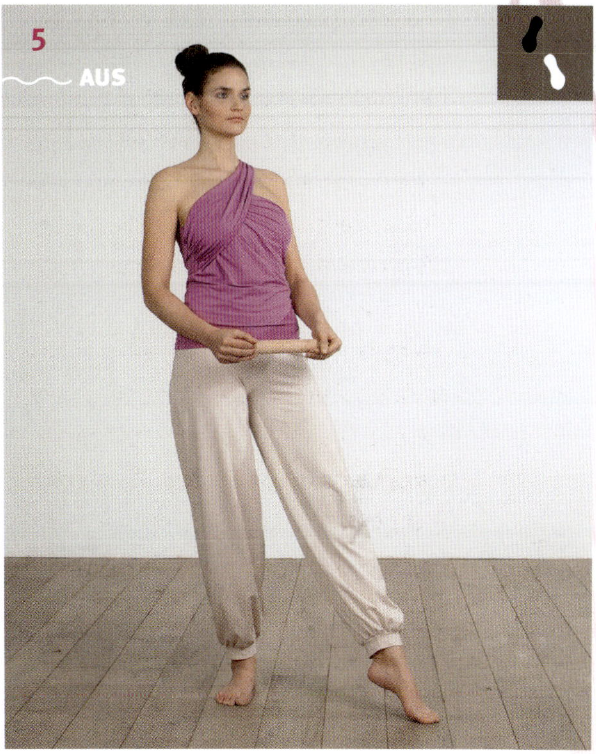

Alles Wichtige auf einen Blick: Drehende Form

- Atmen Sie nach einiger Übungszeit ein, wenn Sie auf den vorderen Fuß vorgehen und bei der Drehung und Belastung des davor hinteren Fußes aus.
- Beim Zurückdrehen atmen Sie ein und beim Zurückwippen des Körpers nach hinten wieder aus.
- Leiten Sie die Drehung von der Hüfte aus ein.

Übungsablauf »Kopfpunkte-Form«

Bild 1: Verlagern Sie nach dem Anfangsschritt das Körpergewicht langsam nach vorn, bis es vollständig auf dem linken (rechten) Fuß liegt. Beugen Sie den Oberkörper aber nicht so weit nach vorn wie bei den anderen Formen.

Bild 2: Wippen Sie langsam zurück und verlagern Sie dabei das Körpergewicht auf den rechten (linken) Fuß, sodass es in der anschließenden Endstellung vollständig auf diesem liegt. Sobald sich Ihr Oberkörper beim Zurückwippen zwischen beiden Beinen befindet, heben Sie langsam die Arme. Drehen Sie dabei den Stab kontinuierlich weiter. Heben Sie langsam die linke (rechte) Ferse.

Bild 3: Führen Sie den Stab langsam drehend mit einem Abstand von etwa 10 Zentimetern zum Körper an der Körpermitte entlang nach oben bis zum Baihui-Punkt. Weil dabei vor allem die Meridiane Ren Mai und Du Mai stimuliert werden, empfiehlt es sich, dabei die Zungenspitze hinter den oberen Schneidezähnen an den Gaumen zu legen. Dadurch werden diese Meridiane miteinander verbunden und in ihrem Energieaustausch unterstützt.

- Verweilen Sie einige Sekunden über dem Baihui. Neigen Sie dabei den Rumpf ein wenig zurück und biegen Sie den Oberkörper in ein leichtes Hohlkreuz.

Richtig atmen

Üben Sie die Kopfpunkte-Form anfangs unbedingt mit der natürlichen Atmung.

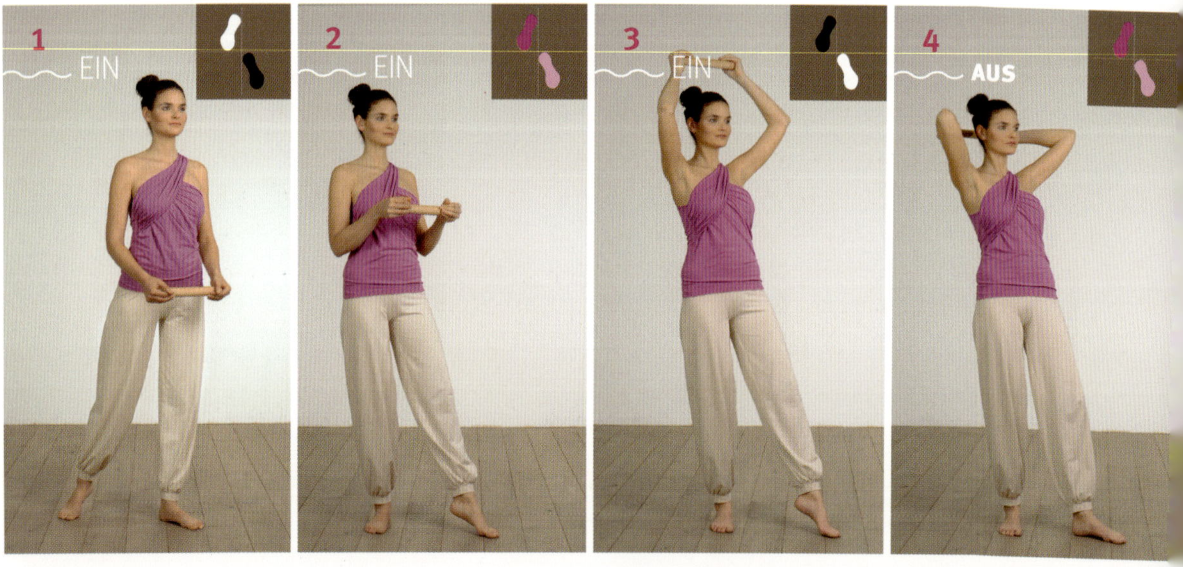

Bild 4: Drehen Sie nun die Ferse des linken (rechten) Fußes leicht einwärts und setzen Sie sie auf dem Boden auf. Drehen Sie währenddessen den Stab weiter und lassen Sie ihn hinter den Kopf auf Höhe des Yamen-Punkts wandern. Dort verweilen Sie einige Sekunden, bevor Sie den Stab entlang der Schädel- und Körpermitte zurück vor das mittlere Dantian führen.

- Heben Sie beim Einleiten der Bewegung die Ferse des vorderen Fußes wieder an und senken Sie ihn, sobald sich der Stab etwas unter Brusthöhe befindet und das Körpergewicht wieder langsam auf den vorderen Fuß übergeht.
- Wiederholen Sie die Übung dreimal, sodass sie insgesamt viermal durchgeführt wird.
- Stellen Sie anschließend den hinteren, rechten (linken) Fuß schulterbreit parallel zum linken (rechten) und führen Sie das »Öffnen-Schließen« durch – anfangs dreimal, nach einigen Wochen dann nur noch einmal.
- Üben Sie das Ganze viermal analog mit dem anderen Fuß, ehe Sie auch die vierte Form mit einem dreimaligen »Öffnen-Schließen« abschließen.

Alles Wichtige auf einen Blick: Kopfpunkte-Form

- Halten Sie den Stab einige Sekunden über dem Baihui und vor dem Yamen, bevor Sie ihn weiterbewegen.
- Heben Sie bei Erkrankungen oberhalb der Schultern, bei hohen Blutwerten und bei Bluthochdruck den Stab nicht über den Danzhong-Punkt beziehungsweise Brusthöhe. Ursprünglich wurde die Übung so unterrichtet, dass der Stab nach vorn gedreht wird, während die Hände nach oben und über den Kopf wandern. Beim Zurückwandern sollte er dann nach hinten gedreht werden. Da dieser sehr wichtige Aspekt oft vergessen wurde, hat sich die Praxis eingebürgert, den Stab nicht über Brusthöhe zu heben. Wenn Sie jedoch die Drehrichtung beachten, können Sie ihn höher heben. Achten Sie in jedem Fall auf Ihr Befinden. Ist Ihnen unwohl, heben Sie den Stab ausschließlich bis Danzhong.
- Nach einiger Zeit können Sie eine Atemform ergänzen. Atmen Sie dabei bei der Verlagerung des Körpers nach vorn ein und setzen Sie die Einatmung fort, bis der Stab auf Höhe des Baihui geführt wurde. Während der Drehung über dem Baihui-Punkt und des Senkens bis vor den Yamen-Punkt atmen Sie dann langsam aus. Die Einatmung beginnt, wenn der Stab wieder zurückgeführt wird.

Nachübung (Shou Gong)

Die Hand-Stab-Übung besitzt eine eigene Nachübung, mit der das Qi mehrfach von allen Richtungen gesammelt und in das mittlere Dantian geführt wird. Eine gesamte Abfolge dieser Übung sehen Sie auf der nächsten Doppelseite.

- Bei Beginn liegen die Hände auf dem mittleren Dantian (beziehungsweise Körperseite, Shenshu, siehe Seite 62). Männer halten hierbei den Stab mittig in der rechten Hand, Frauen in der linken, wobei sich jeweils Daumen und Mittelfinger berühren. Versuchen Sie, die ganze Nachübung über die Aufmerksamkeit auf dem mittleren Dantian zu behalten.

Bild 1: Gehen Sie einen größeren Schritt nach vorn, sodass Sie im Ausfallschritt stehen. Bei Männern sollte der linke Fuß vorn sein, bei Frauen der rechte. Dies gilt unabhängig von Ihrem gewöhnlich beginnenden Fuß.
Bild 2–3: Richten Sie Ihre ganze Aufmerksamkeit auf das mittlere Dantian. Führen Sie die Hand, die den Stab trägt, nun langsam mit einem Abstand von etwa 10 Zentimetern zum Körper entlang der Körpermitte nach oben bis über den Baihui. Verlagern Sie dabei das Körpergewicht auf den vorderen Fuß und heben Sie die Ferse des hinteren Fußes an.
Bild 4–5: Drehen Sie nun über dem Baihui das Handgelenk der »Stabhand« langsam nach außen, sodass der Laogong-Punkt nach der Drehung nach oben zeigt.
Bild 6: Senken Sie die Ferse des hinteren Fußes und führen Sie dabei mit der Stabhand einen weit ausholenden Kreis zur Seite aus.
Bild 7–8: Während Sie den Arm mit dem Stab in der Kreisbewegung senken, heben Sie die andere Hand entlang der Körpermitte in einem Abstand von 10 Zentimetern bis zum Baihui. Das Körpergewicht verlagert sich dabei vollständig auf den hinteren Fuß, die Ferse des vorderen wird angehoben.
Bild 9–13: Über dem Baihui wird die Handfläche nach außen gedreht, sodass der Laogong-Punkt nach oben Richtung Himmel zeigt und verstärkt Yang-Energie aufnehmen kann. Nun wird diese Hand in einer Kreisbewegung gesenkt, während das Gewicht wieder auf den vorderen Fuß verlagert wird. Ist der Halbkreis beinahe abgeschlossen, heben Sie erneut die Stabhand entlang der Körpermitte nach oben.

- Wiederholen Sie diese Abfolge, bis sie insgesamt viermal durchgeführt wurde. Auf diese beschriebene Weise bewegen sich die Arme entgegengesetzt langsam und harmonisch in der Kreisbewegung um den Körper und führen das Qi in das mittlere Dantian.
- Beim vierten Mal heben Sie den Stabarm nur bis Schulterhöhe und führen die Arme zur Körperseite. Stellen Sie den hinteren Fuß nach vorn, sodass Ihre Füße parallel stehen und führen Sie dreimal das »Öffnen-Schließen« durch.
- Greifen Sie nun den Stab mittig mit der anderen Hand. Frauen nehmen den Stab also in die rechte Hand, Männer in die linke Hand. Wiederholen Sie so die Übung viermal analog mit dem anderen Fuß. Stellen Sie anschließend die Füße parallel und schulterbreit voneinander auf, wobei der hintere Fuß neben den vorderen gezogen wird.

Bild 14–15: Stellen Sie die leere Hand so vor das Dantian, dass die Finger vom Körper wegzeigen und man von oben auf den Daumen sieht.

- Führen Sie mit der Hand, die den Stab hält, das Stabende in einer Halbkreisbewegung vor dem Körper auf den Laogong-Punkt der freien Hand und üben Sie beim Berühren einen leichten Druck aus. Führen Sie diese Bewegung insgesamt dreimal durch.
- Nehmen Sie anschließend den Stab in die andere Hand und wiederholen Sie den Bewegungsablauf erneut dreimal seitenverkehrt.
- Schließen Sie die Übung mit einer dreimaligen Qi-Atmung ab.

Nachübung
(Übersicht)

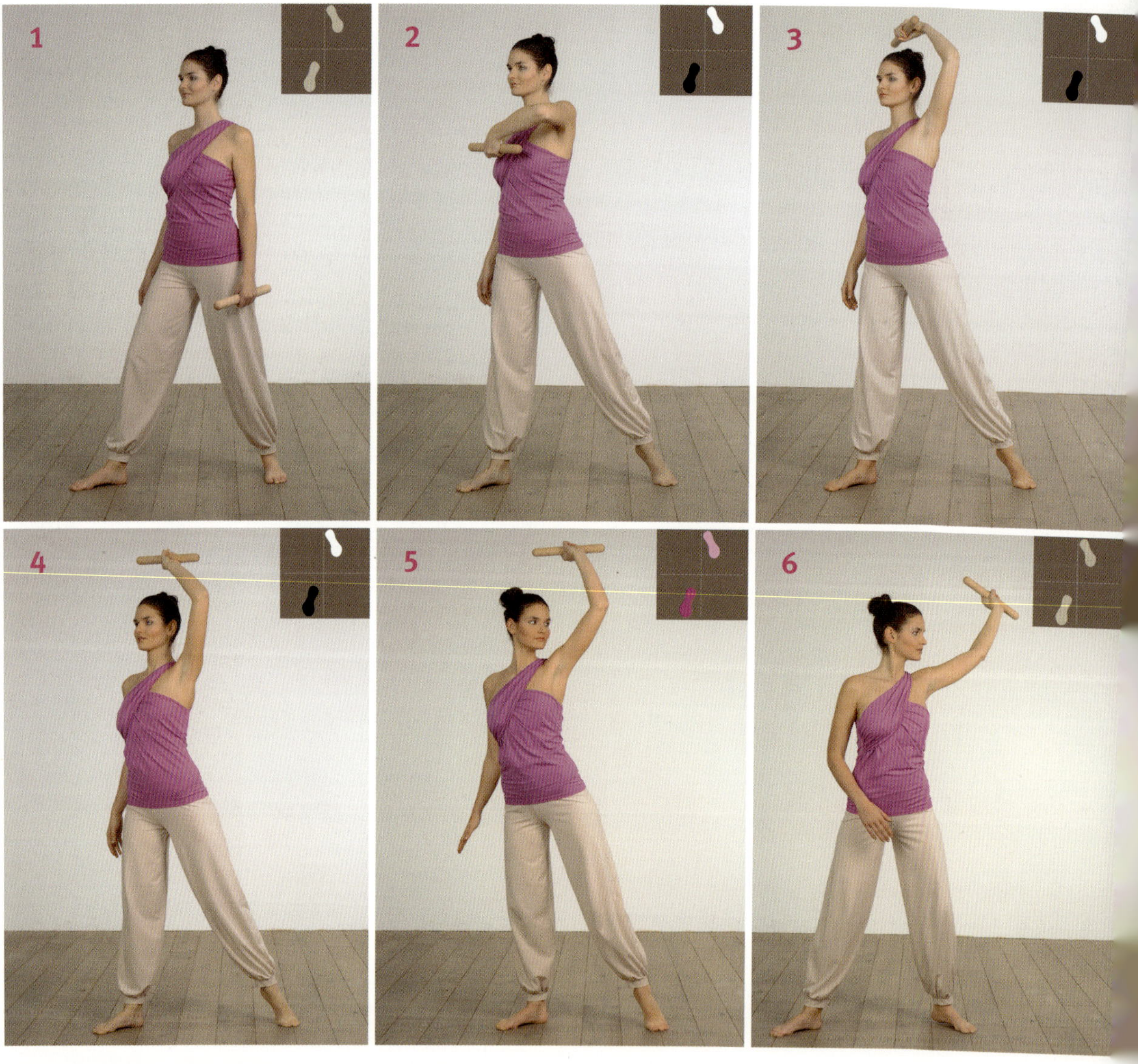

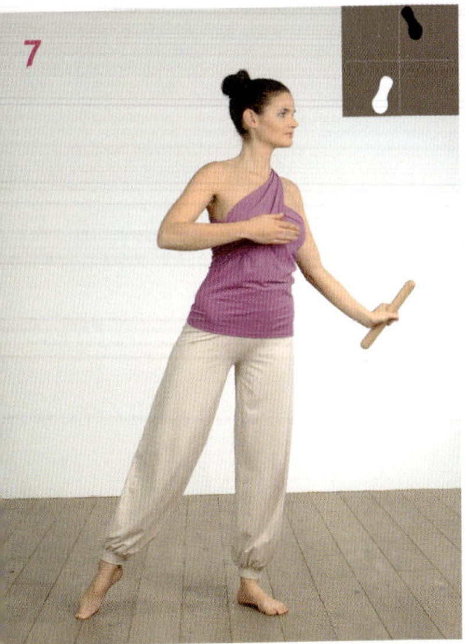
7
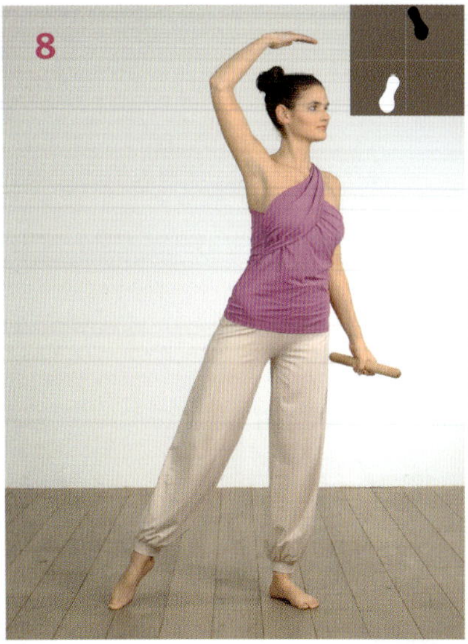
8
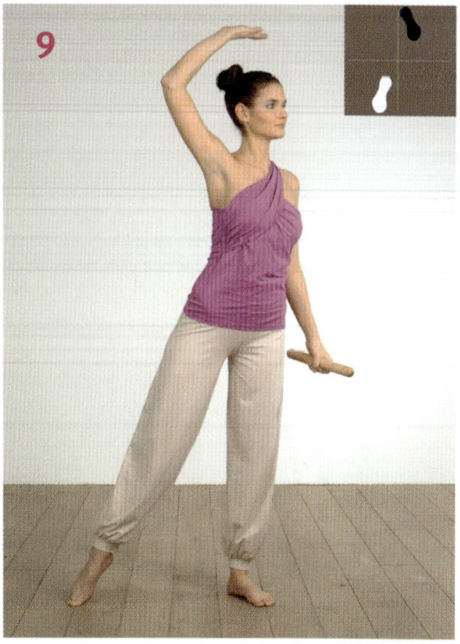
9
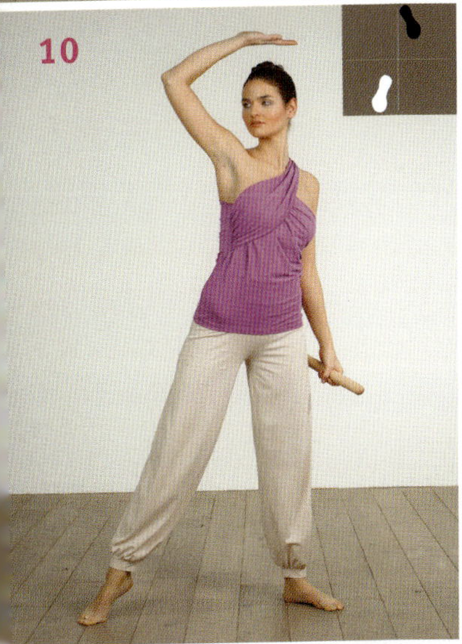
10
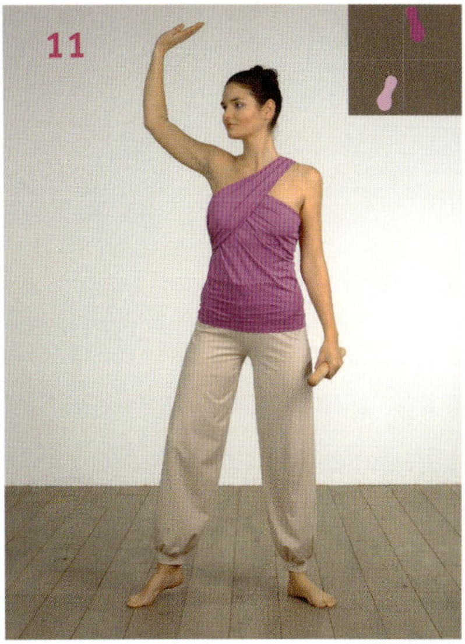
11
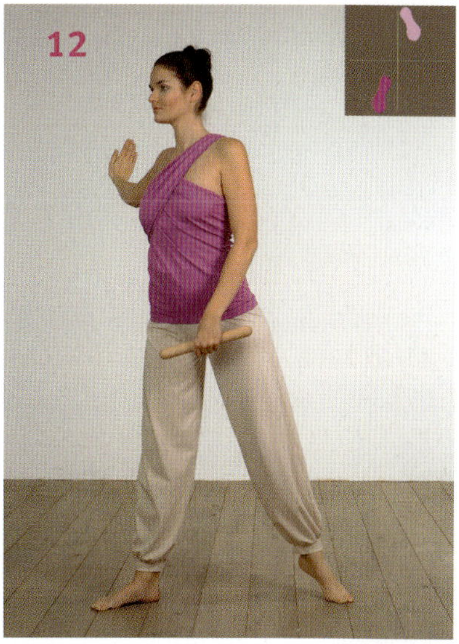
12
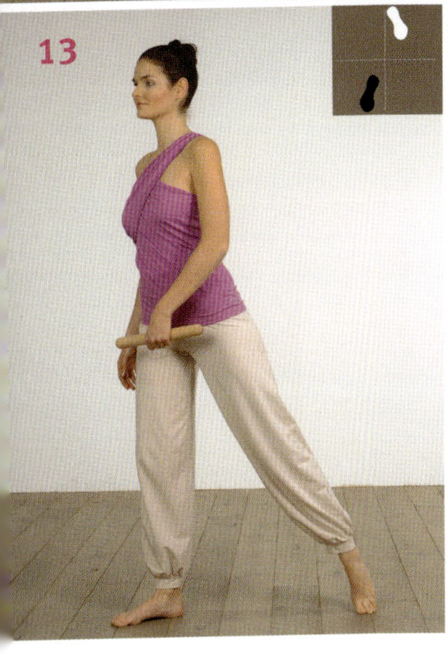
13
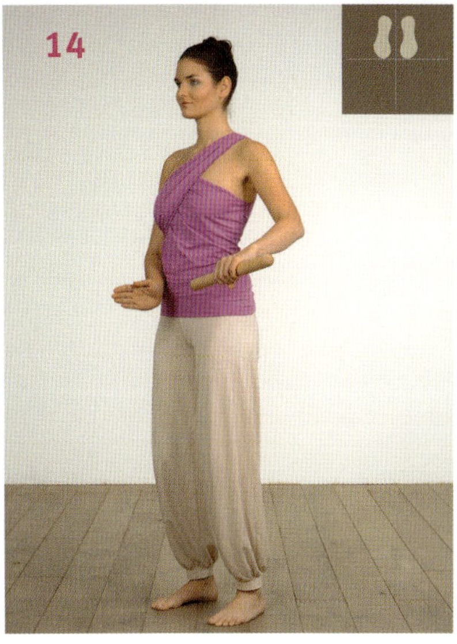
14
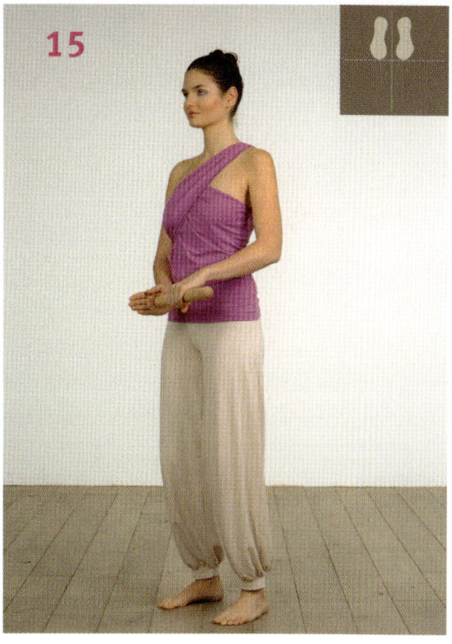
15

Die Übung im Überblick

- Vorübung (siehe ab Seite 110)

Aufrechte Form

- Ausatmen bei Vorwippen, Einatmen bei Zurückwippen
- Je Fuß 4-mal ausführen, dazwischen 1- bzw. 3-mal »Öffnen-Schließen«
- 3-mal »Öffnen-Schließen«

Hockende Form

- Einatmen bei Vorwippen, Ausatmen bei Hocke, Einatmen bei Aufrichten, Ausatmen ab Mitte bei Zurückwippen
- Je Fuß 4-mal ausführen, dazwischen 1- bzw. 3-mal »Öffnen-Schließen«
- 3-mal »Öffnen-Schließen«

Drehende Form

- Je Fuß 4-mal ausführen (natürlich atmen), dazwischen 1- bzw. 3-mal »Öffnen-Schließen«
- 3-mal »Öffnen-Schließen«

Kopfpunkte-Form

- Je Fuß 4-mal ausführen (natürlich atmen), dazwischen 1- bzw. 3-mal »Öffnen-Schließen«
- 3-mal »Öffnen-Schließen«

Nachübung

- Je Fuß vier Kreisbewegungen mit den Armen, dazwischen »Öffnen-Schließen«, danach Halbkreisbewegung mit dem Stab auf die Laogong-Punkte auf beiden Körperseiten
- 3-mal Qi-Atmung

Wenn die Übung in einem Ablauf zu anstrengend ist, machen Sie zwischen den Formen jeweils eine kurze Pause. In diesem Fall können Sie nach dem »Öffnen-Schließen« jedes Mal eine dreimalige Qi-Atmung einbauen. Wenn es Ihnen jedoch möglich ist, versuchen Sie, den ganzen Ablauf ohne Unterbrechung durchzuführen.

Alles Wichtige auf einen Blick: Alle Formen

Entspannen Sie die Hüfte, weil sonst das Qi nicht in das mittlere Dantian fließen kann.

Drücken Sie die Knie nie ganz durch.

Wippen Sie weich, langsam und bewusst vor und zurück.

Drehen Sie den Stab ausschließlich aus den Handgelenken heraus, die Finger bewegen sich während der Übung nicht.

Drehen Sie den Stab immer zwischen den Laogong-Punkten.

Achten Sie auf die Drehrichtung des Stabs, die bei Ihrer Gesundheitssituation empfohlen wird.

Treten während der Übung Schmerzen im Ellbogenbereich auf, sind Sie innerlich steif. Nehmen Sie sich in diesem Fall mehr Zeit für die Vorbereitungsübung und lockern Sie neben den Ellbogen auch die Hand-, Schulter- und Kniegelenke.

Häufige Fragen zur Guolin-Qigong-Praxis

Gibt es Einschränkungen in der Übungspraxis?

Bei hohem Blutdruck, während der Menstruation und in der Schwangerschaft sollten Sie keinesfalls die Windatmung durchführen. Gehen Sie zudem bei niedrigem Blutdruck sowie während der Monatsblutung oder Schwangerschaft nicht in die Hocke. Beachten Sie darüber hinaus bitte zusätzliche Hinweise bei den jeweiligen Übungsbeschreibungen.

Muss ich in der Schwangerschaft etwas beachten?

Es ist nicht ausgeschlossen, die Übungen auch während der Schwangerschaft zu praktizieren. Jedoch möchte ich zu dringender Vorsicht raten, da einige Übungen und Massagetechniken Blutungen verstärken können. Wenn Sie dennoch üben möchten, ersetzen Sie während der Schwangerschaft unbedingt die Windatmung durch die natürliche Atmung. Vermeiden Sie hockende Formen und lassen Sie stattdessen den Körper nur leicht los und senken Sie sich lediglich so wenig, als wollten Sie sich auf einen unsichtbaren Barhocker setzen. Von der Hand-Stab-Übung, Tonübungen und Massageformen, die mit dem Yongquan-Punkt arbeiten, rate ich persönlich dringend ab. Für einsetzbar und unterstützend erachte ich dagegen die Meridianmassage.

Wie lange muss ich üben, bis sich der erste Effekt bemerkbar macht?

Diese Frage ist schwer zu beantworten, da jeder Übende individuell betrachtet werden muss. Die Wirkung hängt von vielen Faktoren ab, die teilweise nicht beeinflussbar sind (wie zum Beispiel Konstitution, Karma, Lebensumstände, Denk- und Verhaltensmechanismen). Weiter müssen emotionale Faktoren und Mechanismen, familiäre und soziale Situation und Ernährungsgewohnheiten hinzugezogen werden. Nichtsdestotrotz kann man sagen, dass sich bei regelmäßiger Übungspraxis nach spätestens vier Monaten erste Veränderungen in den Laborwerten zeigen. Bewusstsein, Bewegung und Atmung stimmen sich bei regelmäßigem Üben mehr und mehr aufeinander ein. Seien Sie geduldig! Auch Pflanzen wachsen nicht schneller, wenn man an ihnen zieht, ganz im Gegenteil. Je angestrengter Sie sich auf die Wirkung konzentrieren, desto länger wird sie auf sich warten lassen. Stecken Sie Ihre Ziele nicht zu hoch. Im Idealfall wird die Qigong-Praxis Sie Ihr Leben lang begleiten.

Wie lange hält die Wirkung an?

Leider sind bei der Qigong-Praxis keinerlei Zeitangaben möglich, da jeder Körper einzigartig ist und unterschiedlich reagiert. Generell lässt sich jedoch sagen, dass sich der Körper bei entsprechender Übungsdurchführung in einem harmonischen Zustand befindet und diesen so lange aufrechterhält, bis man sich wieder entgegen der Natur verhält – sei es durch ungesunde äußere Einflüsse wie Lebensmittel mit chemischen Zusätzen oder innere Einflüsse wie negative Emotionen, die das Energiegleichgewicht durcheinanderbringen. Weiter kann man sagen, dass bei geringerer Übungspraxis auch die Wirkung geringer ist. Umgekehrt ist diese umso intensiver, je mehr man übt.

Kann ich auch dann noch mit dem Üben anfangen, wenn meine Erkrankung weit fortgeschritten ist?

Sie können jederzeit zu üben beginnen. Selbst Patienten, die nicht mehr aus dem Bett aufstehen können, können die Übungen mithilfe von Visualisierungen durchführen, wenn auch die Bewegungsfähigkeit stark eingeschränkt ist. Neueste wissenschaftliche Untersuchungen haben ergeben, dass unser Gehirn nicht unterscheiden kann, ob wir uns eine Übung lediglich mental vorstellen oder sie auch tatsächlich durchführen. Den Beweis hierfür liefern mehrere wissenschaftliche Studien. So wurden beispielsweise Studienteilnehmer in drei Gruppen aufgeteilt, von denen eine die jeweiligen Übungen tatsächlich, eine zweite nur in Gedanken und eine dritte gar nicht durchführte. Die Ergebnisse belegten, dass bei den Probanden, die lediglich mental geübt hatten, die Muskelkraft prozentual beinahe genauso anstieg wie bei der körperlich aktiven Gruppe. Stellen Sie sich dies einmal vor! Solche

Studien verwende ich gerne, um Schüler mit Bewegungseinschränkungen zu motivieren. Es besteht jederzeit die Möglichkeit, dass Sie durch mentales Üben nach und nach einige motorische Fähigkeiten zurückerlangen.

Sollte man Guolin Qigong auch dann regelmäßig praktizieren, wenn man gesund ist?

Ja! Ganz abgesehen davon, dass Symptomfreiheit nicht zwangsläufig auch Gesundheit bedeutet, dienen die Übungen hervorragend zur Krankheitsvorbeugung und helfen dem Körper, das Qi zu stärken und zu speichern. Zudem steigern sie das allgemeine Wohlbefinden, die Entspannung und Abwehrkräfte gegen alle Arten von schädlichen Einflüssen. Guolin Qigong wirkt dem Alterungsprozess entgegen und wirkt sich positiv auf das Nervensystem, den Geist und den gesamten Körper aus. Zudem ist es eine sehr schlechte Angewohnheit, sich erst um seinen Körper zu kümmern, wenn er schon durch starke Krankheitssymptome auf sich aufmerksam macht.

Kann ich Guolin-Qigong-Übungen ergänzend zur Meditation anwenden?

Ja, dies ist möglich und sogar empfehlenswert, da sie eine vertiefende Wirkung auf die Meditationspraxis haben können. Guolin Qigong wirkt Blockaden entgegen, die sich bei einigen Meditationshaltungen ergeben können. Im Gegenzug unterstützt die Meditationspraxis die Fähigkeit, Gedanken loszulassen und zur Ruhe zu kommen, Energie im Körper zu zentrieren und mit Visualisierungen zu arbeiten. Dies kann wiederum die Wirkung der Guolin-Qigong-Übungen erheblich steigern. Meditationstechniken arbeiten ebenso wie Guolin Qigong mit dem feinstofflichen Wesensbereich des Menschen, den jeweiligen Energiezentren und Energieverlaufsbahnen. Zusammen praktiziert können sich beide Methoden wunderbar ergänzen.

Warum sind die Übungen bei Männern und Frauen seitenverkehrt?

Vereinfacht gesagt, hat das mit der unterschiedlichen Aufteilung der Yin- und Yang-Kräfte im Körper zu tun. Nach dem Yin-Yang-Prinzip verfügen Männer hauptsächlich über das aktive Yang-Element, Frauen über das ruhige Yin-Element. Zudem weisen bei beiden Geschlechtern unterschiedliche Körperbereiche mehr Yin- oder Yang-Anteile auf.

Jahrtausendelange Erfahrung und Beobachtung zeigen, dass das Qi durch das seitenverkehrte Ausführen jeweils bestmöglich aktiviert, aufgefüllt und abgeleitet werden kann.

Eine Studie des California Institute for Human Science erweiterte dieses überlieferte Wissen zusätzlich um die Feststellung, dass sich Qi im männlichen Meridiansystem in kalten und heißen Jahreszeiten schneller und stärker bewegt. Bei Frauen ist Qi dagegen in milden Jahreszeiten aktiver.

Können durch die Übungen Nebenwirkungen auftreten?

Nebenwirkungen können auftreten, wenn beispielsweise die Windatmung bei hohem Blutdruck, Herz- oder Kreislaufbeschwerden durchgeführt wird. Beachten Sie daher bitte unbedingt die Hinweise im Buch und lesen Sie sich die Übungsbeschreibungen genau durch. Darüber hinaus können unerwünschte Nebenwirkungen auftreten, wenn Sie zu schnell zu viele Übungen erlernen. In unserer westlichen Mentalität ist es leider weitverbreitet, möglichst schnell möglichst viel lernen zu wollen. Der Fokus liegt mehr in der Breite als in der Tiefe. Zudem denken einige Qigong-Lehrer, sie würden durch großes Wissen glänzen, wenn sie dem Übenden möglichst viele Übungen in kurzer Zeit beibringen. Dem ist leider nicht so. Suchen Sie sich daher einen Lehrer, der Ihnen speziell auf Sie zugeschnittene Übungen zeigt und Sie eine Übung so lange praktizieren lässt, bis sie sich im Körper gefestigt hat. Üben Sie sich in dieser Zeit in Geduld und gehen Sie bei der jeweiligen Übung in die Tiefe. Sie werden sehen, dass es sich lohnt.

Die in diesem Buch gezeigten Übungen können alle durchgeführt werden, ohne dass Nebenwirkungen auftreten. Es sind grundlegende Übungen aus der ersten Stufe, der Grundstufe des Guolin Qigong. Achten Sie jedoch bitte unbedingt auf die Hinweise, erhöhen Sie die Übungsdauer nur langsam und beobachten Sie, wie Ihr Körper reagiert. Die Hand-Stab-Übung (siehe ab Seite 172) dient sogar dazu, Nebenwirkungen zu mindern, die durch fehlerhaft ausgeführte Energieübungen (auch aus anderen Bereichen) entstanden sind.

Ein Gefühl der Wärme, ein Kribbeln, Zuckungen, Taubheit, Schwellungsgefühle oder kurzzeitige Schmerzen in einem Körperbereich, in dem Blockaden liegen, sind nicht als Nebenwirkung anzusehen. Sie zeigen, dass das Qi aktiviert wurde und anfängt, im Körper zu arbeiten. Die aktivierte Energie stößt auf Blockaden, die sie im freien Fluss behindern. Werden diese gelöst, kann dies in manchen Fällen kurzzeitig mit Schmerzen verbunden sein.

Verstärktes Schwitzen oder vermehrtes Urinlassen sind ebenfalls keine Nebenwirkungen, sondern ein Zeichen dafür, dass der Körper schnellstmöglich Giftstoffe ausscheiden möchte. Ein verstärktes Schlafbedürfnis nach einigen Übungen kann darauf hindeuten, dass das aktivierte Qi sich in aller Ruhe im Körper ordnen möchte. Zuckungen sind oftmals ein Hinweis darauf, dass sich die Meridiane Yin Qiao Mai und Yang Qiao Mai in ein Energiegleichgewicht bringen.

Wenn ich bei der Vor- oder Nachübung länger stehe, fühle ich mich manchmal schlapp und müde. Woran kann das liegen?

Solche Erschöpfungszustände können beispielsweise auftreten, wenn Sie einen niedrigen Blutdruck haben und diejenigen Übungsaspekte vernachlässigen, aus denen der Körper Yang-Energie beziehen kann. Achten Sie darauf, dass Sie über den Baihui am Himmel aufgehängt sind und sich Ihre Zungenspitze hinter den oberen Schneidezähnen am Gaumen befindet. Lassen Sie sie einstweilen sowohl beim Ein- als auch beim Ausatmen an dieser Stelle und führen Sie die Übungen vorerst mit offenen Augen durch.

Warum muss ich während der Übungen vermehrt gähnen?

Gähnen bedeutet keineswegs, dass Sie durch die Guolin-Qigong-Praxis müde geworden sind. Vielmehr ist es ein Zeichen dafür, dass Sie sich entspannen. Gähnen ist eine Methode des Körpers, stockendes Qi wieder zum Fließen zu bringen. Ist er durch das Üben entspannter geworden, spürt er schneller und intensiver, wenn das Qi an einer Stelle stockt, und wirkt mit dem Gähnen entgegen. Natürlich können aber auch andere Gründe vorliegen, wenn Sie vermehrt gähnen, wie beispielsweise ein Sauerstoffmangel, wenn Sie in einem geschlossenen, schlecht durchlüfteten Raum üben.

Worin liegt der Unterschied zu Sport und Gymnastik?

Der größte Unterschied liegt wohl darin, dass die Guolin-Qigong-Übungen nicht nur auf körperlicher Ebene ausgeführt werden, sondern durch Vorstellungsarbeit auch der Geist miteinbezogen wird. Obwohl es sich ebenfalls um eine Körperarbeit handelt, liegt die Betonung auf der Ganzheit des Menschen, auf einer Einheit aus zusammenwirkenden Kräften von Körper, Geist und Seele. Einem ausgeglichenen Körper liegt immer ein harmonisches Gleichgewicht zwischen Körper und Geist zugrunde. Dieser Aspekt fehlt bei den meisten Sportarten. Man nimmt beim Sport zwar ebenfalls vermehrt Sauerstoff auf, genauso jedoch verbraucht man ihn auch wieder. Im Guolin Qigong liegt ein Hauptaugenmerk darauf, die durch die vermehrte Sauerstoffaufnahme gewonnene Energie zu entwickeln und zu speichern. Nicht zu unterschätzen ist auch die gezielte Stimulierung von Energiepunkten des Körpers. Dies findet im Sport gar nicht, bei Gymnastik kaum statt. Gymnastikübungen sind zu Beginn der Übungen hilfreich, um Meridiane zu dehnen und so den Qi-Fluss zu unterstützen. Sie sind jedoch in der heilsamen Wirkung keineswegs mit den Übungen des Guolin Qigong zu vergleichen und lediglich ergänzend als Vorbereitungsübungen anzuwenden (siehe ab Seite 102).

Kann ich die Guolin-Qigong-Übungen ausführen, wenn ich zeitgleich andere Qigong-Arten praktiziere oder Sport betreibe?

Es ist ratsam, Übungen aus dem Guolin Qigong und anderen bewegten Qigong-Arten nicht am selben Tag auszuführen. Möchten Sie sie mischen, sollte dazwischen mindestens eine Zeitspanne von 24 Stunden liegen. Gute Erfahrungen habe ich hingegen mit stillem Qigong, Atemübungen und tibetischen Übungen gemacht, die teilweise sogar in die Übungen eingebaut werden können. Lassen Sie sich hierzu bitte von einem erfahrenen Lehrer beraten. Sport können Sie ohne Weiteres am selben Tag durchführen – abgesehen davon, dass Sie nicht gleich nach den Übungen joggen gehen sollten. Denn das Qi, welches in den Übungen sanft harmonisiert wurde, würde durch das Laufen zu stark in Bewegung versetzt. Andersherum ist es kein Problem: Wenn Sie körperlich dazu in der Lage sind, können Sie zusätzlich vor den Übungen mit der Windatmung Folgendes ausprobieren. Laufen beziehungsweise sprinten Sie so lange (maximal wenige Minuten), bis Sie außer Atem kommen und warten Sie dann, bis sich Ihr Atem wieder beruhigt. Wiederholen Sie dies weitere zwei Mal und beginnen Sie dann mit Ihren Übungen. Durch die kurzzeitige Sauerstoffknappheit werden die körperlichen Zellen auf maximale Sauerstoffaufnahme eingeschaltet, sodass die Windatmung noch wirksamer wird.

Kann ich die Guolin-Qigong-Übungen auch während einer schulmedizinischen Behandlung ausführen?

Ja, dies ist möglich und sogar äußerst empfehlenswert. Studien haben gezeigt, dass die Nebenwirkungen einer Chemo- oder Strahlentherapie bei regelmäßiger Guolin-Qigong-Übungspraxis gemindert werden können.

Wie oft kann ich mit der Übung aussetzen?

Nach Möglichkeit sollten Sie mit der Übung überhaupt nicht aussetzen, besonders wenn das Energiegleichgewicht des Körpers noch nicht vollständig wiederhergestellt ist. Dies gilt sowohl für schlechtes Wetter als auch im Urlaub oder wenn sich der innere Schweinehund wieder einmal bemerkbar macht. Die positive Wirkung der Übungen hängt von der regelmäßigen Durchführung ab.

Verschlechtert sich Ihr Gesundheitszustand oder leiden Sie an einer akuten Erkrankung, sollten Sie die Übungen jedoch Ihrer Verfassung anpassen. Wenden Sie sich in einem solchen Fall an einen geeigneten Guolin-Qigong-Lehrer, der Ihnen gezielt Übungen für Ihren aktuellen Gesundheitszustand zeigen kann.

Was tue ich, wenn mich andere beim Üben belächeln?

Erfahrungsgemäß tritt dies meist beim natürlichen Gehen auf. Das »Heben-Senken-Öffnen-Schließen« (siehe ab Seite 134) erinnert viele an Bewegungsformen, die im Westen bereits durch Taiji und Yoga bekannt geworden sind. Es ist natürlich schwer, die Übung zu machen, wenn man belächelt wird und bösartige Bemerkungen zu hören bekommt. Aber entscheiden Sie für sich, dass Sie an Ihrer Gesundheit arbeiten möchten und dass dies viel wichtiger ist, als die Meinung von irgendjemandem – noch dazu, wenn Sie denjenigen nicht einmal kennen. Bestimmen Sie Ihr Leben und Ihr Verhalten selbst und passen Sie das, was Sie machen möchten, nicht der Meinung und den Vorstellungen anderer an. Gerne können Sie auch versuchen, Freunde oder Familienmitglieder zu motivieren. Ich habe von niemandem gehört, der während des Übens in einer Gruppe belächelt wurde – so klein diese auch sein mag. Vielleicht informieren Sie sich, ob es in Ihrer Nähe Gleichgesinnte gibt, denen Sie sich anschließen können?

Nicht zuletzt möchte ich erwähnen, dass man sich oftmals nur selbst lächerlich vorkommt und die Umgebung dies gar nicht in der Form wahrnimmt, wie man denkt. Es passiert mir häufig, dass ich gefragt werde, was ich tue, und sich ein interessantes Gespräch entwickelt. Versuchen Sie, die Übungen auch vor Fremden überzeugt und natürlich durchzuführen. Sobald Sie Ihre Überzeugung ausstrahlen, werden Sie kaum belächelt werden.

Wo kann ich Guolin Qigong erlernen beziehungsweise weitere Informationen erhalten?

Es gibt weltweit Guolin-Qigong-Lehrer, wobei es unter ihnen leider auch einige gibt, die lediglich ein oder zwei Seminare besucht haben. Dies trifft erschreckenderweise selbst auf den Unterricht in einigen Krebsinstituten und Beratungsstellen zu. Nehmen Sie sich daher bei der Suche Zeit. Nur ein guter Lehrer kann Ihnen die Übungen in der Art und Weise und mit dem Hintergrundwissen erläutern und zeigen, dass sie bestmöglich wirken. Stellen Sie gezielt Fragen zu der Wirkung einzelner Übungen und achten Sie darauf, ob der Lehrer über feinstoffliches Hintergrundwissen verfügt. Diesen Aspekt halte ich bei einer energetischen Arbeit für essenziell. Auch rate ich von Lehrern ab, die Ihnen sofort eine Vielzahl von Übungen zeigen. Oftmals denken Schüler, der Dozent hätte dann ein breites Wissen, und sind selbst daran interessiert, möglichst viele Übungen in ihr Repertoire aufzunehmen. Einige Dozenten wiederum fühlen sich in ihrem scheinbaren Wissen bestätigt, das jedoch in der oberflächlichen Breite und nicht in der Tiefe besteht. Sie kompensieren fehlendes fundiertes Wissen zu einzelnen Übungen, indem sie viele unterschiedliche Bewegungen zeigen. Das halte ich für falsch und nicht selten ergeben sich hieraus energetisch negative Nebenwirkungen für den Schüler. Besonders beim Guolin Qigong geht es nicht darum, möglichst viele Übungen zu kennen, sondern diejenigen Übungen korrekt und regelmäßig auszuführen, die für den jeweiligen Gesundheitszustand geeignet sind. Weiter sollten keine neuen Übungen erlernt werden, solange die vorherigen nicht wahrhaft aufgenommen wurden. Dabei beziehe ich mich nicht nur auf die äußere Form.

Frau Wang Li, eine Schülerin von Frau Guo Lin, die auch zu meinen Qigong-Lehrern gehört, finden Sie im nordrhein-westfälischen Bereich (weitere Informationen unter www.guolin-neuqigong.de).

Selbstverständlich können Sie auch zu meinen Seminaren, Gruppen- oder Einzelstunden kommen. Aktuelle Termine zu kommenden Seminaren und regelmäßigen Kursen in Ihrer Nähe finden Sie unter www.guo-lin-qigong.com. Sollten Sie dort Ihren Wohnort oder einen gewünschten Termin nicht vorfinden, können Sie sich gerne jederzeit über guolin@gmx.net direkt an mich wenden.

Nachwort

Als ich klein war, erzählte mir mein Vater eine alte japanische Geschichte: Eine Schlange fragt einen Tausendfüßler, wie er es schafft, alle seine Beine gleichzeitig zu bewegen. Als dieser versucht, es ihr zu erklären, gerät er ins Stocken und bringt kein Wort heraus. Energetische Zusammenhänge im Qigong sind ähnlich komplex. Sie lediglich oder hauptsächlich mit dem Intellekt begreifen zu wollen, schlägt unvermeidlich fehl. Es kommt nicht von ungefähr, dass wichtige Aspekte der Übungen lediglich mündlich und nach Jahren der Praxis weitergegeben werden, wenn sich dem Schüler einiges bereits durch eigenes Bemühen erschlossen hat. Obwohl ich diesen Weg befürworte, da er wegen seiner wundervollen Unbefangenheit wichtige Zusammenhänge unvoreingenommen und intensiver erfahrbar macht, denke ich doch, dass es möglich ist, die zwei Herangehensweisen an energetische Übungen zu vereinen. Ich habe in diesem Buch versucht, die wichtigsten Wirkungen der Guolin-Qigong-Übungen zusammenzufassen und zeitgleich einen Raum für die eigene Übungspraxis und Erfahrung zu lassen. Der größte Rat, den ich Ihnen mitgeben kann, ist regelmäßig zu üben und so oft wie möglich die (innere) Stille aufzusuchen, um sich in dieser so intensiv wie möglich mit Ihrem Selbst zu verbinden und in immer mehr Momenten im gegenwärtigen Augenblick zu verweilen. Sie werden erfahren, dass die innere Harmonie auch nach außen hin wirkt und der menschliche Körper über wundersame Fähigkeiten verfügt, mit denen er sich selbst heilen kann. Die wichtigsten Antworten im Leben finden sich immer nur im Inneren. Stellen Sie alles infrage, machen Sie eigene Erfahrungen und tauschen Sie diese offen und mit der Flexibilität, sie ebenfalls infrage zu stellen, mit anderen aus. Versuchen Sie, unter die Oberfläche und in das Innere der Dinge zu blicken und erfahren Sie, dass nichts unmöglich ist.

Gerne möchte ich an dieser Stelle mit den Worten zweier südamerikanischer Gehirnforscher, Maturana und Varela, schließen: »Wir neigen dazu, in einer Welt von Gewissheit, von unbestreitbarer Stichhaltigkeit der Wahrnehmung zu leben, in der unsere Überzeugungen beweisen, dass die Dinge nur so sind, wie wir sie sehen. Was uns gewiss erscheint, kann keine Alternative haben. In unserem Alltag, unter unseren kulturellen Bedingungen, ist dies die übliche Art, Mensch zu sein. (...) Dabei erweist sich jede Erfahrung der Gewissheit als ein individuelles Phänomen, das gegenüber der kognitiven Handlung des anderen blind ist. Dies ist eine Einsamkeit, die – wie wir sehen werden – nur in einer Welt zu überwinden ist, die wir gemeinsam mit dem anderen schaffen.«[1] Ansichten und Einstellungen müssen sich manchmal ändern, damit wir wachsen und uns weiterentwickeln können. Haben Sie keine Angst, neue Ufer zu betreten und verlieren Sie nie Ihre Offenheit.

Danksagung

Ich möchte allen danken, die zu dem Entstehen dieses Buches beigetragen haben:
Meinem Vater, der mir die erste Tür zu der östlichen Welt und Kultur geöffnet hat.
Wolfgang Möhring, der mich auf der anderen Seite der Tür empfangen hat, um mich in Karate, Achtsamkeit und dem Leben zu schulen. Zudem einen Dank für die Empfehlung von Frau Wang Li und dadurch den Verweis auf diese wunderbare Qigong-Art, für die intensive Unterstützung meiner ganzen Familie in schweren Zeiten und bei vielem mehr.
Meiner Mutter für den gemeinsamen Weg und wärmende Liebe.
Frau Wang für die Freundschaft und den Unterricht und Herrn Chau, der mein Wissen über Guolin Qigong mit großer Offenheit erweitert hat, sowie allen, die ich bei meinen Recherchen nach Studien und Erfahrungsberichten kennengelernt habe.
David für das stetige, gründliche Hinterfragen meiner Ansichten und Aussagen, wodurch ich gelernt habe, Dingen tiefer auf den Grund zu gehen, als ich es bisher tat. Einen Dank für alles, was ich dadurch über mich gelernt und erfahren habe.
Ebenso Urs für die vielen unterstützenden Gespräche in den letzten Monaten.
Meinen Schülern und den Teilnehmern meiner Seminare danke ich für den immerwährenden Austausch und die Freude, wenn kleine Erfolge große Früchte tragen.

[1] aus: Maturana/Varela: Der Baum der Erkenntnis. Fischer Taschenbuch Verlag, 2011.

Zuletzt den größten Dank an die vier wichtigsten Menschen in meinem Leben, die ich gerne an dieser Stelle hervorheben möchte: Meinen Eltern, die mir das größte Geschenk gegeben haben, das man überhaupt erhalten kann – mein Leben. Und die Freude über die Verbundenheit und innige Freundschaft. Danke, dass ihr meine Weggefährten geworden seid und wir eine Bindung geschaffen haben, in der wir uns austauschen und in allen Aspekten des Lebens gegenseitig unterstützen und fördern.

Meinem Lehrer, der mein Leben gerettet hat. Leider würde es den Umfang des Buches sprengen, alles aufzuzählen, wofür ich dir zu Dank verpflichtet bin, obwohl du dies sicherlich nicht gerne hörst. Das Gefühl lässt sich ohnehin nicht in Worte fassen – daher danke ich dir einfach für die jahrelange intensive Schulung, Geduld, herzliches Fordern und die Freundschaft. Durch dich habe ich angefangen, mich selbst kennenzulernen, Erfahrungen zu verstehen und ins wahre Leben zurückzufinden, unter die Oberfläche zu sehen und einen Hauch davon zu erhaschen, was innere Freiheit tatsächlich bedeuten mag. Meinen Antrieb zu dem, was mit dem wirklichen Leben gemeint ist, habe ich von dir. Die ersten wirklichen Schritte begannen durch dich, alle weiteren erfolgen nur durch deine tägliche Unterstützung. Du bist der Grund, weswegen ich überhaupt Wissen und Erfahrung weitergeben konnte, das anderen Menschen geholfen hat. Es ist eine Ehre, dein Schüler zu sein und das größte Geschenk, das ich in diesem Leben erfahren durfte.

Zusätzlich auch tiefe Dankbarkeit an den Menschen, der diese Schulung seit einiger Zeit mit Offenheit, unendlicher Geduld und stetigem Fordern unterstützt. Meine größten Schritte im vergangenen Jahr verdanke ich deinem anhaltenden Input und deiner aufrichtigen Kommunikation. Danke für die Möglichkeit, durch dich und von dir zu lernen. Danke für die Scheinwerfer, die all das beleuchtet haben, was ich bislang nicht sehen konnte. Danke für alle grundlegenden Veränderungen, die Herausforderungen und die zeitgleiche stärkende Motivation im Rücken.

An dieser Stelle auch einen Dank an alle Menschen, denen ich bislang begegnet bin oder deren Werke ich gelesen habe, für die Möglichkeit, Erfahrungen zu sammeln und dadurch zu wachsen. Herzlichen Dank auch an Sarah Schultheis, die mich von Anfang an mit großem Entgegenkommen in diesem Buchprojekt unterstützt und die Veröffentlichung in der vorliegenden Form ermöglicht hat, sowie dem weiteren Redaktions- und Herstellungsteam.

Register

A

Ableitende Handhaltung 70
Ableitende Qi-Atmung 66 f.
Ablenkung 98
Abwehr-Qi 29
Atmung 62 ff., 95
Aufbauende Handhaltung 70
Augen 94
Ausrichtung 89
äußeres Qi 29

B

Baihui 54
Beginnender Fuß 93
Blasenmeridian 41
Blick 94

D

Dantian 50 ff.
Danzhong 55
Dickdarmmeridian 36 f.
Dreifach-Erwärmer-Meridian 43 f.
Du-Mai-Meridian 47
Dünndarmmeridian 40
Durchdringungsgefäß 48

E

Energiepunkte 54 ff.
Energiezentren 50 ff.

F

Fragen, häufige 194 ff.

G

Gallenblase 30 56
Gallenblasenmeridian 45
Gedanken 97
Geschwindigkeit 92
Gewichtsverlagerung 93
Guolin Qigong 13 ff.
Gürtelgefäß 48

H

Hand-Stab-Übung 172 ff.
Handhaltungen 70 f.
Häufige Fragen 194 ff.
Hauptmeridiane 34 ff.
Heben-Senken-Öffnen-Schließen 134 ff.
Herzmeridian 39
Himmelsrichtungen 90

I

Innere Energien 22 ff.
inneres Qi 29

J

Jadekissen 55
Jing 31

K

Kleidung 99
Kopf (Haltung) 94
Körperlicher Zustand 90
Kreuz (Haltung) 95

L

Laogong 57
Lebermeridian 45
Lungenmeridian 34 ff.

M

Magenmeridian 37
medizinische Wirkungsbereiche 17 ff.
Meridiane 32 ff.
Meridianmassage 166 ff.
Milzmeridian 38
Mingmen 56
Mittleres Dantian 52 f.

N

nachgeburtliches Qi 28 f.
Nachübung 120 f.
Natürliche Atmung 63 f.

Natürliches Gehen 122 ff.
Nebenwirkungen 17, 197
negatives Qi 29
Nierenmeridian 41 f.
Normale Handhaltung 71
Normale Qi-Atmung 68

O

Oberes Dantian 51
Öffnen-Schließen 72 ff.
Organuhr 86

P

Perikard- /Herzbeutel-
meridian 43
positives Qi 29

Q

Qi 31
Arten 28 ff.
– aufladen 23
Qi-Atmung 65
–, ableitende 66 f.
–, normale 68
Qigong 10 ff.

R

Regulierende
Handhaltung 71
Ren-Mai-Meridian 47
Rund, weich, weit 91

S

Schmuck 99
Schuhe 99
Schwangerschaft 194
Selbstheilungskräfte 23
Senkende
Handhaltung 71
Shen
Shenshu 57
Spätes Üben 86
Speichel 96

T

Tageszeit 85
Tianchi 59
tiefere
Erkrankungen 15 ff.

U

Übungsablauf 84
Übungsdauer 85
Übungspraxis
(Hinweise) 84 ff.
Umgebung 87
Unteres Dantian 53

V

Vorbereitungs-
übung 102 ff.
vorgeburtliches Qi 28 f.
Vorübung 110 ff.

W

Windatmung 68 f.
Wirkungsbereiche,
medizinische 17 ff.

Y

Yamen 58
Yang Wei Mai 49
Yang-Qiao-Mai-Meridian
49
Yin Wei Mai 49
Yin-Qiao-Mai-Meridian 49
Yongquan 58

Z

Zähne 95
Zehen tippen 94

Quellen und Empfehlungen

Chen Kevin (PhD, MPH)/Yeung Raphael (BA): Exploratory Studies of Qigong Therapy for Cancer in China, Integrative Cancer Therapies 1(4), 2002, S. 345–370

Dale, Cyndi: Der Energiekörper des Menschen: Handbuch der feinstofflichen Anatomie. Lotus, 2012

Despeux, Catherine: Das Mark des roten Phönix: Unsterblichkeit, Gesundheit und langes Leben in China. Mediengruppe Oberfranken, 1995

Guo, Lin: Xin Qi Gong Liao Fa (Heilbehandlung mit neuem Qigong). People's Sports Publishing House, 1991 (chinesische Ausgabe)

Kobayashi, Petra: Der Weg des T´ai Chi Ch´uan. Hugendubel, 1989

Ni, Maoshing (Hrg.): Der Gelbe Kaiser: Das Grundlagenwerk der Traditionellen Chinesischen Medizin. Knaur TB, 2011

Rappenecker, Wilfried: Fünf Elemente und Zwölf Meridiane. Felicitas Hübner Verlag, 2007

Unbekannter Autor: Natur & Heilen, Heft 05/Mai 2013, München, Natur & Heilen, 2013

Internetadressen

www.akupunktur.at/index.php?id=96

www.alternativehealing.org/medical_Research_On_Guo_Lin_Qigong.htm

www.biomedcentral.com/1472-6882/1/8

http://cam.cancer.gov/annualreport/fy09/ar_qigong.html

www.emergentmind.org/chen.htm

www.guolinqigong.net/site/index.php?cat=44&page=64

www.psychologytoday.com/articles/199711/mind-body-mystical-connection

www.qigongchinesehealth.com/walking_qigong

www.qigonginstitute.org/shopping/preview_abstract.php?id=1425

Impressum

1. Auflage 2014

Projektleitung: Sarah Schultheis
Redaktion: Sylvie Hinderberger, München
Satz: Christopher Hammond, München
Layout: Claudia Hautkappe, München
Bildredaktion und Leitung der Fotoproduktion: Sabine Kestler, Melanie Greier
Umschlaggestaltung: Geviert, Grafik & Typografie
Umschlagmotiv: © Irisiana Verlag/Christian Martin Weiss
Lithografie: Journal Media, München
Druck und Bindung: Alcione, Trento
Printed in Italy

ISBN: 978-3-424-15250-0

Bildnachweis:

Fotografie: Christian Martin Weiss
Haare/Make-up: Despina Algiovanoglou
Model: Bernadett Gera
Illustrationen: Bernadett Gera
Für die freundliche Unterstützung der Fotoproduktion danken wir der Firma Wellicious; www.wellicious.de

Hinweis für unsere Leser

Die Informationen in diesem Buch sind von Autorin und Verlag sorgfältig erwogen und geprüft, dennoch kann eine Garantie nicht übernommen werden. Eine Haftung der Autorin bzw. des Verlags und seiner Beauftragten für Personen-, Sach- und Vermögensschäden ist ausgeschlossen.

FSC
www.fsc.org
MIX
Papier aus verantwortungsvollen Quellen
FSC® C021956

Verlagsgruppe Random House FSC®N001967
Das für dieses Buch verwendete FSC®-zertifizierte Papier *Profimatt* liefert Sappi, Ehingen.